Beaunis
& Bouchard

Precis
d'Anatomie

1877

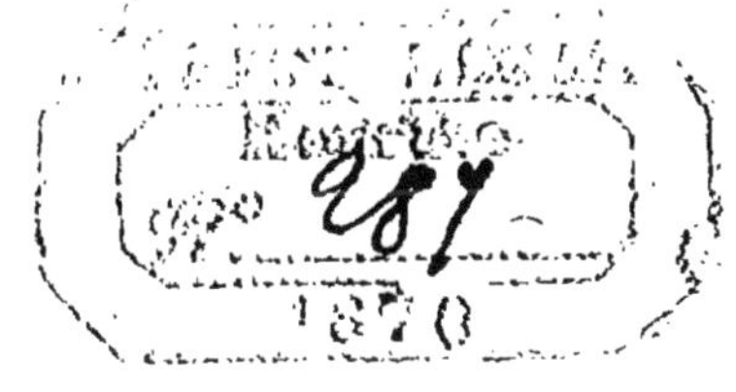

PRÉCIS D'ANATOMIE

ET

DE DISSECTION

OUVRAGES DES MÊMES AUTEURS

Nouveaux Éléments d'anatomie descriptive et d'embryologie, par H. Beaunis et A. Bouchard. Un volume grand in-8°, de XVI-1103 pages, avec 421 figures, 2e édition. — Paris, J.-B. Baillière et fils. 1873. Cartonné . . . . 18 fr.

Nouveaux Éléments de physiologie humaine, comprenant les principes de la physiologie comparée et de la physiologie générale, par H. Beaunis, 1876. un vol. petit in-8° de 1140 pages avec 282 figures. Cartonné . . . . 14 fr.

Nancy, Imp. Berger-Levrault et Cie.

PRÉCIS

D'ANATOMIE

ET

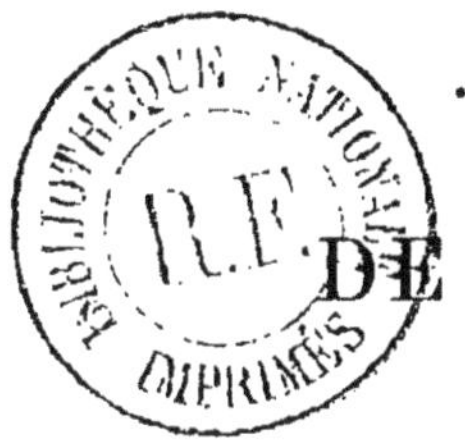

DE DISSECTION

PAR

H. BEAUNIS

Professeur de Physiologie à la Faculté de médecine de Nancy

ET

A. BOUCHARD

Médecin-major de 1re classe

Professeur agrégé à la Faculté de médecine de Nancy

PARIS

LIBRAIRIE J.-B. BAILLIÈRE ET FILS

Rue Hautefeuille, 19, près du boulevard Saint-Germain

1877

PRÉFACE

En publiant ce *Précis d'anatomie et de dissection*, nous avons voulu donner, pour ainsi dire, un complément à nos *Nouveaux Éléments d'anatomie descriptive et d'embryologie* ; nous avons voulu mettre entre les mains de l'étudiant et du praticien une sorte de *memento*, où chacun pût retrouver facilement les notions déjà acquises par l'étude des traités généraux et par la dissection. La pratique assidue de l'amphithéâtre peut seule former un anatomiste ; mais les faits les mieux vus et les mieux appris risquent d'être oubliés à la longue, si la mémoire n'est pas exercée de temps en temps et tenue constamment en éveil ; l'anatomie doit s'apprendre toujours sous peine de s'oublier. Seul, ce petit livre serait insuffisant, et s'il peut servir d'annexe à tous les traités d'anatomie, il ne saurait les remplacer; son but est tout autre.

La première partie du volume, purement descriptive, ne s'écarte pas notablement du plan suivi dans nos *Éléments d'anatomie*; mais les additions qui viennent à la suite lui impriment un caractère spécial en rapport avec le but que nous nous proposions. On y trouvera un tableau indiquant, pour chaque os, les insertions musculaires, un tableau de l'action des muscles, des tableaux de l'innervation des membres supérieurs et inférieurs.

Un *Résumé de dissection* donne, région par région, et dans chaque région, couche par couche, les organes qu'on rencontre en allant de la peau vers les parties profondes, innovation dont, croyons-nous, on appréciera l'utilité à l'amphithéâtre. Partout de nombreux renvois facilitent les recherches et aident à retrouver de suite le fait qui échappe, ou le nom qui fait défaut.

Enfin le volume se termine par des *Questionnaires* sur les différentes parties de l'anatomie, questionnaires qui permettront à l'étudiant et au praticien de s'assurer à chaque instant de la solidité de leurs connaissances anatomiques, et de mettre leur mémoire à l'épreuve. Toutes les questions y sont indiquées, mais chacun saura bien de lui-même faire un choix et s'attacher plus spécialement à celles qui présentent plus d'importance, suivant la nature même de ses études et le but qu'il veut atteindre.

La répartition des différents chapitres du livre s'est faite entre les auteurs de la façon suivante : M. Beaunis a traité l'ostéologie, l'arthrologie, la myologie, la splanchnologie, les organes des sens et l'embryologie ; M. Bouchard s'est chargé de l'angéiologie et de la névrologie.

Nous avons la confiance que ce petit livre sera de quelque utilité pour tous ceux qui s'occupent de cette branche difficile des études médicales, et nous espérons que le public, qui a si favorablement accueilli nos *Nouveaux Éléments d'anatomie descriptive et d'embryologie*, fera le même accueil à notre *Précis d'anatomie et de dissection.*

Nancy, 25 juillet 1876.

BEAUNIS. BOUCHARD.

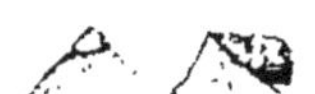

ERRATA

Page 215, ligne 24, *lire :* artère humérale profonde, *au lieu de :* artère humérale externe.

Page 239, ligne 1re, *lire :* veine iliaque primitive, *au lieu de :* veine iliaque postérieure.

Page 375, intercaler entre les lignes 12 et 13 : **Thymus.** — Organe transitoire situé en avant de la trachée et dans le médiastin antérieur. Blanc rosé; structure lobulaire. Disparaît par résorption chez l'adulte.

PRÉCIS D'ANATOMIE

TABLEAU DES ÉLÉMENTS ET TISSUS DE L'ORGANISME.

1° Éléments.

1° Élément cellulaire primordial : *Ovule.*

2° Éléments cellulaires transitoires : *Cellules embryonnaires.*

3° **Éléments cellulaires définitifs :**

- *Globule rouge.*
- *Globule blanc.*
- *Cellule connective.*
  - *C. cartilagineuse.*
  - *C. épithéliale proprement dite.*
    - C. plasmatique.
    - C. adipeuse.
    - C. médullaire des os.
    - *Dérivés.*
      - Fibre connective.
      - Fibre élastique.
  - *C. osseuse.*
- *Cellule contractile*
  - Fibre musculaire lisse.
  - Fibre musculaire striée.
- *Cellule nerveuse.* — Fibre nerveuse.
- *Cellule épithéliale*
  - *C. épithéliale proprement dite.*
    - C. pavimenteuse.
    - C. cylindrique.
    - C. vibratile.
    - *Dérivés.*
      - Lamelles cornées, ongles.
      - Poils.
      - Prismes de l'émail.
      - Fibres du cristallin.
  - *C. glandulaire.*
    - *Dérivé.*
      - Spermatozoïdes.

2° Tissus.

A. — *Tissus avec substance intercellulaire et possibilité d'interposition d'éléments différents.*

- 1° *Tissus de substance connective.*
  - T. muqueux.
  - T. cartilagineux.
  - T. connectif propr. dit.
    - T. connectif ordinaire
    - T. élastique.
    - T. réticulaire.
  - T. osseux et tissu dentaire.
- 2° *Tissu musculaire* . . . .
  - Tissu musculaire lisse.
  - Tissu musculaire strié.
- 3° *Tissu nerveux* . . . .
  - Substance blanche.
  - Substance grise.

B. — *Tissus sans substance intercellulaire.*

- 1° *Tissu épithélial* . . . .
  - Simple.
  - Stratifié.
- 2° *Tissu glandulaire* . . . .
  - Vésicules closes.
  - Glandes en grappe.
  - Glandes en tube.

TABLEAU DES ORGANES ET DES APPAREILS.

1° Organes et parenchymes.

A. — *Organes profonds ou massifs.*

- 1° *Organes connectifs.*
  - Organes fibreux.
    - Ligaments.
    - Tendons.
    - Aponévroses.
  - Cartilages . . . .
    - Cartilages vrais.
    - Fibro-cartilages.
    - Cartilages réticulés.
  - Os et dents.
  - Org. lymphoïdes
    - Glandes vasculaires sanguines.
    - Glandes lymphathiques.
- 2° *Muscles.*
- 3° *Organes nerveux* . . . .
  - Centres nerveux.
  - Ganglions.
  - Nerfs.

B. — *Organes limitants ou épithéliaux* (membranes).

1° *Membranes vasculaires*	Vaisseaux sanguins. Vaisseaux lymphatiques.
2° *Membranes tégumentaires*. . .	Séreuses. Peau. Muqueuses.
3° *Membranes glandulaires*. . . .	Glandes simples. Glandes composées.

2° Appareils.

A. — *Appareils de la vie de relation.*

1° *Appareil locomoteur* . . .	Passif.	Os et articulations.
	Actif.	Muscles du squelette. Appareil phonateur.
2° *Appareils d'innervation*. . . .		Centres nerveux. Nerfs. Grand sympathique.
3° *Appareils des sens spéciaux.*		

B. — *Appareils de la vie de nutrition.*

1° *Appareils de la digestion* . . .	Appareil digestif. Appareil urinaire. Organes lymphoïdes.
2° *Appareil de la respiration.*	
3° *Appareils de la circulation* . .	Appareil sanguin. Appareil lymphatique.

C. — *Appareils de la reproduction.*

1° *Mâle.*

2° *Femelle.*

OSTÉOLOGIE

PREMIÈRE SECTION

DES OS EN GÉNÉRAL

Préparation. — Macération prolongée. Dans le *squelette naturel*, les ligaments sont conservés; dans le *squelette artificiel*, ils sont remplacés par des liens artificiels.

Nombre des os. — 203, répartis de la façon suivante :

Crâne.		8
Face		14
Colonne vertébrale.	24	29
Sacrum et coccyx	5	
Côtes et sternum		25
Os hyoïde.		1
Membres supérieurs.		64
Membres inférieurs (y compris la rotule).		62
Total. . . .		203

Caractères physiques. — Secs, couleur blanc mat. Dureté caractéristique. Inflexibilité, pas absolue (côtes). Poids du squelette entier : 4,800 à 6,400 grammes (homme) ; 3,200 à 4,800 (femme). Poids spécifique des os : 1.87.

Composition chimique. — Matière organique et substance minérale ; les acides étendus enlèvent la substance minérale, laissent la matière organique (*cartilage osseux*) ;

la calcination enlève la matière organique. Analyse chimique des os:

Matière organique..	Osséine	30	31
	Graisse.	1	
Substances minérales.	Phosphate de chaux . .	60	69
	Carbonate de chaux . .	8	
	Phosphate de magnésie.	1	
	Total. . . .		100

Configuration. — Forme générale variable ; symétriques ou insymétriques. Saillies ou apophyses, articulaires, musculaires, etc. Cavités, articulaires ou non articulaires. Trous et canaux.

Rapports des os. — Rapports de continuité avec les ligaments, les tendons et les muscles; rapports de contiguïté avec les parties molles, vaisseaux, nerfs, etc.

Division des os. — 1° *Os longs.* Présentent un corps ou *diaphyse*, ordinairement triangulaire, et des extrémités renflées ou *épiphyses.* La diaphyse est creusée dans sa longueur d'une cavité, *canal médullaire,* et formée par du *tissu compacte;* les diaphyses sont formées par du *tissu spongieux* dont les mailles (*cavités médullaires*) communiquent entre elles. Le canal et les cavités médullaires sont remplis par la *moelle osseuse.* — 2° *Os plats.* Formés par une couche de tissu spongieux interposé entre deux lames de tissu compacte ; quelquefois réduits à une simple lame de tissu compacte. — 3° *Os courts.* Plus ou moins cuboïdes. Structure analogue à celle des épiphyses.

Structure des os. — 1° *Tissu osseux.* Parcouru par un système de canaux vasculaires, *canaux de Havers,* larges de 0mm,2 à 0mm,1, autour desquels se groupent concentriquement les lamelles et les cellules osseuses. — 2° *Moelle osseuse.* Se présente sous deux formes : la *moelle* *jaune*, qui contient 96 p. 100 de graisse et se trouve surtout dans les os longs; la *moelle rosée ou fœtale*, qui contient peu de graisse et se trouve dans les os courts et les diaphyses; la moelle est formée par du tissu connectif, de la graisse et des cellules spéciales, *médullocelles* et *myéloplaxes*. — 3° *Cartilage articulaire*. Recouvre les surfaces articulaires osseuses. — 4° *Périoste*. Membrane fibro-vasculaire qui enveloppe toute la surface de l'os, sauf au niveau du cartilage articulaire; il se compose d'une couche externe, connective, d'une couche moyenne de fibres élastiques et d'une couche interne (blastème sous-périostique) qui joue un grand rôle dans l'accroissement de l'os. — 5° *Vaisseaux des os*. Le tissu osseux, la moelle et le périoste sont très-vasculaires. Ces vaisseaux viennent du périoste et d'artères spéciales, *artères nourricières de l'os*. Les veines accompagnent les artères ou restent isolées; dans quelques os elles sont très-volumineuses (corps vertébraux, crâne). — 6° *Nerfs des os*. Accompagnent en général les artères.

DEUXIÈME SECTION

DES OS EN PARTICULIER

CHAPITRE Ier. — COLONNE VERTÉBRALE.

Elle comprend 24 *vraies vertèbres*, le sacrum et le coccyx; les vertèbres qui constituent ces deux os sont appelées *fausses vertèbres*.

ARTICLE 1er. — VRAIES VERTÈBRES.

24 : 7 cervicales, 12 dorsales et 5 lombaires. Elles ont des caractères communs, des caractères spéciaux pour chaque région et des caractères distinctifs pour certaines vertèbres.

1° CARACTÈRES COMMUNS DES VERTÈBRES.

En avant se trouve un renflement, *corps de la vertèbre*, dont les faces supérieure et inférieure excavées répondent au disque intervertébral; sa circonférence est creusée en gouttière en avant et sur les côtés ; en arrière, le corps circonscrit avec un demi-anneau ou *arc vertébral*, un trou, *trou vertébral*, qui laisse passer la moelle. De l'arc vertébral partent des appendices divergents : un médian postérieur, *apophyse épineuse ;* deux latéraux, *apophyses transverses ;* deux ascendants, *apophyses articulaires supérieures*, et deux descendants, *apophyses articulaires inférieures*, qui s'articulent avec les apophyses articulaires des vertèbres voisines. On appelle *pédicule* la partie rétrécie qui réunit l'arc au corps; chaque pédicule présente deux échancrures, une supérieure et une inférieure, qui, réunies aux échancrures voisines, constituent les *trous de conjugaison*. On appelle *lames* les parties latérales de l'arc vertébral intermédiaires à l'apophyse épineuse et aux pédicules.

2° CARACTÈRES DISTINCTIFS DES DIVERSES RÉGIONS.

1° **Vertèbres cervicales.**— *Corps*, peu volumineux, large transversalement, aplati en avant; en haut de chaque côté, petit crochet vertical qui correspond à une dépression située à la partie inférieure. *Trou rachidien*, triangulaire. *Lames*, larges et minces. *Apophyse épineuse*, horizontale, creusée inférieurement en gouttière, bifide au sommet. *Apophyses articulaires*, placées en arrière des apophyses transverses; leurs facettes articulaires sont planes, circulaires, inclinées de 45° et regardent, les supérieures en haut et en arrière, les inférieures en bas et en avant; celles de droite et de gauche sont dans le même plan. *Apophyses transverses*, situées sur les côtés du corps, creusées en gouttière supérieurement; à leur base, trou pour l'artère vertébrale.

2° **Vertèbres dorsales.** — *Corps* : de chaque côté deux demi-facettes, une supérieure, l'autre inférieure, pour l'articulation des côtes. *Trou rachidien*, petit, ovalaire. *Lames*, hautes, étroites. *Apophyse épineuse*, longue, triangulaire, presque verticale, unituberculeuse au sommet. *Apophyses articulaires*, verticales, à facettes planes; regardent, les supérieures en arrière et en dehors, les inférieures en dedans et en avant; elles sont donc dans un plan différent. *Apophyses transverses*, volumineuses, déjetées en arrière, renflées au sommet, qui présente en avant une facette articulaire pour la tubérosité de la côte. *Échancrures* inférieures très-profondes.

3° **Vertèbres lombaires.** — *Corps*, très-volumineux. *Trou rachidien*, triangulaire. *Lames*, étroites, épaisses. *Apophyse épineuse*, rectangulaire, horizontale. *Apophyses articulaires*, verticales, pourvues en arrière d'une saillie, *tubercule apophysaire* ; facettes supérieures concaves, regardant en arrière et en dedans; facettes inférieures convexes, regardant en dehors et en avant. *Apophyses transverses*, minces, *costiformes*. *Échancrures* inférieures plus prononcées.

3° CARACTÈRES SPÉCIAUX DE QUELQUES VERTÈBRES.

Atlas ou première vertèbre cervicale. — *Corps* remplacé par une simple lame, *arc antérieur de l'atlas,* qui présente en avant un tubercule mousse, *tubercule antérieur de l'atlas,* en arrière une facette concave articulée avec l'apophyse odontoïde. *Trou,* très-large, occupé, dans sa moitié antérieure, par l'apophyse odontoïde. *Apophyse épineuse* remplacée par un tubercule, *tubercule postérieur de l'atlas. Apophyses articulaires,* très-volumineuses; constituent les *masses latérales*; facettes inférieures planes, circulaires, regardant en dedans et en bas et articulées avec l'axis; facettes supérieures oblongues, elliptiques, concaves; reçoivent les condyles de l'occipital. *Apophyses transverses* placées en dehors des apophyses articulaires, unituberculeuses à leur sommet, percées d'un trou qui se continue derrière l'apophyse articulaire supérieure avec un canal horizontal aboutissant à l'échancrure supérieure de la vertèbre.

Axis ou deuxième vertèbre cervicale. — *Corps* surmonté d'une apophyse, *apophyse odontoïde,* reçue dans la partie antérieure de l'anneau de l'atlas; cette apophyse, rétrécie à son attache au corps, *col de l'apophyse odontoïde,* offre, en avant, une facette convexe articulée avec la facette de l'arc antérieur de l'atlas; en arrière, une facette convexe articulée avec le ligament transverse. *Trou rachidien,* en forme de cœur de carte à jouer. *Apophyse épineuse,* très-forte. *Facettes articulaires* supérieures, circulaires, situées sur les côtés de l'apophyse odontoïde; regardent en haut et en dehors. *Apophyses transverses,* petites, unituberculeuses, creusées en gouttière. Pas d'*échancrures* supérieures.

Septième vertèbre cervicale ou proéminente. — *Apo-*

physe épineuse, forte, longue, saillante. *Apophyses transverses*, unituberculeuses.

Première vertèbre dorsale. — De chaque côté du corps, facette complète pour la première côte, et, en bas, quart de facette pour la deuxième.

Dixième vertèbre dorsale. — La demi-facette costale inférieure manque.

Onzième vertèbre dorsale. — Une seule facette costale. Apophyse transverse sans facette articulaire.

Douzième vertèbre dorsale. — Mêmes caractères. Facettes articulaires inférieures identiques à celles des vertèbres lombaires.

Cinquième vertèbre lombaire. — Face inférieure du corps oblique en avant et en bas; apophyses articulaires inférieures très-écartées.

ARTICLE 2. — FAUSSES VERTÈBRES.

1° SACRUM.

Placer en avant et en haut la partie la plus large; tourner en avant et en bas la face concave.

Os impair, composé de 5 fausses vertèbres soudées; forme de pyramide incurvée et aplatie. Il présente une base, un sommet, deux faces et deux bords.

Base. — Même aspect que la face supérieure d'une vertèbre lombaire; en avant, facette ovalaire médiane articulée avec la 5e vertèbre lombaire et dont le bord antérieur convexe forme la saillie du *promontoire;* en arrière, ouverture supérieure triangulaire du canal sacré; sur les côtés, deux saillies, apophyses articulaires supérieures, et les échancrures des trous de conjugaison; tout à fait en dehors, deux surfaces triangulaires séparées de la face antérieure par un bord mousse.

Sommet. — Tronqué, articulé avec le coccyx.

Face antérieure et inférieure. — Concave; présente 8 trous, *trous sacrés antérieurs*, disposés en deux séries longitudinales; ils diminuent de grandeur de haut en bas et se continuent en gouttières en dehors; ils sont réunis deux à deux par 4 crêtes transversales, traces de la soudure des pièces du sacrum.

Face postérieure et supérieure. — Convexe; sur la ligne médiane, *crête sacrée*, formée par la soudure des apophyses épineuses; plus en dehors et de chaque côté, série de rugosités se terminant en bas par deux saillies, *cornes du sacrum*, qui interceptent une échancrure médiane; puis la série des trous sacrés postérieurs (4 de chaque côté).

Bords latéraux. — Minces en bas. En haut, élargis (faces latérales); présentent, en avant, une facette réniforme, *facette auriculaire*, articulée avec l'os iliaque, et en arrière de cette facette une surface rugueuse.

Canal sacré. — Creusé dans l'épaisseur de l'os; communique avec l'extérieur par les 16 trous sacrés antérieurs et postérieurs.

Chez la femme, le sacrum est plus large et la courbure est plus forte.

2° COCCYX.

Composé de 4, quelquefois de 5 vertèbres soudées ou non entre elles. Vertèbres réduites, sauf la première, à de simples tubercules osseux. La base présente deux petites apophyses, *cornes du coccyx*, articulées avec les cornes du sacrum.

CHAPITRE II. — CRANE.

Le crâne comprend 22 os, 8 pour le crâne proprement dit, 14 pour la face.

Les os du crâne sont en général plats. Leur face interne se moule sur l'encéphale et présente des *impressions digitales,* séparées par des crêtes, *éminences mamillaires.* Ils sont formés, surtout à la voûte, par deux lames de tissu compacte dont l'interne, fragile, a reçu le nom de *lame vitrée,* et qui interceptent entre elles la substance spongieuse ou *diploé.* Dans ce diploé serpentent des canaux veineux, *canaux de Breschet.* Certains os, à la face surtout, sont formés par une simple lame de tissu compacte, *lame papyracée.* Quelques-uns de ces os sont creusés de cavités, *sinus* ou *cellules,* remplies d'air sur le vivant et communiquant avec les fosses nasales ou le tympan (sinus frontaux, cellules mastoïdiennes).

Les os du crâne et de la face, sauf le maxillaire inférieur, sont articulés entre eux par *suture,* ce qui assure leur immobilité réciproque. Ces sutures se font par *engrènement* des dentelures des bords correspondants des os, ou par application l'un sur l'autre de ces bords taillés en biseau.

ARTICLE 1er. — OS DU CRANE EN PARTICULIER.

1° OCCIPITAL.

Tourner en avant et en haut la face concave, placer le grand trou dans un plan horizontal.

Os impair, médian, symétrique; présente : le trou ocipital; en avant du trou, le corps ou partie basilaire; en arrière, l'écaille; de chaque côté, la partie condylienne.

Trou occipital. — Elliptique.

Corps ou partie basilaire. — Sa *face supérieure* présente la *gouttière basilaire* et de chaque côté le sillon du sinus pétreux inférieur. Sa *face inférieure,* rugueuse, présente le *tubercule pharyngien.* Son *extrémité antérieure* s'articule avec le corps du sphénoïde, auquel elle se soude de bonne heure (20 ans). Ses *bords* se juxtaposent au rocher.

Écaille. — Sa *face externe,* convexe, offre : une saillie, *protubérance occipitale externe,* d'où partent : 1° une crête verticale descendante, *crête occipitale externe ;* 2° deux lignes courbes transversales, *lignes courbes supérieures ;* au-dessous de celles-ci se trouvent deux autres lignes courbes concentriques, *lignes courbes inférieures.*

La *face interne,* concave, présente la *protubérance* et la *crête occipitales internes,* correspondant à la crête et à la protubérance externes ; deux gouttières transversales, *gouttières du sinus latéral,* et une gouttière longitudinale, *gouttière du sinus longitudinal,* qui prolonge la crête occipitale interne. Cette face se trouve ainsi divisée en 4 fosses, 2 supérieures ou *cérébrales,* 2 inférieures ou *cérébelleuses.*

Les *bords* de l'écaille s'engrènent avec les bords du temporal et du pariétal.

Partie condylienne. — Sa *face inférieure* présente deux saillies, ou *condyles,* articulées avec les masses latérales de l'atlas ; en dehors des condyles, une surface rugueuse, *surface jugulaire ;* en arrière, une dépression avec un trou, *trou condylien postérieur ;* en avant, le *trou condylien antérieur* pour le nerf hypoglosse.

Sa *face supérieure* offre une gouttière, terminaison

de la gouttière du sinus latéral; en dedans se voit le trou condylien antérieur.

Les *bords* présentent une saillie, *apophyse jugulaire*; en arrière de cette apophyse, le bord de l'os se juxtapose à la partie mastoïdienne du temporal; en avant de cette apophyse se trouve une échancrure qui contribue à former le *trou déchiré postérieur*.

Il s'articule avec 6 os : temporaux, pariétaux, sphénoïde, atlas.

2° SPHÉNOÏDE.

Placer en bas et verticalement les deux apophyses bifurquées, en dirigeant en arrière le crochet de la bifurcation interne.

Os impair, irrégulier; présente 1 corps et 6 prolongements : 2 transversaux et supérieurs, *petites ailes*; 2 transversaux et inférieurs, *grandes ailes*; 2 verticaux et inférieurs, *apophyses ptérygoïdes*.

Corps. — Sa *face supérieure* présente d'avant en arrière : 1° la *dépression olfactive*, qui se continue de chaque côté avec la face supérieure des petites ailes; 2° une gouttière transversale, *gouttière optique*; 3° une excavation profonde, *fosse pituitaire* ou *selle turcique*; 4° une lamelle verticale, *dos de la selle*, qui présente à ses deux angles supérieurs deux apophyses, *apophyses clinoïdes postérieures*, et dont les bords sont échancrés; 5° une gouttière continue avec la gouttière basilaire de l'occipital. De chaque côté de la fosse pituitaire est une gouttière, *gouttière caverneuse*, qui présente en avant une saillie (*apophyse clinoïde moyenne*).

La *face inférieure* offre une crête, *bec du sphénoïde*, recouverte par le vomer. La *face antérieure* a sur la ligne médiane une crête, *crête sphénoïdale*, articulée avec la lame perpendiculaire de l'ethmoïde; de chaque côté se voit l'*orifice des sinus sphénoïdaux,* limité en bas par une lamelle, *cornet sphénoïdal* ou *de Bertin.*

La *face postérieure* s'articule et se soude avec l'apophyse basilaire de l'occipital.

Les *faces latérales* donnent naissance, en haut, aux petites ailes, en bas, par un tronc commun, aux grandes ailes et aux apophyses ptérygoïdes.

Petites ailes ou apophyses d'Ingrassias. — Leur base est percée d'un trou, *trou optique,* qui fait suite à la gouttière optique, et il s'en détache en arrière une apophyse conique, *apophyse clinoïde antérieure.* Leur extrémité interne, très-mince, *apophyse ensiforme,* s'articule avec la partie orbitaire du frontal.

Grandes ailes du sphénoïde. — Irrégulières; elles ont 3 faces, 2 bords et 2 extrémités.

La *face supérieure,* concave, présente d'avant en arrière 3 orifices : le *trou grand rond,* pour le nerf maxillaire supérieur; le *trou ovale,* pour le nerf maxillaire inférieur; le *trou petit rond* ou *sphéno-épineux,* pour l'artère méningée moyenne. Entre les petites et les grandes ailes se trouve une fente, large en dedans, *fente sphénoïdale.*

Les deux *faces antérieures* sont séparées par une lamelle mince articulée avec le bord interne de la face orbitaire de l'os malaire; la *face externe,* convexe, semi-lunaire, présente les trous ovale et petit rond, et se termine en arrière par une pointe, *épine du sphénoïde*; la *face interne* est petite, quadilatère et fait partie de l'orbite.

Le *bord externe,* concave, s'articule avec le temporal; l'*interne,* convexe, est juxtaposé au rocher, en arrière du pédicule des grandes ailes; en avant de ce pédicule, il forme d'abord le bord inférieur de la fente sphénoïdale, puis s'élargit et s'articule avec le frontal.

Apophyses ptérygoïdes. — Composées de 2 lames ou *ailes* : l'*aile interne*, étroite, se termine, en bas, par un crochet sur lequel glisse le tendon du péristaphylin externe; l'*aile externe* est étalée et large. Entre les deux ailes se trouve la *fosse ptérygoïde*, et à la partie supérieure de cette fosse, en dehors de la base de l'aile interne, la *fossette scaphoïde*, où s'insère le péristaphylin externe. La face interne de l'apophyse ptérygoïde appartient à la paroi externe des fosses nasales; la face externe, à la fosse zygomatique. Sa base est percée de 3 canaux, qui sont de dehors en dedans : le *trou grand rond*, le *canal vidien* ou *ptérygoïdien*, le *canal ptérygo-palatin*.

Le sphénoïde s'articule avec tous les os du crâne, les palatins, les os malaires et le vomer.

3° ETHMOÏDE.

Placer en haut et en avant l'apophyse triangulaire verticale.

Os impair; comprend une partie médiane, *lame criblée*, et deux parties latérales, *masses latérales* ou *labyrinthe*.

Lame criblée. — Horizontale, mince, criblée de trous pour les nerfs olfactifs. De sa face supérieure part une lame verticale, médiane, triangulaire, *apophyse crista-galli*; en avant d'elle est un cul-de-sac, *trou borgne*; sur les côtés, une fente, *fente du nerf ethmoïdal*. De la face inférieure de la lame criblée part une lame quadilatère, *lame perpendiculaire de l'ethmoïde*, qui fait partie de la cloison des fosses nasales; son bord antérieur s'articule avec l'épine nasale du frontal et les os propres du nez, son bord postérieur avec la crête du sphénoïde, son bord inférieur avec le vomer et le cartilage de la cloison. Les bords latéraux de la lame criblée supportent les lames latérales; le bord antérieur s'articule avec le frontal, le postérieur avec le sphénoïde.

Masses latérales ou labyrinthe. — Irrégulièrement cuboïdes; elles ont 6 faces : 1° la face *supérieure* présente des demi-cellules et des demi-gouttières, complétées par le frontal, *cellules ethmoïdales* et *conduits orbitaires internes;* 2° la face *inférieure* s'articule avec le maxillaire supérieur; 3° la face *externe* est formée par une lame mince, *os planum* ou *lame papyracée,* qui constitue la paroi interne de l'orbite et s'articule en haut avec le frontal, en bas avec le maxillaire supérieur, en avant avec l'os unguis, en arrière avec le sphénoïde et le palatin; 4° la face *interne* présente deux lamelles enroulées, *cornets supérieur* et *moyen,* entre lesquelles se trouve le *méat supérieur,* où s'ouvre une partie des cellules ethmoïdales; 5° la *face antérieure* offre un prolongement irrégulier, *apophyse unciforme,* qui rétrécit l'ouverture du sinus maxillaire; 6° la face *postérieure* s'articule avec le sphénoïde et le palatin.

Il s'articule avec 13 os : le frontal, le sphénoïde, l'unguis, le maxillaire supérieur, les cornets inférieurs, les os nasaux, les palatins, le vomer.

4° FRONTAL.

Placer en avant la face convexe, en bas la face la plus étroite qui a une échancrure médiane.

Os impair, composé de deux parties, une verticale ou *frontale,* l'autre horizontale ou *orbito-nasale.*

Partie frontale. — Sa *face antérieure* constitue le front. Sur la ligne médiane se voit la trace de la suture des deux moitiés de l'os ; en bas, une éminence, *bosse nasale*, surmontée d'une surface lisse, *glabelle*. De chaque côté on trouve une saillie, *bosse frontale*, en bas l'*arcade surcilière* et, plus en dehors, une crête saillante, *crête temporale*. Sa *face interne*, concave, parsemée d'élévations (*éminences mamillaires*) et de dépressions (*impressions digitales*), forme les *fosses frontales* et loge les lobes antérieurs du cerveau. Sur la ligne médiane, elle présente la *gouttière du sinus longitudinal*, qui se continue en bas avec la *crête frontale*, aboutissant au *trou borgne*. Son *bord supérieur*, dentelé, s'articule avec le bord antérieur des pariétaux, et, en bas, par un biseau, avec les grandes ailes du sphénoïde. Deux saillies curvilignes, *arcades orbitaires*, séparent la partie verticale de l'os de la partie orbito-nasale.

Partie orbito-nasale. — Au milieu, elle présente l'*échancrure nasale*, qui reçoit l'ethmoïde ; en avant de l'échancrure est une saillie, *épine nasale supérieure*, articulée en avant avec les os du nez, en arrière avec la lame perpendiculaire de l'ethmoïde ; en dehors de l'épine, une surface rugueuse s'articule avec l'os nasal et l'apophyse montante du maxillaire supérieur ; les côtés de l'échancrure complètent les demi-cellules et les demi-gouttières de l'ethmoïde (*cellules ethmoïdales* et *conduits orbitaires internes*). Sur les côtés se trouvent deux lamelles constituant la *voûte orbitaire* ; sa face inférieure, excavée, présente en dedans une dépression pour l'insertion de la poulie du grand oblique ; en dehors, la *fossette lacrymale*, pour la glande du même nom. Le bord interne de la voûte orbitaire s'articule en arrière avec l'os planum, en avant avec l'unguis (*apophyse orbitaire interne*) ; le bord antérieur ou *arcade orbitaire* est mousse en dedans, où il possède une échancrure, *échancrure sus-orbitaire*, quelquefois convertie en trou (*trou sus-orbitaire*), tranchant en dehors (*apophyse orbitaire externe*), où il se réunit au bord postérieur pour former l'*apophyse zygomatique ;* le bord postérieur dentelé s'articule en dedans avec les petites ailes, en dehors avec les grandes ailes du sphénoïde.

Au niveau de la bosse nasale, l'os est creusé de deux cavités, *sinus frontaux*.

Cet os s'articule avec 12 os : les pariétaux, le sphénoïde, l'ethmoïde, les unguis, les os nasaux, les os malaires, les maxillaires supérieurs.

5° TEMPORAL.

Placer en haut la partie tranchante, en avant et en dehors l'apophyse en forme de crochet.

Os pair, divisé en deux parties : une partie verticale ou *temporale* proprement dite, une partie pyramidale qui loge l'organe de l'ouïe, partie *auditive, pyramide* ou *rocher*.

Partie temporale. — Elle présente, dans sa moitié supérieure, une lamelle mince, *écaille du temporal ;* dans sa moitié inférieure, deux masses osseuses, l'une postérieure, *partie mastoïdienne ;* l'autre antérieure, *partie zygomatique*.

1° *Écaille du temporal*. — Sa *face externe* est lisse, convexe ; sa *face interne* concave, creusée d'un sillon pour l'artère méningée moyenne ; son *bord supérieur*, demi-circulaire, s'articule en arrière par un biseau interne avec le pariétal ; en avant, par des dentelures, avec les grandes ailes du sphénoïde.

2° *Partie mastoïdienne*. — Terminée en bas par une apophyse saillante, *apophyse mastoïde*. Sa *face externe*, convexe, est séparée par une crête (crête temporale) de l'écaille. Sa *face interne* est creusée d'une gouttière qui appartient au sinus latéral. Son *bord postérieur,* dentelé, articulé avec l'occipital, forme avec le bord postérieur de l'écaille l'*échancrure pariétale.* En dedans de l'apophyse mastoïde est une rainure profonde, *rainure digastrique,* et, plus en dedans, le *sillon de l'artère occipitale.*

3° *Partie zygomatique.*— Au lieu de réunion de l'écaille et de la partie antérieure du rocher se trouve, sur la face externe de l'os, une fente, *scissure de Glaser.* En avant de cette scissure naît, par deux racines, l'*apophyse zygomatique ;* entre ces deux racines est une excavation, la *cavité glénoïde,* qui reçoit le condyle du maxillaire inférieur. Une des racines, *racine transverse,* est située en avant de la cavité glénoïde ; l'autre, *racine antéro-postérieure,* en dehors ; à leur réunion se trouve le *tubercule zygomatique.* Après sa naissance, l'apophyse zygomatique se porte en avant, en formant un crochet aplati, et s'articule par son sommet avec l'apophyse zygomatique de l'os malaire. Entre la partie zygomatique en avant et la partie mastoïdienne en arrière, se trouve une échancrure convertie en trou par une lamelle osseuse ; c'est l'*orifice du conduit auditif externe.*

Rocher. — Il a la forme d'une pyramide à 4 pans et comprend 4 faces, 4 bords, 1 base et 1 sommet.

1° *Face supérieure.* — Elle présente, en arrière et en dehors, la *saillie du canal demi-circulaire supérieur ;* en avant d'elle, une ouverture, *hiatus de Fallope,* d'où part un sillon parallèle au grand axe de la pyramide et aboutissant au canal de Fallope ; en dehors de ce sillon s'en trouve un autre pour le petit nerf pétreux superficiel. A l'extrémité antérieure de cette face se trouve une dépression, *fossette du nerf trijumeau.*

2° *Face postérieure.* — On y voit le *trou* et le *conduit auditif interne,* dont l'extrémité en cul-de-sac est divisée en 4 fossettes : la fossette supérieure et antérieure mène dans le canal de Fallope ; les trois autres, par de petits orifices, dans l'oreille interne. En arrière du trou auditif interne est l'*ouverture externe du canal du vestibule.*

3° *Face inférieure.* — Irrégulière ; elle présente, en avant et en dedans de l'apophyse mastoïde, une apophyse allongée, saillante, *apophyse styloïde,* et, entre les deux, le *trou stylo-mastoïdien,* orifice inférieur du canal de Fallope ; plus en dedans et en avant est la large ouverture du *canal carotidien ;* en avant de lui, l'orifice très-petit du *canal du nerf de Jacobson,* et, plus en avant, une fossette triangulaire percée d'un trou, *orifice du canal du limaçon.*

4° *Face antérieure.* — Dans sa moitié externe se trouve une lamelle située en avant de l'apophyse styloïde qu'elle engaîne, *apophyse vaginale ;* elle est séparée de la cavité glénoïde par la scissure de Glaser, et circonscrit, en bas et en avant, l'*orifice* et le *conduit auditif externe.* Le reste de la face antérieure est irrégulier et rugueux.

5° *Bords.* — Le *bord supérieur,* saillant, présente la *gouttière du sinus pétreux supérieur ;* l'*inférieur* est formé par le bord inférieur de l'apophyse vaginale ; l'*antérieur* se réunit à l'écaille au niveau de la scissure de Glaser ; il en résulte un angle rentrant qui reçoit l'extrémité postérieure des grandes ailes du sphénoïde. A la pointe de l'angle rentrant s'ouvre le *canal musculo-tubaire,* divisé par une cloison osseuse en deux canaux secondaires : un supérieur, *conduit du muscle du marteau ;* un inférieur, *conduit osseux de la trompe d'Eustache.* Le *bord postérieur* offre, de la base au sommet, une surface rugueuse articulée avec l'apophyse jugulaire de l'occipital ; une fossette, *fosse de la veine jugulaire*, l'échancrure de la fossette triangulaire de la face inférieure du rocher, enfin une surface rugueuse juxtaposée à l'occipital.

6° *Base.* — Elle présente l'orifice du conduit auditif externe.

7° *Sommet.* — Il présente l'orifice antérieur du canal carotidien. Il est reçu dans l'angle rentrant formé par le sphénoïde et l'occipital.

8° *Cavités et canaux creusés dans l'intérieur du rocher.* — Outre les *cavités auditives* qui seront décrites avec l'organe de l'ouïe, le rocher contient un certain nombre de canaux qui laissent passer des nerfs et des vaisseaux. Ce sont les suivants :

a) *Canal de Fallope ou du nerf facial.*— Il va de la fossette supérieure et antérieure du conduit auditif interne au trou stylo-mastoïdien : il se dirige d'abord en dehors et en avant perpendiculairement à l'axe du rocher, puis va en arrière et en dehors parallèlement à cet axe, puis devient vertical et descend derrière la caisse du tympan pour aboutir au trou stylo-mastoïdien. A ce canal aboutissent : 1° au niveau du premier coude, l'hiatus de Fallope pour le grand nerf pétreux superficiel et le sillon du petit nerf pétreux superficiel ; 2° dans la partie verticale, un conduit pour le rameau auriculaire du pneumogastrique, le canal du muscle de l'étrier et le conduit de la corde du tympan.

b) *Canal du nerf de Jacobson.*— Il commence par un pertuis à la face inférieure du rocher, entre le canal carotidien et la fosse jugulaire ; il monte verticalement, débouche à la partie inférieure de la caisse, et se continue par une gouttière creusée sur le *promontoire.* A la partie supérieure du promontoire, cette gouttière aboutit à un canal qui se continue avec l'hiatus de Fallope ; de la gouttière du promontoire partent en avant deux sillons, l'un supérieur, l'autre inférieur, qui vont au canal carotidien.

c) *Canal carotidien.* — Il commence à la face inférieure du rocher, se porte verticalement en haut, puis se recourbe en avant et se termine au sommet du rocher. Il loge l'artère carotide.

Le temporal s'articule avec 5 os : l'occipital, le sphénoïde, le pariétal, l'os malaire et le maxillaire inférieur.

6° PARIÉTAL.

Placer en dedans la face concave de façon que les sillons creusés sur cette face se dirigent en bas et en avant.

Os pair ; a 2 faces et 4 bords.

La *face externe,* convexe, lisse, présente au milieu la saillie de la *bosse pariétale,* et, au-dessous, la *ligne courbe temporale* à concavité inférieure.

La *face interne,* concave, est creusée de sillons arborescents pour l'artère méningée moyenne ; le long de son bord supérieur est la demi-gouttière du sinus longitudinal inférieur avec les empreintes des granulations de Pacchioni et le *trou pariétal.*

Le *bord inférieur*, concave, s'articule par un biseau externe avec l'écaille du temporal ; les trois autres bords, dentelés, s'articulent, le *supérieur* avec celui du côté opposé, l'*antérieur* avec le frontal, le *postérieur* avec l'occipital. L'*angle antérieur et inférieur* s'articule avec les grandes ailes du sphénoïde.

Le pariétal s'articule avec 5 os : le frontal, l'occipital, le temporal, le sphénoïde et le pariétal du côté opposé.

7° MAXILLAIRE SUPÉRIEUR.

Placer en bas le bord qui supporte les dents, en tournant sa concavité en dedans; diriger en avant le bord tranchant de l'apophyse montante verticale.

Os pair, irrégulier; se compose de 1 *corps* et de 4 prolongements : un supérieur, mince, *apophyse montante;* un inférieur, *bord alvéolaire;* un externe, court, *apophyse zygomatique;* un interne, horizontal, *apophyse palatine.*

Corps. — Il a la forme d'une pyramide triangulaire et a 4 faces.

1° La *face interne* ou *nasale,* base de la pyramide, présente l'ouverture d'une cavité, *sinus maxillaire* ou *antre d'Hygmore,* creusée dans l'os; au-dessus est une surface rugueuse articulée avec les masses latérales de l'ethmoïde; au-dessous, une fissure où s'introduit une lamelle du palatin; en arrière, une gouttière oblique formant avec le palatin le *conduit palatin postérieur;* en avant est une gouttière profonde qui forme le *canal nasal* avec le cornet inférieur et l'unguis.

2° La *face supérieure* ou *orbitaire* est triangulaire, traversée par la gouttière et le canal *sous-orbitaire* qui s'ouvre à la face antérieure de l'os; avant sa terminaison, il en part un canalicule, *conduit dentaire antérieur,* qui va aux alvéoles des incisives et des canines. Son bord antérieur fait partie du rebord orbitaire; son bord interne s'articule d'avant en arrière avec l'unguis, l'os planum de l'ethmoïde et le palatin; son bord externe est séparé de la face orbitaire des grandes ailes par la *fente sphéno-maxillaire.*

3° La *face antérieure* est excavée (*fosse canine*) et présente à sa partie supérieure l'orifice antérieur du canal sous-orbitaire, *trou sous-orbitaire.*

4° La *face postérieure* ou *tubérosité maxillaire*, séparée de la précédente par l'apophyse zygomatique, est creusée de petits canaux, *conduits dentaires postérieurs*, et offre à la réunion des faces postérieure, interne et orbitaire une petite facette triangulaire articulée avec l'apophyse orbitaire du palatin.

Apophyse zygomatique. — Triangulaire, située à la réunion des faces antérieure, postérieure et orbitaire de l'os; articulée avec l'os malaire.

Apophyse palatine. — Horizontale, mince en arrière, épaisse en avant. Sa *face supérieure* fait partie du plancher des fosses nasales, sa *face inférieure* de la voûte palatine. Son *bord interne*, articulé avec l'apophyse palatine du côté opposé, présente en avant un demi-canal continué en haut par un canal complet; il en résulte, par l'accolement des deux maxillaires supérieurs, un canal en Y, *canal incisif*; le *bord postérieur*, très-mince, s'articule avec la lame horizontale du palatin; le *bord antérieur*, arrondi, se continue en dehors avec le bord antérieur de l'apophyse montante, en dedans avec l'*épine nasale antérieure* et *inférieure*.

Apophyse montante. — Naît par une base mince, à la réunion des faces interne et antérieure de l'os. Sa *face externe* est lisse; sa *face interne* offre, de haut en bas, une surface en rapport avec les cellules antérieures de l'ethmoïde, une crête articulée avec le cornet moyen, une surface appartenant au méat moyen, une crête articulée avec le cornet inférieur. Son *bord antérieur* s'articule en haut avec l'os nasal; plus bas est une échancrure qui fait partie de l'ouverture antérieure des fosses nasales et se termine à l'épine nasale antérieure et inférieure; son *bord postérieur*, bifide en bas, se continue avec la gouttière du canal nasal; la lèvre interne de cette gouttière s'articule avec l'unguis. Son *sommet,* tronqué, s'articule avec le frontal.

Bord alvéolaire.— Il a la forme d'un demi-fer à cheval et présente les *alvéoles* des dents supérieures. Sa *face interne* forme avec la face inférieure de l'apophyse palatine la *voûte du palais;* à l'union des deux faces est le *sillon palatin postérieur;* en avant est la trace de la soudure de l'*os incisif.* A la partie antérieure de ce rebord, en dedans de la saillie de la canine, est la *fossette incisive.*

Cet os s'articule avec le frontal, l'ethmoïde et tous les os de la face, excepté le maxillaire inférieur.

8° PALATIN.

Placer en bas, en dehors et en arrière, l'apophyse pyramidale qui se trouve au point de rencontre de la lame verticale et de la lame horizontale de l'os.

Os pair, composé de 2 lames réunies à angle droit, une *horizontale,* une *verticale.*

A la réunion des deux lames, se trouve en arrière une apophyse, *apophyse pyramidale;* sur le bord supérieur de la lame verticale sont deux apophyses séparées par une échancrure : l'une antérieure, *apophyse orbitaire;* l'autre postérieure, *apophyse sphénoïdale.*

Lame horizontale (*os quadratum*). — Mince. Sa *face supérieure* appartient au plancher des fosses nasales, l'*inférieure* à la voûte palatine; celle-ci présente, en avant d'une crête transversale, l'*orifice inférieur du canal palatin postérieur.*

Son *bord antérieur* s'articule avec le bord postérieur de l'apophyse palatine du maxillaire supérieur; son *bord postérieur,* concave, présente en dedans une demi-épine qui, réunie à celle du côté opposé, constitue l'*épine nasale postérieure;* son *bord interne* s'unit à celui du côté opposé.

Lame verticale. — 1° Sa *face interne*, nasale, offre, de haut en bas, une crête transversale articulée avec le cornet moyen, une surface appartenant au méat moyen, une crête pour le cornet inférieur, une surface appartenant au méat inférieur. 2° Sa *face externe* présente, d'avant en arrière, une large surface appliquée sur le maxillaire supérieur, une surface lisse qui forme le fond de la fosse ptérygo-maxillaire, et se rétrécit en bas pour constituer, avec une demi-gouttière du maxillaire supérieur, le *canal palatin supérieur;* plus en arrière, on trouve, en haut, une lamelle étroite appliquée contre l'apophyse ptérygoïde ; en bas, une surface rugueuse appartenant à l'apophyse pyramidale et articulée avec le maxillaire supérieur. 3° Son *bord antérieur* s'engage par une languette dans la fissure de l'orifice du sinus maxillaire. 4° Son *bord postérieur* s'appuie sur l'apophyse ptérygoïde. 5° Son *bord supérieur* présente une échancrure profonde complétée par le sphénoïde, ***trou sphéno-palatin.***

Apophyse orbitaire. — Située en avant du trou sphéno-palatin, creusée d'une petite cavité, elle a 5 facettes : 1° une *supérieure*, appartenant au plancher de l'orbite, en arrière; 2° une *externe*, faisant partie de la fosse ptérygo-maxillaire ; les trois autres s'articulent : 3° l'une en avant, avec une facette triangulaire du maxillaire supérieur; 4° l'autre en arrière, avec le corps du sphénoïde; 5° la troisième en dedans, avec la partie postérieure et inférieure des masses latérales de l'ethmoïde.

Apophyse sphénoïdale. — Située en arrière du trou sphéno-palatin, elle s'applique sur la face inférieure du corps du sphénoïde en complétant le *canal ptérygo-palatin ;* sa face inférieure fait partie des fosses nasales, son bord interne arrive jusqu'au vomer.

Apophyse pyramidale ou ptérygoïdienne. — Elle continue le bord postérieur de la lame verticale. Elle est reçue en arrière dans l'échancrure de l'apophyse ptérygoïde et présente 3 gouttières : une médiane, complétant la fosse ptérygoïde; deux latérales, recevant les deux ailes; en dehors, elle s'articule par une surface triangulaire rugueuse avec la tubérosité maxillaire.

Cet os s'articule avec 6 os : le sphénoïde, l'ethmoïde, le maxillaire supérieur, le cornet inférieur, le vomer et le palatin du côté opposé.

9° UNGUIS OU OS LACRYMAL.

Placer en dehors, en avant et en bas, le petit crochet qui termine la crête verticale de l'os.

Os pair, très-mince ; a 2 faces et 4 bords.

La *face externe* est divisée par une crête verticale en deux parties : l'une antérieure, *gouttière lacrymale;* l'autre postérieure, orbitaire ; en bas, cette crête se termine par un crochet qui concourt à former l'orifice supérieur du canal nasal. La *face interne* présente un sillon correspondant à la crête et deux surfaces convexes. Le *bord supérieur* s'articule avec l'apophyse orbitaire interne du frontal; l'*inférieur*, avec l'apophyse lacrymale du cornet inférieur; l'*antérieur*, avec l'apophyse montante du maxillaire supérieur; le *postérieur*, avec l'os planum.

L'unguis s'articule avec 4 os : l'ethmoïde, le cornet inférieur, le frontal et le maxillaire supérieur.

10° CORNET INFÉRIEUR.

Placer en dedans la lamelle la plus large, en bas le bord convexe régulier de cette lamelle; tourner en arrière l'extrémité la plus effilée.

Os pair, très-mince ; a 2 faces, 2 extrémités et 2 bords.

La *face interne* est convexe, l'externe, concave.

Le *bord inférieur*, convexe, est libre. Le *bord supérieur*, articulé en avant avec le maxillaire supérieur, en arrière avec le palatin, présente 3 apophyses : 1° l'*apophyse lacrymale*, ascendante, qui complète la gouttière du canal nasal et s'articule avec l'unguis; 2° l'*apophyse auriculaire*, descendante, triangulaire, qui ferme la partie inférieure de l'orifice du sinus maxillaire; 3° l'*apophyse ethmoïdale*, ascendante, courte, irrégulière, qui va à la rencontre de l'apophyse unciforme de l'ethmoïde.

L'*extrémité* postérieure est plus effilée que l'antérieure. Le cornet inférieur s'articule avec 4 os : l'ethmoïde, le maxillaire supérieur, l'unguis et le palatin.

11° OS NASAL OU OS DU NEZ.

Placer en haut l'extrémité épaisse et étroite de l'os, en dehors la face convexe, en avant le bord vertical le plus court.

Os pair; a 2 faces et 4 bords.

La *face externe* est convexe; la *face interne*, concave, présente la *gouttière du nerf ethmoïdal*.

Le *bord supérieur*, épais, s'articule avec le frontal; l'*inférieur*, mince, en S, s'articule avec les cartilages latéraux du nez, et possède une petite échancrure pour le nerf ethmoïdal; l'*antérieur* s'unit à celui du côté opposé; le *postérieur* s'articule avec le bord antérieur de l'apophyse montante.

L'os nasal s'articule avec 4 os : le frontal, l'ethmoïde, le maxillaire supérieur et le nasal du côté opposé.

12° OS MALAIRE OU JUGAL, OS DE LA POMMETTE.

Placer en dehors la face convexe, en haut et en avant la face concave en forme de demi-croissant, horizontalement en avant l'extrémité la plus étroite de cette face.

Os pair ; a 2 faces, 4 bords et 4 angles.

A. La *face externe* présente le *trou malaire.* La *face interne,* concave, appartient à la fosse zygomatique ; elle s'articule, en avant et en bas, avec l'apophyse zygomatique du maxillaire supérieur.

B. *Bords.* — 1° L'*antérieur et inférieur* s'articule avec l'apophyse zygomatique ; 2° l'*inférieur et postérieur,* mousse, présente le *tubercule malaire ;* 3° le *supérieur et postérieur,* mince, en S, s'articule, en bas, avec l'apophyse zygomatique du temporal ; 4° le *supérieur et antérieur*, épais, fait partie du rebord orbitaire. De ce bord se détache une lamelle semi-lunaire ; c'est la *partie orbitaire* de l'os ; elle a une *face supérieure* concave, qui appartient à l'orbite, une *face postérieure* confondue avec la face interne de l'os, un *bord interne,* dentelé, articulé en avant avec le maxillaire supérieur, en arrière avec la lamelle qui sépare les deux faces antérieures des grandes ailes du sphénoïde.

C. *Angles.* — L'*inférieur* s'articule avec l'apophyse zygomatique du maxillaire supérieur ; le *supérieur* avec l'apophyse orbitaire externe du frontal ; l'*antérieur* s'applique sur le rebord orbitaire du maxillaire supérieur ; le *postérieur* supporte l'apophyse zygomatique du temporal.

L'os malaire s'articule avec 4 os : le maxillaire supérieur, le frontal, le sphénoïde et le temporal.

13° VOMER.

Placer en haut et en arrière la partie évasée.

Os impair ; a 2 faces et 4 bords.

Les *faces*, planes, appartiennent aux fosses nasales.

Le *bord inférieur*, horizontal, s'articule avec les lames horizontales des palatins et des maxillaires supérieurs; le *supérieur*, creusé en gouttière, reçoit le bec du sphénoïde et s'engage par deux ailes dans les gouttières de la face inférieure de cet os; le *postérieur* forme la cloison médiane de l'orifice postérieur des fosses nasales; l'*antérieur*, très-oblique, s'articule en haut avec la lame perpendiculaire de l'ethmoïde, en bas avec le cartilage de la cloison.

Le vomer s'articule avec 6 os : le sphénoïde, l'ethmoïde, les maxillaires supérieurs et les palatins.

14° MAXILLAIRE INFÉRIEUR.

Os impair, divisé en corps et branches.

A. Corps. — Se divise en une partie inférieure ou *basilaire* et une partie supérieure ou *alvéolaire ;* il a 2 faces et 2 bords.

La *face antérieure* présente, sur la ligne médiane, la *symphyse du menton*, qui aboutit en bas à l'*éminence mentonnière ;* sur les côtés, au niveau de la deuxième petite molaire, se voit le *trou mentonnier ;* plus en arrière est une ligne oblique, *ligne maxillaire externe*, qui rejoint le bord antérieur de la branche correspondante. La *face postérieure* offre, sur la ligne médiane, 4 petits tubercules, *apophyses géni ;* sur les côtés, elle est partagée par une ligne, *ligne myloïdienne* ou *maxillaire interne*, en deux parties, une supérieure ou linguale, l'autre inférieure, qui présente près de la ligne médiane la *fossette digastrique*.

Le *bord supérieur* ou *alvéolaire* est creusé de cavités, *alvéoles*, qui logent les racines des dents; l'*inférieur* est épais, arrondi.

B. **Branches.** — Quadrilatères; ont 2 faces et 4 bords.

La *face interne* présente l'*orifice du canal dentaire inférieur*, qui traverse l'os et aboutit au trou mentonnier; de cet orifice, limité en dedans par une pointe saillante, part un sillon dirigé en avant, *sillon mylo-hyoïdien*. La *face externe* est plane.

Le *bord inférieur* se confond avec le bord inférieur du corps; le *supérieur* présente deux apophyses séparées par *l'échancrure sigmoïde*; l'apophyse antérieure ou *coronoïde* est mince, triangulaire; la postérieure, ou *condyle*, articulée avec le temporal, est oblongue transversalement et supportée par une partie étroite, *col du condyle*. Le *bord postérieur* est mousse, arrondi ; l'*antérieur* est creusé en gouttière dont la lèvre externe se continue avec la ligne maxillaire externe, l'interne avec la ligne myloïdienne.

L'*angle de la mâchoire*, formé par la réunion du corps et des branches, est chez l'adulte de 120° en moyenne.

Le maxillaire inférieur s'articule avec les deux temporaux.

ARTICLE 2. — DU CRANE CONSIDÉRÉ DANS SON ENSEMBLE.

Anatomiquement il est impossible d'isoler complètement le *crâne proprement dit* de la *face*, la moitié antérieure de la base du crâne étant commune aux deux.

§ I. — Conformation intérieure du crane.

1° voute du crane.

Elle présente, d'avant en arrière, les os frontal, pariétal, temporal, occipital, et les sutures fronto-pariétale, *sagittale* ou interpariétale, *lambdoïde* ou occipito-pariétale, temporo-pariétale et sphéno-pariétale.

On y voit: 1° sur la ligne médiane, le trou borgne, la gouttière du sinus longitudinal et la protubérance occipitale interne; 2° sur les côtés, les fosses frontales, les sillons de l'artère méningée moyenne et les fosses occipitales postérieures.

2° base du crane.

Elle présente trois *étages*, supérieur, moyen et inférieur, en allant d'avant en arrière.

Étage supérieur. — Séparé de l'étage moyen par la gouttière optique et le bord postérieur des petites ailes; formé par la partie orbitaire du frontal, la lame criblée de l'ethmoïde et la partie antérieure du sphénoïde. On y trouve, d'avant en arrière : 1° sur la ligne médiane, le trou borgne et l'apophyse *crista-galli* ; 2° sur les côtés, les trous de la lame criblée et les dépressions olfactives; plus en dehors, la saillie de la voûte orbitaire.

Étage moyen. — Séparé de l'étage inférieur par le bord supérieur du rocher et le dos de la selle; formé par le sphénoïde et le temporal. Il présente, dans sa partie moyenne, la selle turcique; sur les côtés, la fente sphénoïdale, les gouttières caverneuses, et le *trou déchiré antérieur*, situé au sommet du rocher, dans l'angle rentrant du corps et des grandes ailes du sphénoïde; à sa partie postérieure s'ouvre le canal carotidien. Plus en dehors, on voit la face supérieure des grandes ailes avec les trous grand rond, ovale et petit rond. En arrière est la face supérieure du rocher.

Étage inférieur. — Formé par l'occipital et le temporal ; la suture des deux os offre à son milieu le *trou déchiré postérieur*, divisé par une crête en deux parties : une antérieure, étroite ; l'autre postérieure, arrondie, *golfe de la veine jugulaire ;* à la partie postérieure du trou aboutit la *gouttière du sinus latéral*, qui va se réunir à celle du côté opposé à la protubérance occipitale interne. Cet étage présente : 1° sur la ligne médiane, le dos de la selle, la gouttière basilaire avec les sinus pétreux inférieurs, le trou occipital avec l'orifice interne du trou condylien antérieur, la crête et la protubérance occipitales internes ; 2° sur les côtés, la face postérieure du rocher et les fosses occipitales inférieures.

§ II. — Conformation extérieure du crane.

On peut diviser le crâne en 5 régions, une supérieure ou *voûte*, deux latérales ou *temporo-zygomatiques*, une inférieure ou *basilaire*, une antérieure ou *faciale*. En outre, à ces régions sont annexées des cavités anfractueuses qui méritent une description spéciale.

1° VOUTE CRANIENNE.

Limitée par une ligne qui suit les arcades orbitaires, la ligne courbe temporale et la ligne demi-circulaire supérieure de l'occipital. Formée par le frontal, les pariétaux et l'occipital. En avant, on voit, sur la ligne médiane, la trace de la suture des deux moitiés du frontal, quelquefois persistante, et, sur les côtés, les saillies des bosses frontales et pariétales.

2° FACE LATÉRALE OU TEMPORO-ZYGOMATIQUE.

Limitée en haut par la ligne courbe temporale, en avant par les deux bords postérieurs de l'os malaire et la tubérosité malaire du maxillaire supérieur, en arrière par l'apophyse mastoïde, le bord inférieur du rocher et l'apophyse styloïde, l'épine du sphénoïde et le bord postérieur de l'aile externe de l'apophyse ptérygoïde. Les deux extrémités de la ligne courbe temporale se continuent avec le bord supérieur de l'*arcade zygomatique*, formée par l'os malaire et le temporal. Une crête transversale, *crête temporo-zygomatique*, existant sur la face externe des grandes ailes du sphénoïde, divise cette face latérale en deux parties, une supérieure, *fosse temporale*; l'autre inférieure, *fosse zygomatique*.

Fosse temporale. — Formée par le pariétal, le frontal, l'écaille du temporal, la partie supérieure des grandes ailes et la face postérieure de l'os malaire ; elle présente en bas et en arrière une gouttière oblique creusée sur la racine de l'arcade zygomatique.

Région zygomatique. — Formée par le temporal, le sphénoïde, le palatin, le maxillaire supérieur et l'os malaire ; elle est divisée par la racine transverse de l'apophyse zygomatique en deux parties, une postérieure, *cavité glénoïde*; l'autre antérieure, *fosse zygomatique*.

La *fosse zygomatique* a 4 parois : 1° une *supérieure*, formée par la partie de la face externe des grandes ailes située au-dessous de la crête temporo-zygomatique ; on y voit les trous ovale et petit rond ; 2° une *interne*, formée par l'aile externe de l'apophyse ptérygoïde ; 3° une *antérieure*, constituée par la tubérosité maxillaire du maxillaire supérieur et séparée, en haut, des grandes ailes par la *fente sphéno-maxillaire* ; 4° une *externe*, formée par la face interne de l'arcade zygomatique et la branche montante du maxillaire inférieur. A la réunion des parois interne et antérieure est une fente verticale qui conduit dans la *fosse ptérygo-maxillaire.*

La *fosse ptérygo-maxillaire* (*fosse spléno-maxillaire, arrière-cavité de la fosse zygomatique*) est limitée en avant par la tubérosité maxillaire, en arrière par l'apophyse ptérygoïde, en dedans par la lame verticale du palatin. Il y aboutit 5 trous ou canaux : le *trou sphéno-palatin,* formé par le bord supérieur du palatin et le sphénoïde, le *canal palatin postérieur,* le *canal ptérygo-palatin,* le *canal vidien* ou *ptérygoïdien,* et le *trou grand rond.*

3° BASE DU CRANE.

Elle comprend 3 régions situées dans des plans différents.

La *région postérieure* comprend les faces inférieures de l'occipital et du rocher (voir ces os), et, à la réunion de ces deux os, les deux *trous déchirés antérieur et postérieur* déjà décrits pages 33 et 34.

La *région moyenne* est dans un plan oblique en avant et en bas, et présente, au milieu, l'ouverture postérieure des fosses nasales et sur les côtés les *fosses ptérygoïdes.* La *fosse ptérygoïde* est formée par l'apophyse ptérygoïde du sphénoïde et complétée par l'apophyse pyramidale du palatin ; en haut, en dehors de la base de l'aile interne, se trouve la *fossette scaphoïde* pour l'insertion du péristaphylin externe ; plus en dehors est une petite gouttière qui loge la partie cartilagineuse de la trompe d'Eustache. L'ouverture postérieure des fosses nasales sera décrite avec les cavités de la face.

La *région antérieure* ou *voûte palatine* sera décrite avec la cavité buccale.

4° RÉGION ANTÉRIEURE OU FACIALE.

Formée par le frontal, les os nasaux, les maxillaires supérieurs, les malaires et le maxillaire inférieur; elle présente les ouvertures antérieures de quatre cavités, cavités orbitaires, fosses nasales et cavité buccale.

Cavités orbitaires. — Elles ont 4 parois, 4 angles, 1 base ou ouverture orbitaire et 1 sommet.

1° La *paroi supérieure* ou *voûte orbitaire,* très-mince, est formée par le frontal et les petites ailes du sphénoïde; elle présente en dehors la *fossette lacrymale.* La *paroi inférieure,* ou *plancher,* est formée par l'os malaire, le maxillaire supérieur et la facette orbitaire du palatin, et traversée par la gouttière et le canal sous-orbitaire; elle sépare l'orbite du sinus maxillaire. L'*interne* est constituée par l'apophyse montante du maxillaire supérieur, l'unguis, l'os planum de l'ethmoïde et le sphénoïde; elle offre en avant la gouttière lacrymale. L'*externe* est formée par l'os malaire et la facette orbitaire de la grande aile.

2° *Angles.* — Le *supérieur externe* est occupé par les sutures fronto-malaire et fronto-sphénoïdale; le *supérieur interne,* par les sutures du frontal avec l'apophyse montante du maxillaire, l'unguis, l'ethmoïde et de ce dernier avec le sphénoïde; il présente en arrière le trou optique et plus en avant les orifices des *conduits orbitaires internes, antérieur* et *postérieur.* L'*angle inférieur et interne* est occupé par les sutures du maxillaire avec l'unguis et l'ethmoïde et de cet os avec le palatin; en avant est l'orifice supérieur du canal nasal; l'*inférieur externe,* formé en avant par l'os malaire, présente en arrière la fente sphéno-maxillaire.

3° Le *rebord orbitaire* est constitué en haut (*arcade orbitaire*) par le frontal; cette arcade est mousse en dedans et présente une échancrure, *échancrure sus-orbitaire*, quelquefois convertie en trou, *trou sus-orbitaire;* en dedans, il est formé par l'apophyse orbitaire interne du frontal et la partie supérieure de l'apophyse montante, en dehors et en bas par l'os malaire.

4° Le *sommet* est occupé par la partie la plus large de la fente sphénoïdale.

5° Le *canal nasal,* qui fait suite à la gouttière lacrymale, est formé en dehors et en avant par une gouttière creusée sur le bord postérieur de l'apophyse montante, *gouttière lacrymo-nasale ;* elle est complétée par l'unguis et l'apophyse lacrymale du cornet inférieur. Ce canal, un peu comprimé transversalement et un peu concave en dedans, a une longueur de 0m,011 environ ; il s'évase en bas pour s'ouvrir dans le méat inférieur.

Fosses nasales. — La cavité nasale est divisée en deux moitiés symétriques, ou *fosses nasales,* par une cloison médiane. Les fosses nasales, auxquelles sont annexées des cavités accessoires ou sinus, ont 2 parois, interne et externe, 1 plancher, 1 voûte et 2 ouvertures.

1° *Paroi interne ou cloison.* — Souvent déjetée d'un côté, elle est formée par la lame perpendiculaire de l'ethmoïde et le vomer.

2° *Paroi externe.* — Constituée par l'ethmoïde, le maxillaire supérieur, le palatin, le sphénoïde, le cornet inférieur et l'unguis. On y trouve 3 *cornets* superposés, supérieur, moyen et inférieur, et 3 *méats.* Le *méat supérieur,* situé sous le cornet supérieur, offre en arrière le trou sphéno-palatin, qui conduit dans la fosse ptérygo-maxillaire ; en avant, l'ouverture des cellules ethmoïdales moyennes ; le *moyen,* compris entre le cornet moyen et la paroi externe, présente en haut un orifice, *infundibulum,* qui mène dans les sinus frontaux, en bas, l'orifice du sinus maxillaire; le *méat inférieur*, situé sous le cornet inférieur, offre en avant l'orifice inférieur du canal nasal.

3° *Voûte*. — Réduite à une simple gouttière, elle se divise en trois parties; l'antérieure, oblique en bas et en avant, est formée par la face postérieure des os du nez et les gouttières de l'épine nasale du frontal: la moyenne, horizontale, par la lame criblée; la postérieure, oblique en bas et en arrière, constituée par les faces antérieure et inférieure du corps du sphénoïde, présente les orifices du sinus sphénoïdal et du conduit ptérygo-palatin.

4° *Plancher*. — Formé par l'apophyse palatine du maxillaire supérieur et la lame horizontale du palatin; en avant, près de la ligne médiane, est le *canal incisif* ou *palatin antérieur*.

5° *Ouverture antérieure*. — Circonscrite en haut par le bord inférieur des os du nez, en bas et sur les côtés par l'apophyse montante; en bas, sur la ligne médiane, est la saillie de l'épine nasale antérieure et inférieure.

6° *Ouverture postérieure*. — Située dans un plan oblique en bas et en avant, divisée sur le bord postérieur du vomer en deux ouvertures symétriques, correspondant à chaque fosse nasale; chaque ouverture est quadrangulaire, limitée en bas par le palatin, en haut par le sphénoïde, en dedans par le vomer, en dehors par le palatin et l'apophyse ptérygoïde.

Cavité buccale. — Formée par la voûte palatine et la face interne du corps du maxillaire inférieur (partie sus-jacente à la ligne myloïdienne).

La *voûte palatine* est constituée par 4 os, les maxillaires supérieurs et les palatins; d'où 4 sutures se croisant à angle droit. Elle est limitée en arrière par un bord mince, pourvu sur la ligne médiane d'une apophyse saillante, *épine nasale postérieure*; en avant et sur les côtés, par le *rebord alvéolaire*, épais et vertical; en dedans de ce rebord est une gouttière qui aboutit en arrière à l'orifice du canal palatin postérieur; en avant est l'orifice inférieur du canal incisif. La profondeur de la voûte palatine varie suivant les sujets.

§ III. — Caractères généraux du crane.

1° *Dimensions.* — Diamètre antéro-postérieur : 0m,170 ; diamètre transversal : 0m,135 ; diamètre vertical : 0m,130.

2° *Capacité.* — Capacité moyenne : Européens, 1,534 centimètres cubes; nègres, 1,371 centimètres cubes; Australiens, 1,227 centimètres cubes.

3° *Forme.* — Crânes *brachycéphales* : le diamètre antéro-postérieur est plus court (têtes courtes); crânes *dolichocéphales* : le diamètre antéro-postérieur est plus allongé (têtes longues).

4° *Os wormiens.* — Ce sont des îlots osseux détachés des os voisins au niveau des sutures crâniennes; le principal est à la suture lambdoïde (*os épactal*) et comprend une partie de l'écaille de l'occipital.

TROUS ET CANAUX DE LA BASE DU CRANE AVEC LES VAISSEAUX ET NERFS QUI LES TRAVERSENT.

Trous de la lame criblée. — Nerfs olfactifs; artères ethmoïdales antérieure et postérieure; nerf ethmoïdal.

Trou optique. — Nerf optique ; artère ophthalmique.

Fente sphénoïdale. — Nerf ophthalmique de Willis ; moteur oculaire commun; pathétique; moteur oculaire externe; racine sympathique du ganglion ophthalmique; veine ophthalmique.

Trou grand rond. — Nerf maxillaire supérieur.

Trou ovale. — Nerf maxillaire inférieur; artère petite méningée.

Trou petit rond. — Artère méningée moyenne.

Canal vidien. — Nerf vidien; artère vidienne.

Trou déchiré antérieur. — Rameau carotidien du nerf vidien.

Hiatus de Fallope. — Grand nerf pétreux superficiel; artère du nerf facial.

Canal parallèle à cet hiatus. — Petit nerf pétreux superficiel.

Trou condylien antérieur. — Nerf hypoglosse; branche de l'artère pharyngienne inférieure; veine correspondante.

Trou condylien postérieur. — Veine de communication du sinus latéral et de la veine cervicale profonde.

Trou mastoïdien. — Veine de communication du sinus latéral et de la veine cervicale profonde; branche méningienne de l'artère occipitale.

Conduit auditif interne. — Nerfs auditif, facial et intermédiaire de Wrisberg.

Canal du vestibule. — Branche veineuse se jetant dans le sinus pétreux inférieur.

Trou déchiré postérieur. — Nerfs glosso-pharyngien, pneumogastrique et spinal; veine jugulaire interne; branche méningienne de l'artère pharyngienne inférieure.

Scissure de Glaser. — Artère tympanique; corde du tympan; ligament antérieur du marteau.

Trou stylo-mastoïdien. — Nerf facial; artère stylo-mastoïdienne.

Canal du limaçon. — Branche veineuse se jetant dans la veine jugulaire interne.

Canal du nerf de Jacobson. — Nerf du même nom.

Canal carotidien. — Artère carotide interne; plexus carotidien du grand sympathique.

Trou sphéno-palatin. — Nerfs sphéno-palatins; artère sphéno-palatine.

Canal ptérygo-palatin. — Nerf pharyngien de Bock; artère ptérygo-palatine.

Grand canal palatin postérieur. — Grand nerf palatin; artère palatine supérieure.

Canaux palatins postérieurs accessoires. — Nerfs palatins postérieurs; branches de l'artère palatine supérieure.

Canal palatin antérieur. — Nerf naso-palatin; artère sphéno-palatine.

Trou orbitaire interne antérieur. — Nerf ethmoïdal; artère ethmoïdale antérieure.

Trou orbitaire interne postérieur. — Artère ethmoïdale postérieure; filet nerveux méningien.

Trou sus-orbitaire. — Nerf frontal externe; artère sus-orbitaire.

Canal sous-orbitaire. — Nerf et artère sous-orbitaires.

Canal malaire. — Nerf temporo-malaire; branche malaire de l'artère lacrymale.

CHAPITRE III. — THORAX.

Le squelette du thorax est constitué en arrière par les vertèbres dorsales, en avant par le sternum, de chaque côté par 12 côtes attachées au sternum, sauf les deux dernières, par les cartilages costaux.

1° STERNUM.

Placer en avant la face convexe, en haut l'extrémité la plus large.

Os impair, aplati, long de 0m,20; composé de trois parties, le *manche* ou *poignée* (*manubrium*), le *corps* et l'*appendice xiphoïde* quelquefois bifurqué à son sommet.

Il a deux bords latéraux, un bord supérieur, deux faces et un sommet formé par l'appendice xiphoïde.

Le *bord supérieur*, épais, a 3 échancrures, une médiane, *fourchette du sternum*, deux latérales articulées avec la clavicule. Les *bords latéraux* ont 7 échancrures semi-lunaires correspondant aux cartilages costaux des 7 premières côtes.

La *face antérieure* est convexe, la *postérieure* concave; elles présentent des lignes transversales qui réunissent les échancrures des bords latéraux et indiquent la trace de la soudure des différentes pièces.

Le sternum s'articule avec la clavicule et les 7 premiers cartilages costaux de chaque côté.

2° CÔTES.

Placer en dedans la face concave, en bas la gouttière qu'elle présente, en avant l'extrémité creusée d'une facette ovalaire. Si la côte n'a pas de face concave (première côte), *placer en dedans le bord concave, en haut la face qui possède un tubercule saillant près de ce bord concave et une gouttière derrière ce tubercule. L'extrémité antérieure des deux dernières côtes est effilée et se termine en pointe.*

Les côtes ont la forme d'arcs osseux obliques en bas et en avant et présentent 3 courbures : 1° une *courbure suivant les faces* plus forte dans le cinquième postérieur;

à ce changement de courbure correspond l'*angle des côtes;* 2° une *courbure suivant les bords,* telle que pour les 2e, 3e et 4e côtes, le bord supérieur est concave, tandis que de la 5e à la 10e, il a la forme d'une *S* italique très-allongée, concave en arrière, convexe en avant; 3° une *courbure de torsion,* nulle pour la 1re côte, et qui fait que la face externe regarde un peu en bas en arrière, un peu en haut en avant. La longueur des côtes augmente graduellement de la 1re à la 8e, puis diminue.

Les côtes ont une extrémité postérieure, un corps et une extrémité antérieure.

L'*extrémité postérieure* comprend trois parties : 1° en arrière, la *tête de la côte,* avec une facette articulaire simple pour les 1re, 11e et 12e côtes, double pour les autres et divisée en deux par une crête saillante; 2° une partie rétrécie ou *col;* 3° une saillie ou *tubérosité* située en arrière à la réunion du corps et du col, et pourvue d'une facette articulaire; elle manque aux 11e et 12e côtes.

Le *corps* a une *face interne* concave, pourvue en bas d'une gouttière, *gouttière costale;* une *face externe* convexe, et deux *bords,* un *supérieur,* un peu excavé en gouttière, un *inférieur* tranchant.

L'*extrémité antérieure* est excavée, sauf pour les 11e et 12e côtes.

Caractères distinctifs. — 1° *Première côte.* N'a qu'une courbure suivant les bords; sa tête n'a qu'une facette vertébrale; sa face supérieure présente près de son bord interne un tubercule, *tubercule du scalène antérieur,* et en arrière et en dehors une dépression, *gouttière de l'artère sous-clavière.*

2° *Deuxième côte.* Sa courbure de torsion est très-légère; vers la partie moyenne de sa face externe est une empreinte pour le grand dentelé.

3° La 11e et la 12e *côtes* n'ont pas de tubérosité, elles ont une seule facette vertébrale et une extrémité antérieure effilée. La 12e n'a pas de gouttière vertébrale ni d'angle des côtes.

CHAPITRE IV. — OS DU MEMBRE SUPÉRIEUR.

Le membre supérieur se compose de 4 segments, l'épaule, le bras, l'avant-bras et la main.

ARTICLE 1er. — OS DE L'ÉPAULE.

L'épaule forme une demi-ceinture osseuse constituée en avant par la clavicule, en arrière par l'omoplate.

1° CLAVICULE.

Placer en dehors l'extrémité aplatie de l'os, en bas la face la plus rugueuse et creusée d'une gouttière, en avant la convexité de la courbure de la partie interne de l'os.

Os pair, long de $0^m,15$, courbé en *S* italique, présente 2 faces, 2 bords et 2 extrémités.

La *face supérieure* est convexe, lisse; l'*inférieure* offre, en dedans, une facette articulée avec la première côte, au milieu une gouttière, *gouttière du sous-clavier*, et en dehors des rugosités pour l'insertion des ligaments.

Le *bord antérieur* est convexe en dedans, concave en dehors; le *postérieur* a des courbures inverses.

L'*extrémité interne* s'articule avec le sternum; l'*externe* a une facette ovalaire articulée avec l'acromion.

Elle s'articule avec le sternum et l'omoplate.

2° OMOPLATE.

Placer en avant la face concave, en bas l'angle le plus aigu, en dehors et un peu en avant celui des deux angles supérieurs qui supporte une facette concave ovalaire.

Os pair, triangulaire, a 2 faces, 3 bords et 3 angles.

La *face antérieure* ou *fosse sous-scapulaire* a des crêtes obliques pour des insertions musculaires. La *face postérieure* est divisée par l'*épine de l'omoplate* en deux parties, *fosses sus* et *sous-épineuse ;* celle-ci est longée en dehors par une crête qui sépare une surface étroite longeant le bord externe de l'os et séparée elle-même par une crête oblique en deux surfaces secondaires pour des insertions musculaires. L'*épine de l'omoplate* est triangulaire ; ses deux faces se continuent avec les fosses sus et sous-épineuse ; son bord postérieur, épais, commence près du bord interne de l'os par une surface triangulaire; son bord externe est lisse, concave; à la réunion de ces deux bords l'épine se prolonge en haut et en dehors en s'élargissant et forme l'*acromion*, dont la face postéro-supérieure, convexe, est continue au bord postérieur de l'épine, tandis que sa face antéro-inférieure, concave, se continue avec son bord externe ; sur son bord supérieur se trouve une facette articulée avec la clavicule.

Le *bord supérieur* présente à sa partie externe une petite échancrure, *échancrure coracoïdienne* ou *sus-scapulaire*, et plus en dehors une apophyse, *apophyse coracoïde*, recourbée; sa face convexe regarde en dedans, sa face concave en dehors ; son sommet est dirigé en dehors et en avant.

Le *bord interne* ou *spinal* est mince et présente un angle obtus au niveau de la naissance de l'épine.

Le *bord externe* ou *axillaire*, épais, se termine en haut par une surface triangulaire excavée.

L'*angle externe* est tronqué et occupé par une fossette, *cavité glénoïde*, articulée avec l'humérus et supportée par une partie rétrécie, *col de l'omoplate*. Les deux autres ne présentent rien de particulier.

L'omoplate s'articule avec 2 os : la clavicule et l'humérus.

ARTICLE 2. — OS DU BRAS.

HUMÉRUS.

Placer en haut la tête sphérique, de façon que cette tête soit dirigée en dedans, en avant la gouttière verticale de l'extrémité supérieure.

Os pair, a 1 corps et 2 extrémités.

Corps. — Il a 3 faces et 3 bords. La *face postérieure* présente à sa partie moyenne une gouttière oblique en bas et en dehors, *gouttière de torsion* ou *radiale ;* la *face externe* offre à sa partie moyenne une empreinte rugueuse en forme de V, *empreinte deltoïdienne ;* l'*interne* est lisse. Les *bords* interne et externe sont mousses en haut, tranchants en bas ; l'antérieur est plus saillant à sa partie supérieure.

Extrémité supérieure. — Elle possède 3 renflements : 1° en dedans, la *tête de l'humérus*, sphérique, réunie à l'os par une ligne circulaire, *col anatomique ;* 2° en dehors, la *grosse tubérosité* ou *grand trochanter*, surmonté de 3 facettes, supérieure, moyenne et inférieure, pour des insertions musculaires ; 3° en avant, la *petite tubérosité* ou *petit trochanter*. Les deux tubérosités sont séparées par la *gouttière bicipitale*. La réunion de l'extrémité supérieure et du corps de l'os porte le nom de *col chirurgical*.

Extrémité inférieure. — Sa partie moyenne est occupée par 2 surfaces articulaires, l'une interne, plus étendue, en forme de poulie, *trochlée humérale*, à bord interne plus saillant que l'externe; l'autre externe ou *condyle de l'humérus;* le condyle et le bord externe de la trochlée sont réunis par une petite rainure antéro-postérieure. La trochlée est surmontée en arrière d'une excavation, *fosse olécrânienne*, en avant d'une dépression, *fosse coronoïdienne*. En avant et au-dessus du condyle est la *dépression sus-condylienne*. Aux deux extrémités du diamètre transversal de l'extrémité inférieure sont deux apophyses, l'une interne, très-saillante, *épitrochlée*, l'autre externe, *épicondyle*.

L'humérus s'articule avec 3 os : l'omoplate, le cubitus et le radius.

ARTICLE 3. — OS DE L'AVANT-BRAS.

L'avant-bras se compose de 2 os : l'un interne, le cubitus, l'autre externe, le radius, interceptant un espace espace interosseux. Chacun de ces os présente un corps avec 3 faces et 3 bords et 2 extrémités.

1° CUBITUS.

Placer en haut l'extrémité la plus volumineuse, en avant l'échancrure articulaire qu'elle présente, en dehors la petite facette concave située sur les côtés de l'os, au-dessous de cette échancrure.

Corps. — Sa *face antérieure* est excavée; l'*interne* est convexe; la *postérieure* est divisée par une crête longitudinale en deux parties, l'une externe, déprimée, l'autre interne, plus étroite; une ligne oblique en isole supérieurement une surface triangulaire pour le muscle anconé. Le *bord antérieur* est mousse, le *postérieur* ou *crête du cubitus* saillant, l'*externe* très-mince.

Extrémité supérieure. — Elle a la forme d'un crochet constitué par 2 apophyses, l'une verticale, *olécrâne*, l'autre horizontale, *apophyse coronoïde*, qui circonscrivent une cavité, *grande cavité sigmoïde*, qui s'articule avec la trochlée humérale. Au côté externe de l'apophyse coronoïde se trouve la *petite cavité sigmoïde*, articulée avec le radius.

Extrémité inférieure. — Elle est renflée (*tête du cubitus*), s'articule en bas avec le ligament triangulaire et par son intermédiaire avec le pyramidal, en dehors avec le radius, et présente en dedans une apophyse, *apophyse styloïde*, séparée en arrière de la tête par la gouttière du cubital postérieur.

Le cubitus s'articule avec 3 os : l'humérus, le radius et le pyramidal.

2° RADIUS.

Placer en haut l'extrémité la moins volumineuse, en avant la face concave, en dedans le bord tranchant.

Corps. — Les *faces antérieure* et *postérieure* sont excavées ; l'*externe*, convexe, offre à sa partie moyenne l'*empreinte du rond pronateur*. Les *bords antérieur* et *postérieur* sont mousses, l'*interne* tranchant.

Extrémité supérieure. — Elle se compose de deux parties, la *tête* et le *col*. La partie supérieure de la tête, excavée, *cupule du radius*, s'articule avec le condyle huméral; son pourtour, *bordure articulaire de la tête du radius*, s'articule avec la petite cavité sigmoïde. A la réunion du col et du corps se trouve, en dedans, la *tubérosité bicipitale* dont la partie antérieure est lisse.

Extrémité inférieure. — Volumineuse, a 4 faces et 1 base. La *face antérieure*, excavée, se continue avec la face antérieure de l'os. La *postérieure* présente de dehors en dedans une série de gouttières : 1° la *gouttière des deux radiaux*, subdivisée elle-même en deux ; 2° la *gouttière du long extenseur du pouce*, oblique ; 3° la *gouttière des muscles extenseur commun et extenseur propre de l'index*. La *face interne* s'articule avec la tête du cubitus ; l'*externe* offre l'*apophyse styloïde du radius*, creusée d'une gouttière pour *le long abducteur et le court extenseur* du pouce. La *base* s'articule en dehors avec le scaphoïde, en dedans avec le semi-lunaire.

Le radius s'articule avec 4 os : l'humérus, le cubitus, le scaphoïde et le semi-lunaire.

ARTICLE 4. — OS DE LA MAIN.

Les os de la main se composent de 4 segments : le carpe, le métacarpe et les doigts, en tout 27 os.

§ 1. — Carpe.

La carpe se compose de 8 os disposés sur deux rangées de la façon suivante, en allant de dehors en dedans :

1re rangée : scaphoïde, semi-lunaire, pyramidal, pisiforme ;

2e rangée : trapèze, trapézoïde, grand os, os crochu.

Chacun de ces os, plus ou moins cuboïdes, présente 6 faces. Sauf le pisiforme situé hors rang, ils sont placés côte à côte et se correspondent par des faces latérales articulaires ; les faces antérieures et postérieures, les faces extrêmes de chaque rangée ne sont pas articulaires. Ces os, par leur réunion, constituent un massif osseux, creusé en gouttière en avant, dont le sommet arrondi correspond à l'avant-bras, la base au métacarpe. La gouttière du carpe est limitée par 4 apophyses, 2 internes appartenant au pisiforme et à l'os crochu ; 2 externes, au scaphoïde et au trapèze.

Os du carpe en particulier.

A. — *Première rangée.*

1° SCAPHOÏDE.

Placer en bas sa facette concave, en dehors l'apophyse pointue, en arrière la gouttière transversale qui sépare deux facettes articulaires.

Face antérieure, triangulaire ; ***postérieure***, réduite à une gouttière transversale ; ***supérieure***, convexe, articulée avec le radius ; ***inférieure***, concave et verticale en dedans et articulée avec le grand os, convexe en dehors et articulée avec le trapézoïde et le trapèze ; ***face interne***, articulée avec le semi-lunaire ; ***externe***, formée par une apophyse, ***apophyse du scaphoïde***.

Il s'articule avec 5 os : le radius, le semi-lunaire, le grand os, le trapézoïde et le trapèze.

2° SEMI-LUNAIRE.

Placer en haut sa facette convexe, en avant la face non articulaire la plus large, en dehors l'angle inférieur aigu qui réunit la face inférieure à une des faces latérales.

Faces antérieure et ***postérieure***, rien de particulier ; ***supérieure***, convexe, articulée avec le radius ; ***inférieure***, concave, avec le grand os et l'os crochu ; ***faces latérales***, planes, articulées avec le scaphoïde et le pyramidal.

Il s'articule avec 5 os : le radius, le scaphoïde, le pyramidal, le grand os et l'os crochu.

3° PYRAMIDAL.

Placer en dedans le sommet de la pyramide, en haut la facette convexe, en avant la petite facette circulaire.

Face antérieure, facette circulaire pour le pisiforme; *face postérieure*, rugueuse; *face supérieure*, séparée du cubitus par le ligament triangulaire; *inférieure*, articulée avec l'os crochu; *externe*, avec le semi-lunaire; *interne*, mousse.

Il s'articule avec 4 os : le semi-lunaire, le pisiforme, l'os crochu et le cubitus.

4° PISIFORME.

Tourner en arrière la facette articulaire, en haut la gouttière que présente l'os, en dedans la saillie pointue et rugueuse.

Il a la forme d'un ovoïde et présente en arrière une facette articulée avec le pyramidal.

Il s'articule avec le pyramidal.

B. — *Deuxième rangée.*

1° TRAPÈZE.

Placer en avant la face pourvue d'une crête saillante, en bas et en dehors la facette articulaire en forme de selle, convexe dans un sens, concave dans l'autre.

La *face antérieure* est creusée d'une *gouttière* pour le grand palmaire; *face postérieure*, rugueuse; *face supérieure*, concave, articulée avec le scaphoïde; *face inférieure*, divisée en deux facettes, l'externe, plus large, pour le 1er métacarpien, l'interne, ovale, pour le 2e; *face externe*, rugueuse; *face interne*, articulée avec le trapézoïde.

Il s'articule avec 4 os : le scaphoïde, le trapézoïde et les deux premiers métacarpiens.

2° TRAPÉZOÏDE.

Placer en arrière la face convexe non articulaire la plus large, en bas la facette divisée en deux parties par une crête mousse, en dehors celle des demi-facettes qui est convexe.

Face antérieure, très-petite ; *postérieure*, large ; *supérieure,* concave, articulée avec le scaphoïde ; *inférieure,* saillante, articulée avec le 2e métacarpien ; *externe,* avec le trapèze ; *interne,* avec le grand os.

Il s'articule avec 4 os : le scaphoïde, le trapèze, le grand os et le 2e métacarpien.

3° GRAND OS.

Placer en haut son extrémité arrondie ou tête, en arrière la partie la plus large de sa base, en dedans sa facette articulaire un peu concave.

Composé d'un *corps* et d'une *tête. Faces antérieure* et *postérieure,* rugueuses ; *face inférieure* séparée en trois facettes : une externe pour le 2e métacarpien ; une moyenne, large, pour le 3e ; une interne, très-étroite, pour le 4e ; *face supérieure,* convexe, articulée avec le semi-lunaire ; *externe,* avec le scaphoïde et le trapézoïde ; *interne,* avec l'os crochu.

Il s'articule avec 7 os : le scaphoïde, le semi-lunaire, l'os crochu, le trapézoïde et les 2e, 3e et 4e métacarpiens.

4° OS CROCHU OU UNCIFORME.

Placer l'os de façon que son crochet soit placé à la partie inférieure, qu'il soit dirigé en avant, et que sa concavité regarde en dehors.

La *face antérieure,* triangulaire, présente une apophyse en crochet, *apophyse unciforme ; face postérieure,* rien à noter; *face supérieure*, oblique, articulée avec le semi-lunaire et le pyramidal; *face inférieure*, avec le 4e et le 5e métacarpien; *face externe*, articulée avec le grand os; *face interne*, réduite à un simple bord.

Il s'articule avec 5 os : le pyramidal, le semi-lunaire, le grand os et les 4e et 5e métacarpiens.

§ 2. — Métacarpe.

Placer en bas l'extrémité arrondie ou tête, en avant la partie concave de l'os. — Caractères distinctifs. — 1er métacarpien, *court, volumineux ; placer en dehors le bord le plus mince.* — 2e métacarpien, *base profondément échancrée ; en tourner en dehors le tubercule saillant triangulaire.* — 3e métacarpien, *se distingue du second parce qu'il a des facettes articulaires sur les deux faces latérales de sa base, du 4e, par l'apophyse saillante de cette base, apophyse qui doit être tournée en dehors.* — 4e métacarpien, *sa base n'a pas d'apophyse saillante; placer du côté externe l'empreinte rugueuse qui existe sur la face supérieure de cette base.* — 5e métacarpien, *une seule facette latérale articulaire d'un côté de la base; tourner cette face en dehors.*

Le métacarpe se compose de 5 os, appelés de dehors en dedans 1er, 2e, 3e, 4e, 5e métacarpiens, interceptant 4 espaces interosseux. Ils ont un corps et deux extrémités.

A. **Caractères communs aux quatre derniers métacarpiens.** — 1° *Corps*, un peu concave du côté palmaire, présente deux faces latérales et une face dorsale triangulaire à base inférieure ;

2° *Base* ou *extrémité supérieure*, plus large en arrière, a des faces antérieure et postérieure rugueuses, une face supérieure articulée avec le carpe, des faces latérales articulées, sauf pour les métacarpiens extrêmes, avec les os voisins;

3° *Téte* ou *condyle* ou *extrémité inférieure*, arrondie, empiétant sur la face palmaire ; faces latérales, rugueuses, déprimées.

B. Caractères distinctifs des métacarpiens. — 1er *métacarpien*. Court, volumineux ; son extrémité supérieure articulée, avec le trapèze, a une surface concave d'avant en arrière, convexe transversalement ; sur son extrémité inférieure sont deux convexités séparées par une gouttière médiane.

2e *métacarpien*. Sa base a 3 facettes carpiennes, une médiane, concave, articulée avec l'angle saillant du trapézoïde, une interne étroite, avec le grand os, une externe, avec le trapèze ; elle a, en outre, 2 facettes latérales articulées avec le 3e métacarpien ; en dehors, sur sa face dorsale, se trouve le tubercule du premier radial externe.

3e *métacarpien*. Sa base a une facette supérieure pour le grand os, 2 facettes latérales externes pour le 2e métacarpien, 2 facettes latérales internes pour le 4e ; en dehors et du côté dorsal est une apophyse saillante, *apophyse styloïde*.

4e *métacarpien*. Sa base a une facette supérieure pour l'os crochu, et en dehors de cette facette une empreinte rugueuse ; une facette latérale interne pour le 5e métacarpien ; 2 facettes latérales externes, une supérieure, indivise, pour le grand os, l'autre inférieure, divisée en deux, pour le 3e métacarpien.

5e *métacarpien*. Sa base a une facette supérieure pour l'os crochu, une facette latérale externe pour le 4e métacarpien, en dedans une tubérosité rugueuse.

§ 3. — Doigts.

Caractères distinctifs des 1re, 2e et 3e phalanges. — 1re phalange, *facette supérieure convexe, poulie inférieure.* — 2e phalange, *l'extrémité supérieure a deux surfaces concaves séparées par une crête mousse antéro-postérieure; poulie inférieure.* — 3e phalange, *extrémité supérieure analogue à celle des deuxièmes; l'extrémité inférieure, pourvue d'un renflement rugueux, n'a pas de facettes articulaires. Pour toutes, tourner en arrière la face convexe.*

Les doigts, sauf le pouce, se composent de 3 phalanges appelées en allant de la racine des doigts vers leur extrémité, 1re, 2e et 3e, ou encore *phalanges, phalangines* et *phalangettes*. Le pouce n'a que 2 phalanges.

1res *phalanges.* Extrémité supérieure creusée d'une cavité articulée avec la tête du métacarpien; extrémité inférieure plus large transversalement, conformée en poulie.

2es *phalanges.* L'extrémité supérieure a 2 facettes concaves séparées par une crête antéro-postérieure; l'extrémité inférieure a une petite poulie.

3es *phalanges.* L'extrémité supérieure ressemble à celle des 2es phalanges; l'extrémité inférieure ou *tubérosité unguéale* est aplatie, rugueuse.

CHAPITRE V. — OS DU MEMBRE INFÉRIEUR.

Le membre inférieur se compose de 4 segments osseux: le bassin, la cuisse, la jambe et le pied.

ARTICLE 1er. — OS DU BASSIN.

Le bassin est formé par la réunion du sacrum, du coccyx (décrits avec le rachis) et des os iliaques.

OS ILIAQUE, OS COXAL, OS INNOMINÉ.

Placer en avant et en bas la partie de l'os percée d'une large ouverture, en dehors celle de ses faces qui présente une cavité hémisphérique, de façon que l'échancrure existant sur le pourtour de cette cavité soit dirigée exactement en bas.

Os pair, large, formé par 2 lames triangulaires au point de réunion desquelles se trouve une cavité, *cavité cotyloïde*. La lame supérieure s'appelle *ilium* ou *ilion*; la lame inférieure est percée d'un trou, *trou obturateur*, *ovale*, ou *sous-pubien*, et constitue un anneau osseux dont la partie antérieure forme le *pubis*, la postérieure l'*ischion*. Cet os a 2 faces, 4 bords et 4 angles.

1° **Faces.** — A. *Face externe* ou *fessière*. — Elle offre, de haut en bas : 1° la *fosse iliaque externe* avec ses *lignes courbes supérieure* et *inférieure* qui se rejoignent en arrière vers le bord postérieur de l'os; 2° la *cavité cotyloïde* ou *acetabulum*, hémisphérique, circonscrite par le rebord ou *sourcil cotyloïdien*, interrompu en bas par l'échancrure cotyloïdienne; cette cavité se divise en deux parties, l'une articulaire, en fer à cheval, l'autre non articulaire, *arrière-fond de la cavité cotyloïde* dans laquelle donne accès l'échancrure cotyloïdienne; 3° le *trou obturateur*, ovale chez l'homme, triangulaire chez la femme, surmonté par la *gouttière obturatrice* ou *sous-pubienne*.

B. *Face interne* ou *pubienne*. — Elle présente : 1° en haut la *fosse iliaque interne*, et en arrière de cette fosse la *tubérosité iliaque* rugueuse, avec sa *facette auriculaire* articulée avec le sacrum; 2° une surface lisse, quadrilatère, formant le fond de la cavité cotyloïde et séparée de la fosse iliaque interne par la *crête du détroit supérieur du bassin*; 3° le trou obturateur.

2° **Bords.** — 1° *Bord supérieur* ou *crête iliaque*, en *S*, épais, aboutit en avant et en arrière à 2 saillies, *épines iliaques antérieure* et *postérieure*. 2° *Bord inférieur ;* sa partie antérieure s'articule avec l'os du côté opposé en formant la *symphyse du pubis ;* sa partie postérieure, mince, rejoint la tubérosité de l'ischion. 3° *Bord antérieur*, concave, présente de haut en bas : l'*épine iliaque antérieure et supérieure*, une échancrure, l'*épine iliaque antérieure et inférieure*, la gouttière du psoas, l'*éminence iléo-pectinée*, la *surface pectinéale* limitée en dedans par la *crête pectinéale* et ayant pour sommet l'*épine du pubis*, puis l'*angle du pubis*, angle droit que fait le bord de l'os. 4° *Bord postérieur ;* offre, de haut en bas, l'*épine iliaque postérieure et supérieure*, une échancrure, l'*épine iliaque postérieure et inférieure*, l'*échancrure sciatique* divisée par l'*épine sciatique* en deux échancrures secondaires, enfin la *tubérosité de l'ischion* ou *tubérosité sciatique*.

3° **Angles.** — Les *angles* sont formés, les deux supérieurs par l'épine iliaque antérieure et supérieure et par l'épine iliaque postérieure et supérieure, les deux inférieurs par l'angle du pubis et l'ischion.

Cet os s'articule avec 3 os : le sacrum, le fémur et l'os iliaque du côté opposé.

ARTICLE 2. — OS DE LA CUISSE.

FÉMUR.

Placer en haut l'extrémité coudée de l'os, en dedans la tête hémisphérique, en arrière le bord tranchant.

Le plus long des os du corps ($0^{m},44$ à $0^{m},45$), oblique en bas et en dedans ; possède 1 corps et 2 extrémités.

A. **Corps.** — Il a 3 faces et 3 bords. La *face antérieure* est convexe, l'*interne* excavée; l'*externe* n'a rien de particulier. Les *bords interne* et *externe* sont mousses; le *postérieur*, ou *ligne âpre*, est rugueux, bifurqué aux deux extrémités; la bifurcation inférieure intercepte un espace triangulaire, *espace poplité;* la branche externe de la bifurcation supérieure va aux grand et petit trochanters.

B. **Extrémité supérieure.** — On y trouve : 1° l'extrémité supérieure de l'os ou région trochantérienne; 2° le col du fémur; 3° la tête du fémur..

1° *Région trochantérienne.* — Elle présente 2 tubérosités, l'une, externe et supérieure, plus grosse, *grand trochanter*, l'autre, interne et inférieure, *petit trochanter;* la face interne du grand trochanter est creusée de la *cavité digitale.* Les deux tubérosités sont réunies en arrière par une crête saillante, en avant par une ligne rugueuse.

2° *Col du fémur.* — Il a la forme d'un cône tronqué, aplati d'avant en arrière; son axe fait avec l'axe du corps un angle de 120° à 130°.

3° *Tête du fémur.* — Hémisphérique, creusée vers le milieu de sa surface d'une dépression, *dépression du ligament rond.*

C. **Extrémité inférieure.** — Volumineuse; elle se termine par 2 éminences ou *condyles* articulés avec le tibia; en avant, ils sont réunis par une surface articulée avec la rotule, *surface rotulienne* ou *trochlée fémorale;* ils sont séparés en arrière et en bas par l'*échancrure intercondylienne;* les faces latérales extérieures des condyles, rugueuses, constituent les *tubérosités interne* et *externe* du fémur; l'interne présente le *tubercule du grand adducteur.*

Le fémur s'articule avec 3 os: l'os iliaque, le tibia et la rotule.

ARTICLE 3. — OS DE LA JAMBE.

La jambe se compose de 2 os : le tibia en dedans, le péroné en dehors; on peut y joindre la rotule, quelquefois rangée dans les os sésamoïdes.

1° TIBIA.

Placer en haut l'extrémité la plus volumineuse, en avant le bord tranchant, en dedans la saillie qui déborde l'extrémité inférieure de l'os.

Cet os, le plus volumineux des os de la jambe, présente 1 corps et 2 extrémités.

A. Corps. — Il a 3 faces et 3 bords. La *face externe,* excavée, devient antérieure en bas; l'*interne* est convexe; la *postérieure,* plane, présente en haut une surface triangulaire, *surface poplitée,* limitée par une ligne oblique en bas et en dedans. Les 3 *bords* sont très-accusés; l'antérieur ou *crête du tibia* est en forme d'S; l'externe se bifurque en bas.

B. Extrémité supérieure. — Volumineuse, terminée par un plateau horizontal divisé en trois parties: une médiane, rugueuse, surmontée d'une saillie, *épine du tibia;* deux latérales, excavées, *condyles* ou *cavités glénoïdes* du tibia, articulées avec les condyles du fémur. Ces condyles sont supportés par des renflements ou *tubérosités;* l'externe possède en arrière une petite facette pour le péroné; l'interne est creusé d'une gouttière transversale pour le demi-membraneux. En avant, ces tubérosités sont réunies par une surface plane aboutissant en bas à une saillie, *tubérosité antérieure* du tibia.

C. Extrémité inférieure. — Quadrangulaire, articulée en bas avec l'astragale ; en dedans, elle a une apophyse, *malléole interne*, creusée en arrière d'une gouttière oblique, *gouttière du tibial postérieur*. En dehors, cette extrémité s'articule avec le péroné.

Le tibia s'articule avec 3 os : le fémur, le péroné et l'astragale.

2° PÉRONÉ.

Placer en bas l'extrémité aplatie qui présente une facette verticale ; tourner cette facette en dedans ; placer en avant la concavité de l'os.

Cet os, long, grêle, tordu sur lui-même, a 1 corps et 2 extrémités.

A. **Corps.** — Il a 3 *faces*, dont l'interne est divisée en deux portions par la *crête interosseuse*, et 3 bords tranchants, antérieur, externe et interne.

B. **Extrémité supérieure ou tête.** — Elle a une facette articulée avec le tibia, et, en arrière, une apophyse, *apophyse styloïde* du péroné.

C. **Extrémité inférieure ou malléole externe.** — Elle offre à sa partie interne une facette verticale articulée avec l'astragale, et, en arrière, une dépression rugueuse.

Il s'articule avec 2 os : le tibia et l'astragale.

3° ROTULE.

Placer en bas la pointe, en arrière la face articulaire de l'os, en dedans la facette la moins large.

Cet os, court, triangulaire, a 2 faces, 2 bords, 1 base et 1 sommet.

La *face antérieure* est convexe ; la *postérieure*, articulée avec le fémur, est divisée par une crête mousse verticale en deux moitiés dont l'externe est la plus large.

Les *bords latéraux* sont minces ; la *base* épaisse, le *sommet* en pointe saillante.

Cet os s'articule avec le fémur.

ARTICLE 4. — OS DU PIED.

Le pied se compose de 26 os, divisés en tarse, métatarse et orteils.

§ 1. — TARSE.

Il se compose de 7 os, divisés en 2 rangées ; la première est constituée par 3 os, l'astragale, le calcanéum et le scaphoïde ; la seconde par 4 os, qui sont, de dedans en dehors, les 1er, 2e et 3e cunéiformes et le cuboïde.

1° ASTRAGALE.

Placer en avant la tête arrondie de l'os, en haut sa facette convexe semi-cylindrique, en dehors la facette triangulaire à pointe antérieure saillante.

Os cuboïde, situé entre le calcanéum et les os de la jambe ; présente 6 faces.

La *face supérieure,* convexe d'arrière en avant, plus large en avant, s'articule avec le tibia. La *face externe* a une facette triangulaire, *facette malléolaire externe,* articulée avec le péroné ; son sommet correspond à une apophyse, *apophyse externe de l'astragale.* La *face interne* a la *facette malléolaire interne,* en forme de faux à pointe postérieure et au-dessous des dépressions rugueuses. La *face postérieure* est réduite à une gouttière oblique en bas et en dedans, gouttière du *long fléchisseur du gros orteil.* La *face antérieure,* arrondie, *tête de l'astragale,* s'articule avec le scaphoïde et est séparée du reste de l'os par un étranglement ou *col.* La *face inférieure* a 2 facettes articulées avec le calcanéum, l'une postérieure, concave, l'autre antérieure, convexe, et séparées par une gouttière profonde, *gouttière du sinus du tarse,* dirigée en avant et en dehors.

Cet os s'articule avec 4 os: le tibia, le péroné, le calcanéum et le scaphoïde.

2° CALCANÉUM.

Placer en dedans la face excavée en forme de large gouttière, en haut l'apophyse aplatie qui constitue le bord le plus saillant de cette gouttière, en avant l'extrémité de l'os qui porte des facettes articulaires.

Os allongé, constituant le *talon;* son tiers antérieur a reçu le nom de *grande apophyse* du calcanéum; le reste constitue le *corps* de l'os. Il a 6 faces.

La *face supérieure* est étroite et rugueuse dans son tiers postérieur (*talon*); dans ses deux tiers antérieurs, elle s'articule avec l'astragale par 2 facettes séparées par la *gouttière du sinus du tarse;* la postérieure est convexe; l'antérieure, concave et quelquefois divisée en deux facettes secondaires. La *face inférieure* présente en arrière les deux *tubérosités du talon,* dont l'interne est la plus volumineuse, et en avant une pointe saillante, *tubérosité antérieure du calcanéum.* La *face externe* est rugueuse, verticale, et possède les gouttières des péroniers latéraux séparées par un tubercule. La *face interne,* excavée, est surmontée en avant par une apophyse, *petite apophyse du calcanéum,* qui supporte une facette articulaire pour l'astragale. La *face postérieure* est rugueuse dans sa moitié inférieure. La *face antérieure,* oblique, triangulaire, s'articule avec le cuboïde.

Il s'articule avec 2 os: l'astragale et le cuboïde.

3° SCAPHOÏDE.

Placer en arrière la facette concave, en dedans et en bas l'apophyse saillante de l'extrémité la plus pointue de l'os, en haut la partie de la circonférence la plus régulièrement convexe.

Cet os sépare la tête de l'astragale des cunéiformes. Il a 2 faces et 1 circonférence.

La *face postérieure*, concave, s'articule avec la tête de l'astragale. La *face antérieure*, convexe, possède 3 facettes : une interne, semi-elliptique, pour le 1er cunéiforme ; une moyenne, triangulaire, pour le 2e ; une externe, ovalaire, pour le 3e.

La *circonférence* présente en dedans une saillie, *apophyse du scaphoïde*, et en dehors une facette cuboïdienne, non constante.

Il s'articule avec 5 os : l'astragale, les 3 cunéiformes et le cuboïde.

4° PREMIER CUNÉIFORME OU GRAND CUNÉIFORME.

Placer en haut le tranchant du coin, en tournant en arrière la partie oblique la plus longue du tranchant et en avant sa partie horizontale ; placer en dedans la face convexe dépourvue de facette articulaire.

En forme de coin, il a, comme les autres cunéiformes, 1 base, 1 tranchant, 2 faces latérales, 1 face postérieure ou scaphoïdienne, et 1 face antérieure ou métatarsienne.

La *base*, inférieure, est convexe. Le *tranchant* est divisé en deux parties faisant un angle obtus : une partie antérieure, très-courte ; une partie postérieure, oblique en bas, en arrière et en dedans. La *face latérale interne*, convexe, a une empreinte pour le jambier antérieur. L'*externe* s'articule avec le 2e cunéiforme par une facette en équerre, et un peu en avant, par une facette quadrangulaire avec le 2e métatarsien. La *face antérieure,* convexe, réniforme, s'articule avec le 1er métatarsien, la *postérieure,* concave, avec le scaphoïde.

Il s'articule avec 4 os : le scaphoïde, le 2e cunéiforme, les 1er et 2e métatarsiens.

5° DEUXIÈME OU PETIT CUNÉIFORME.

Placer en haut sa base, en arrière sa facette triangulaire concave, en dehors celle des faces latérales qui ne présente de facette articulaire que dans sa partie postérieure et dont la partie antérieure est rugueuse. Il se distingue du 3e en ce que sa base est presque aussi large que longue.

Sa *base,* tournée en haut, est presque carrée. Sa *face latérale interne* a une facette en équerre articulée avec le 1er cunéiforme ; l'*externe* s'articule avec le 3e cunéiforme par une facette qui n'occupe que sa moitié postérieure. Sa *face postérieure,* concave, s'articule avec la facette médiane du scaphoïde ; l'*antérieure,* avec le 2e métatarsien.

Il s'articule avec 4 os : le 1er et le 2e cunéiforme, le scaphoïde et le 2e métatarsien.

6° TROISIÈME OU MOYEN CUNÉIFORME.

Placer en haut sa base, en dehors le bord convexe de cette base, en arrière la partie de l'os qui supporte les facettes les plus étendues. Il est beaucoup plus long que large.

Sa *base* est tournée en haut. Sa *face latérale interne* est divisée par une gouttière verticale en 2 facettes : l'une postérieure, articulée avec le 2e cunéiforme ; l'autre antérieure, avec le 2e métatarsien. Sa *face latérale externe* a, en arrière, une facette semi-elliptique pour le cuboïde, en avant, une petite facette, non constante, pour le 4e métatarsien. La *face antérieure* s'articule avec le 3e métatarsien, la *postérieure* avec le scaphoïde.

Il s'articule avec 6 os : le scaphoïde, le 2e cunéiforme, le cuboïde et les 2e, 3e et 4e métatarsiens.

7° CUBOÏDE.

Placer en bas la face creusée d'une gouttière profonde, en avant la partie de cette face qui présente cette gouttière, en dedans et en haut la face plane qui offre une facette articulaire à sa partie postérieure et supérieure.

On lui considère ordinairement 6 faces.

La *face dorsale* est rugueuse, inclinée en bas et en dehors. La *face plantaire* présente une crête oblique, *crête* ou *tubérosité du cuboïde*, et en avant une gouttière, *gouttière du long péronier latéral*. La *face postérieure* s'articule avec le calcanéum. La *face antérieure* est divisée par une crête verticale en 2 facettes, une interne pour le 4e métatarsien, l'autre externe pour le 5e. La *face interne*, plane, offre, en arrière et en haut, une facette pour le 3e cunéiforme, et, plus en arrière, une autre facette, non constante, pour le scaphoïde. La *face externe* est réduite à un simple bord.

Il s'articule avec 5 os : le calcanéum, le 3e cunéiforme, les 4e et 5e métatarsiens et, quelquefois, le scaphoïde.

§ 2. — MÉTATARSE.

Pour les 4 derniers métatarsiens, placer en avant la tête arrondie, en bas la concavité de l'os, en dehors l'angle aigu formé par la réunion de la face postérieure avec une des faces latérales de la base ou la partie de cette base qui fait le plus saillie en arrière. Pour le 1er métatarsien, placer en dedans la concavité de la facette tarsienne, en bas la partie la plus saillante de sa base. Le 1er métatarsien se reconnaît à son volume; les 4 derniers à la disposition des facettes latérales de leur base; 2e : 4 facettes sur une des faces latérales; 3e : 2 facettes d'un côté, une seule de l'autre; 4e : une seule facette de chaque côté; 5e : une seule facette latérale d'un seul côté. On voit que le nombre des facettes latérales décroît du 2e au 5e métatarsien.

Le métatarse se compose de 5 os, appelés 1er, 2e ... 5e métatarsiens, en allant du bord interne au bord externe du pied. Ils ont 1 corps et 2 extrémités.

Le *corps* est concave du côté plantaire et présente 3 faces et 3 bords.

L'*extrémité tarsienne* ou *base* a 1 face postérieure, articulée avec le tarse, 2 faces latérales, articulées avec les métatarsiens voisins, et quelquefois avec le tarse, 1 face dorsale large et 1 face plantaire étroite. L'*extrémité antérieure* ou *tête* est plus étendue du côté plantaire, et terminée là par 2 tubercules.

Caractères distinctifs des métatarsiens. — 1° *Premier métatarsien.* — Court, volumineux; sa base a, en arrière une facette réniforme, articulée avec le 1er cunéiforme et terminée en bas par une saillie osseuse, *tubérosité du 1er métatarsien.* Sa *tête* est creusée à sa partie inférieure de 2 gouttières, qui logent 2 os sésamoïdes.

2° *Deuxième métatarsien.* — Sa base a en dedans une seule facette circulaire pour le 1er cunéiforme, en dehors, 4 facettes articulées, les 2 postérieures avec le 3e cunéiforme, les 2 antérieures avec le 3e métatarsien.

3° *Troisième métatarsien.* — Sa base a en dedans 2 facettes articulées avec le 2e métatarsien, en dehors, une seule facette ovalaire pour le 4e.

4° *Quatrième métatarsien.* — Sa base a en dedans une

facette pour le 3e métatarsien, et quelquefois une supplémentaire pour le 3e cunéiforme ; en dehors, elle s'articule avec le 5e métatarsien.

5° *Cinquième métatarsien.* — Sa base a en dedans une facette pour le 4e métatarsien, en dehors, une apophyse saillante, *apophyse styloïde du 5e métatarsien.*

§ 3. — Phalanges.

Analogues à celles des doigts; s'en distinguent, sauf celles du gros orteil dont le volume est énorme, par une sorte d'atrophie qui porte surtout sur le corps des 2es et 3es phalanges.

CHAPITRE VI. — APPAREIL HYOÏDIEN.

OS HYOÏDE.

Placer en arrière sa concavité, en haut le bord qui supporte les 2 petits prolongements ou petites cornes.

Os impair, en forme de fer à cheval, composé de 5 pièces qui restent souvent distinctes, 1 médiane, corps, 2 latérales, grandes cornes, horizontales, 2 supérieures verticales, petites cornes.

Le *corps*, concave en arrière, est convexe en avant et partagé par une saillie cruciale en 4 fossettes ; les 2 extrémités sont soudées aux grandes et aux petites cornes.

Les *grandes cornes*, longues de 0m,03, sont aplaties de haut en bas en dehors et se terminent par une extrémité arrondie et renflée.

Les *petites cornes*, longues de 0m,008, ordinairement mobiles, naissent de la réunion du bord supérieur du corps et des grandes cornes et se dirigent en arrière et un peu en dehors.

ARTHROLOGIE

PREMIÈRE SECTION

DES ARTICULATIONS EN GÉNÉRAL

Les articulations comprennent les *synarthroses,* les *diarthroses* et les *amphiarthroses.*

A. **Diarthroses.** — Les *surfaces articulaires* sont tapissées par un *cartilage articulaire ou d'encroûtement.* A la limite du cartilage s'insère une membrane mince, la *synoviale,* qui va comme un manchon d'un os à l'autre ; cette membrane, constituée par une couche interne épithéliale et une couche externe fibreuse, est renforcée par les ligaments périphériques. Elle contient un liquide alcalin, filant, la *synovie.* La cavité interceptée par la synoviale et les cartilages articulaires constitue la *cavité articulaire ;* à l'état normal, cette cavité est réduite à 0° à cause du contact parfait des surfaces.

Les ligaments des diarthroses se divisent en *périarticulaires* et *interarticulaires.*

Les ligaments périarticulaires comprennent les *capsules fibreuses,* manchons fibreux qui doublent les synoviales, et les *ligaments auxiliaires* (cordons, rubans, etc.).

Les ligaments interarticulaires comprennent les *bourrelets marginaux,* qui occupent seulement les bords de l'articulation (exemple : bourrelet glénoïdien de l'omoplate), et les *ménisques interarticulaires,* qui occupent toute l'étendue de l'articulation et divisent sa cavité en deux chambres (articulation temporo-maxillaire).

B. **Amphiarthroses ou symphyses.** — Les os sont soudés entre eux par une masse fibreuse adhérente aux surfaces articulaires cartilagineuses (exemple : symphyse pubienne).

C. **Synarthroses ou sutures.** — Les os sont immédiatement réunis par une lame de tissu fibreux *improprement appelée cartilage sutural* (exemple : sutures du crâne).

Mécanisme des articulations. — Les sutures ne présentent pas de mouvements. Les diarthroses et les symphyses sont les seules articulations mobiles.

Les mouvements d'un os sur un autre os peuvent se faire de deux façons différentes : par *balancement* et par *glissement.*

Dans le balancement (symphyses et diarthroses peu étendues), il y a une simple inclinaison latérale de l'os mobile sur l'os fixe, et les deux surfaces articulaires s'écartent du côté opposé à l'inclinaison.

Dans le glissement (diarthroses), les surfaces articulaires restent toujours en contact, et pour que ce contact existe, il faut que les deux surfaces articulaires soient exactement concordantes (*articulations concordantes*) ; l'une doit être le moule exact de l'autre. Cependant certaines articulations et en particulier les articulations à ménisque ont des surfaces articulaires qui ne concordent pas (*articulations discordantes*).

Les surfaces articulaires diarthrodiales peuvent être considérées comme dérivant de trois formes géométriques principales, le *plan,* le *cylindre* et la *sphère,* ce qui permet de classer les différents genres de diarthroses.

Aux surfaces planes appartient l'*arthrodie* (exemple : articulations des cunéiformes).

Aux surfaces cylindriques appartiennent la *trochoïde* et la *charnière*. Dans la *trochoïde* ou *ginglyme latéral*, un cylindre osseux plein tourne dans un anneau ostéo-fibreux (exemple : articulation de l'apophyse odontoïde et de l'atlas). Dans la *charnière* ou *ginglyme angulaire*, les surfaces articulaires comprennent des cylindres de rayon différent, et les axes des cylindres sont perpendiculaires à l'os qui les supporte, de sorte que l'os mobile subit dans sa rotation un déplacement angulaire (exemple : articulation du coude). On a divisé les charnières en *trochlées* ou *poulies* (exemple : coude) et en *mortaises* (exemple : *articulation tibio-tarsienne*), mais le mécanisme est le même.

Aux surfaces sphériques appartiennent les *énarthroses*, les *condylarthroses* et les *articulations en selle*. Dans l'*énarthrose*, une sphère osseuse pleine, plus ou moins complète, est reçue dans une cavité sphérique de même rayon (exemple : articulation coxo-fémorale). Dans la *condylarthrose*, les surfaces osseuses présentent, dans un sens, une courbure de grand rayon et, dans l'autre sens, une courbure de petit rayon (exemple : articulation radio-carpienne). Dans les articulations *en selle* ou *par emboîtement réciproque*, la surface de chacun des deux os est convexe dans un sens, concave dans le sens opposé (exemple : articulation du trapèze et du premier métacarpien).

On appelle *axe de rotation* l'axe autour duquel se fait le mouvement d'une articulation. Cet axe traverse toujours l'os qui supporte la surface articulaire convexe. L'arthrodie, la trochoïde, la charnière, n'ont qu'un axe de rotation ; la condylarthrose et l'articulation en selle en ont deux ; l'énarthrose en a une infinité qu'on peut réduire à trois axes principaux.

On appelle *plan de rotation* le plan dans lequel se meut un point moyen pris sur l'os mobile. Il est toujours perpendiculaire à l'axe de rotation.

On appelle *excursion* d'un mouvement l'étendue du mouvement opéré par la surface mobile. Cette excursion se mesure par la distance qui sépare les deux positions extrêmes de l'os mobile.

DEUXIÈME SECTION

DES ARTICULATIONS EN PARTICULIER

PRÉPARATION. — *Choisir un sujet maigre, un peu infiltré, mais vigoureux. Enlever les parties molles, périarticulaires, en conservant les tendons qui s'attachent dans le voisinage. Ruginer les os. Insuffler la synoviale par un tube à robinet introduit à frottement à travers une des surfaces articulaires. Coupes sur des membres congelés. Recherche des axes et des plans de rotation.*

CHAPITRE Ier. — ARTICULATIONS DE LA COLONNE VERTÉBRALE.

PRÉPARATION. — *Pour voir les ligaments jaunes et le grand ligament vertébral postérieur, séparer le rachis en deux parties par un trait de scie vertical passant au niveau des pédicules des vertèbres en arrière des corps.*

ARTICLE Ier. — ARTICULATIONS DES VRAIES VERTÈBRES.

A. Articulation des corps vertébraux. — *Symphyses* : 1 ligament interosseux, 2 ligaments périphériques.

1° *Ligament interosseux ou disque intervertébral.* — Forme de lentille biconvexe. Partie centrale, *noyau du disque*, molle et creusée d'une cavité; partie périphérique, *anneau du disque*, formée de zones concentriques de fibres entre-croisées.

2° *Ligaments périphériques.* — A. *Ligament vertébral commun antérieur;* ruban nacré, étendu de l'occipital au sacrum; ses fibres profondes s'attachent au corps des vertèbres et aux disques; sa partie médiane, plus épaisse, est séparée des parties latérales par des orifices vasculaires. —B. *Ligament vertébral commun postérieur ;* va du trou occipital au sacrum et recouvre la face postérieure des corps vertébraux; forme festonnée due à ce qu'il se rétrécit au niveau des corps et s'élargit au niveau des disques, auxquels il s'insère.

B. Articulation des apophyses articulaires. — *Arthrodies.* Une synoviale renforcée par des fibres ligamenteuses.

C. Articulation des lames. — *Ligaments jaunes;* élastiques, insérés en haut à la face antérieure des lames de la vertèbre supérieure, en bas au bord supérieur des lames de la vertèbre inférieure; complètent la partie postérieure du canal rachidien.

D. Articulation des apophyses épineuses. — A. *Ligament interépineux ;* membrane fibreuse tendue de champ d'une apophyse épineuse à l'autre. — B. *Ligament surépineux;* cordon épais qui passe sur le sommet des apophyses épineuses et sur le bord postérieur du ligament interépineux, et va de la 7e vertèbre cervicale au sacrum. De la 7e vertèbre verticale il se porte à la protubérance occipitale externe, en envoyant des fibres aux apophyses épineuses cervicales, et prend le nom de *ligament de la nuque* ou *ligament cervical postérieur.*

ARTICLE 2. — ARTICULATIONS DES FAUSSES VERTÈBRES.

A. **Articulations coccygiennes.** — Disques intervertébraux et fibres antérieures et postérieures rudimentaires.

B. **Articulation sacro-coccygienne.** — 1° *Disque intervertébral* souvent ossifié. — 2° *Ligaments périphériques.* — a. *Ligament sacro-coccygien antérieur,* dont les fibres superficielles s'entre-croisent en X. — b. *Ligament sacro-coccygien postérieur,* qui ferme en bas le canal sacré. — c. *Ligaments latéraux,* allant des apophyses transverses de la dernière vertèbre sacrée à celles de la première vertèbre coccygienne.

ARTICLE 3. — ARTICULATIONS DE L'ATLAS, DE L'AXIS ET DE L'OCCIPITAL.

PRÉPARATION. — *Enlever la base du crâne avec les 4 premières vertèbres cervicales, en ne laissant de l'occipital que les parties avoisinant les condyles ; détacher l'arc postérieur des vertèbres et la partie postérieure de l'occipital par un trait de scie vertical.*

Ces articulations sont des diarthroses renforcées par des ligaments, ligaments de renforcement.

A. — DIARTHROSES.

A. **Articulations de l'atlas et de l'occipital.** — *Articulation condylienne* double. Surfaces articulaires constituées par les condyles de l'occipital et les facettes articulaires supérieures concaves des masses latérales de l'atlas. Synoviale assez lâche.

B. **Articulations de l'atlas et de l'axis.** — 1° *Articulation de l'atlas et de l'apophyse odontoïde. Trochoïde.* L'apophyse odontoïde est reçue dans un anneau ostéo-fibreux formé en avant par l'arc antérieur de l'atlas (facette ovalaire concave), en arrière et sur les côtés par le *ligament transverse*. Ce ligament s'attache de chaque côté en dedans des masses latérales de l'atlas; sa face antérieure, concave, encroûtée de cartilage, se moule sur la face postérieure de la dent; de ses 2 bords, supérieur et inférieur, partent 2 branches qui vont au bord antérieur du trou occipital et à la face postérieure de l'axis, d'où le nom de *ligament croisé*. 2 synoviales, l'une entre l'atlas et la dent, l'autre entre la dent et le ligament transverse. — 2° *Articulation atloïdo-axoïdienne*. Arthrodie à surfaces discordantes Surfaces articulaires : facettes inférieures des masses latérales de l'atlas et facettes articulaires supérieures de l'axis. Synoviale très-lâche.

B. — ARTICULATIONS A DISTANCE OU LIGAMENTS DE RENFORCEMENT.

A. **Ligaments odontoïdiens.** — 3, 2 latéraux, 1 médian. — 1° *Ligaments odontoïdiens latéraux ;* vont du sommet de la dent à la partie interne des condyles de l'occipital. — 2° *Ligament odontoïdien moyen ou ligament suspenseur de la dent;* va du sommet de la dent au bord antérieur du trou occipital.

B. **Ligaments occipito-atloïdiens.** — Vont de l'arc antérieur et de l'arc postérieur de l'atlas aux bords du trou occipital. L'antérieur se confond avec le ligament vertébral commun antérieur.

C. **Ligaments atloïdo-axoïdiens.** — Vont des arcs antérieur et postérieur de l'atlas au corps et à l'arc postérieur de l'axis.

D. **Ligaments occipito-axoïdiens.** — Vont du bord antérieur du trou occipital à la partie postérieure du corps de l'axis; couverts par le ligament vertébral commun postérieur; le faisceau médian constitue la branche supérieure du ligament croisé; les faisceaux latéraux vont au corps de l'axis.

ARTICLE 4. — DE LA COLONNE VERTÉBRALE EN GÉNÉRAL.

Direction verticale. — *Courbures.* 4 courbures antéro-postérieures; 2 convexes en avant, cervicale et lombaire; 2 concaves en avant, dorsale et sacrée. La transition d'une courbure à l'autre est graduée, sauf à la réunion de la 5ᵉ vertèbre lombaire et du sacrum (*promontoire*). Points culminants des courbures : 4ᵉ cervicale, 7ᵉ dorsale, 3ᵉ lombaire, 4ᵉ sacrée. A peine marquées chez le nouveau-né. Courbure latérale, à concavité gauche, au niveau des 3ᵉ, 4ᵉ et 5ᵉ dorsales. *Dimensions :* longueur, $0^m,75$; hauteur, $0^m,67$ (cou, $0^m,108$; dos, $0^m,27$; lombes, $0^m,168$; sacrum et coccyx, $0^m,124$); milieu de la hauteur totale : 11ᵉ vertèbre dorsale. Les disques forment le quart de la longueur du rachis.

Description.— *Configuration extérieure :* 1° *En avant,* colonne noueuse, élargie de l'atlas au sacrum. 2° *Faces latérales :* présentent, d'avant en arrière, les faces latérales des corps, les trous de conjugaison, la série des apophyses transverses. 3° *Face postérieure :* série des apophyses épineuses séparant les gouttières vertébrales, plus larges au cou et aux lombes.

Canal vertébral. — Triangulaire au cou et aux lombes, arrondi au dos, il a au sacrum la forme d'un croissant à concavité antérieure. Plus étroit au dos. A l'état sec, en arrière, il présente des fentes transversales divisées par les apophyses articulaires en trois ouvertures secondaires, deux latérales, *trous de conjugaison,* une médiane, *fissure intervertébrale.*

Mécanisme du rachis. — Son élasticité et sa mobilité dépendent de la hauteur relative des disques. — *Équilibre du rachis.* Le poids des viscères tend continuellement à l'entraîner en avant; cette tendance est combattue par les ligaments jaunes, qui rapprochent les lames, et par les disques intervertébraux, qui écartent les corps les uns des autres.

Mouvements du rachis. — Flexion et extension; surtout dans la région cervicale. Inclinaison latérale. Torsion ou rotation.

Mouvements de la tête; mécanisme des articulations de l'atlas, de l'axis et de l'occipital. — 1° *Mouvement de rotation:* se passe dans l'articulation atloïdo-axoïdienne; dans ce mouvement l'atlas s'abaisse un peu. 2° *Mouvement de flexion et d'extension:* se passe dans l'articulation occipito-atloïdienne. 3° *Mouvement d'inclinaison latérale:* se passe dans la même articulation.

CHAPITRE II. — ARTICULATIONS DU CRANE.

1° SUTURES DU CRANE.

Les surfaces osseuses en contact sont réunies par une substance fibreuse (*cartilage sutural*) et renforcées par le périoste qui va d'un os sur l'autre.

2° ARTICULATION TEMPORO-MAXILLAIRE.

Articulation *condylienne* à ménisque interarticulaire.

Surfaces articulaires. — 1° Condyle du maxillaire inférieur, à grand axe transversal; 2° *partie antérieure de la cavité glénoïde* et convexité de la *racine transverse* de l'apophyse zygomatique; 3° entre les deux surfaces, *ménisque* biconcave, quelquefois percé d'un trou.

Synoviales. — Deux synoviales distinctes, l'une plus lâche, entre le ménisque et la cavité glénoïde et la racine transverse, l'autre entre lui et le condyle.

Ligaments. — 1° *Ligament latéral externe*, fort; va du tubercule externe de l'apophyse zygomatique à la partie externe du col du condyle. 2° *Ligament latéral interne* ou *sphéno-maxillaire*; va de l'épine du sphénoïde à l'épine du canal dentaire. 3° *Ligament stylo-maxillaire*; va de l'apophyse styloïde à l'angle de la mâchoire.

Mécanisme. — Il y a en réalité, pour chaque côté, deux articulations, une supérieure (ménisque et racine transverse), une inférieure (ménisque et condyle). Dans la supérieure, le ménisque se meut avec le condyle; dans l'inférieure, le condyle seul se meut, le ménisque restant immobile.

Les mouvements de totalité de la mâchoire sont de trois espèces :

1° *Abaissement et élévation.* — Dans l'abaissement, il y a deux mouvements distincts : le condyle et le ménisque se portent en avant sous la racine transverse en même temps que le condyle tourne autour de son axe dans l'articulation inférieure, de façon à abaisser la partie antérieure de la mâchoire (on sent sur soi-même ce déplacement du condyle). C'est l'inverse dans l'élévation.

2° *Mouvements en avant et en arrière.* — Le mouvement se passe exclusivement dans l'articulation supérieure. Le condyle et le ménisque viennent se placer sous la racine transverse.

3° *Mouvement de latéralité ou de diduction.* — Un des condyles sort de la cavité glénoïde et se place sous la racine transverse, l'autre restant dans sa cavité et servant de pivot; il en résulte un frottement des molaires supérieures contre les inférieures.

3° LIGAMENT DE L'OS HYOÏDE.

Un ligament *stylo-hyoïdien* rattache les petites cornes à l'apophyse styloïde.

CHAPITRE III. — ARTICULATIONS DU THORAX.

§ 1. — ARTICULATIONS DU STERNUM.

Ordinairement, même chez l'adulte, les trois pièces du sternum ne sont pas soudées et sont réunies par des symphyses.

§ 2. — CARTILAGES COSTAUX.

Ils ont la forme générale des côtes, qu'ils prolongent jusqu'au sternum. Les 7 premiers s'articulent avec les 7 facettes latérales des bords du sternum; les 3 suivants avec les bords inférieurs des cartilages sus-jacents; les 2 derniers sont libres dans la paroi abdominale. Leur longueur augmente du 1er au 7e, puis diminue.

§ 3. — ARTICULATIONS DES DIVERSES PIÈCES DU THORAX.

1° ARTICULATIONS COSTO-VERTÉBRALES.

PRÉPARATION. — *Enlever la colonne vertébrale thoracique avec la partie avoisinante des côtes et préparer les ligaments d'après les règles générales déjà indiquées. Pour voir le ligament interosseux costo-vertébral, sa continuité avec le disque intrevertébral et les 2 synoviales distinctes, enlever par un trait de scie transversal et vertical toute la partie antérieure saillante de la tête de la côte. Pour voir le ligament cervico-transversaire inférieur, situé entre le col de la côte et l'apophyse transverse, faire une coupe horizontale du col de la côte et de l'apophyse transverse.*

Les côtes s'articulent avec les vertèbres par leur tête (*articulation costo-vertébrale proprement dite*), et par leur tubérosité (*articulation costo-transversaire*); enfin des ligaments *cervico-transversaires* rattachent le col de la côte à l'apophyse transverse.

A. *Articulations costo-vertébrales. Arthrodies.*— L'angle saillant et les deux facettes de la tête de la côte sont reçues dans une cavité formée par les demi-facettes des corps vertébraux et le disque intervertébral; un *ligament interarticulaire*, allant de l'angle saillant au disque, sépare l'articulation en deux, *ayant chacune leur synoviale*. Un *ligament costo-vertébral antérieur* ou *rayonné*, renforce l'articulation et va de la tête de la côte au corps des 2 vertèbres.

Les 1re, 11e et 12e côtes, articulées avec une seule vertèbre, n'ont pas de ligament interarticulaire et n'ont qu'une synoviale.

B. *Articulation costo-transversaire. Énarthroses rudimentaires.* — Surfaces articulaires : facettes concaves des apophyses transverses; facettes convexes des tubérosités des côtes. Synoviale lâche. *Ligament costo-transversaire,* épais, allant obliquement du sommet de l'apophyse transverse à la partie externe de la tubérosité. Les 11e et 12e côtes n'en ont pas.

C. *Ligaments cervico-transversaires.* — Au nombre de deux : 1° *Ligament cervico-transversaire supérieur* (1);

(1) Ligament transverso-costal supérieur de Cruveilhier, costo-transversaire inférieur de Bichat.

va du col de la côte à l'apophyse transverse de la vertèbre supérieure; divisé en 2 faisceaux, le faisceau externe oblique en haut et en dehors, forme le bord externe de l'ouverture où passe le nerf intercostal; le faisceau interne, oblique en sens inverse, est situé en arrière du précédent, dont le sépare la branche dorsale du nerf intercostal. 2° *Ligament cervico-transversaire inférieur* (¹), remplit, avec de la graisse, l'espace existant entre la face postérieure du col de la côte et l'apophyse transverse de la vertèbre inférieure.

Un ligament *lombo-costal*, partant de la 12ᵉ côte, se confond avec le ligament iléo-lombaire.

2° ARTICULATIONS CHONDRO-COSTALES.

L'extrémité externe convexe du cartilage est reçue dans la facette concave de l'extrémité antérieure de la côte; le périoste complète l'union.

3° ARTICULATIONS DES CARTILAGES COSTAUX ENTRE EUX.

Elles existent pour les cartilages qui n'arrivent pas jusqu'au sternum, sauf les 11ᵉ et 12ᵉ, et pour les 5ᵉ, 6ᵉ et 7ᵉ; le périchondre sert de ligament.

4° ARTICULATIONS CHONDRO-STERNALES.

Le 1ᵉʳ cartilage est soudé au sternum. Pour le 2ᵉ et le 7ᵉ, qui correspondent aux symphyses sternales, l'articulation est double; il y en a une seule pour les autres. Des *ligaments rayonnés antérieurs et postérieurs* renforcent ces articulations.

(¹) Ligament interosseux transverso-costal de Cruveilhier, costo-transversaire moyen de Bichat.

Un *ligament costo-xiphoïdien* va des 6e et 7e cartilages à l'appendice xiphoïde.

§ 4. — Thorax en général.

Le thorax présente 4 parois, 2 ouvertures et les espaces intercostaux.

La *paroi antérieure*, inclinée de 70°, est formée par le sternum, les cartilages costaux et l'extrémité antérieure des côtes. La *paroi postérieure* est constituée par les vertèbres dorsales et les côtes, jusqu'à l'angle des côtes. Les *parois latérales*, convexes, sont formées uniquement par les côtes.

L'*ouverture supérieure* est constituée par la 1re vertèbre dorsale, la 1re côte et le bord supérieur du sternum; elle est dans un plan oblique en bas et en avant. L'*inférieure* est formée par la 12e vertèbre dorsale, la 12e côte, les cartilages des fausses côtes et de la 7e côte et l'appendice xiphoïde.

Les *espaces intercostaux*, au nombre de 11 de chaque côté, ont une longueur correspondante à celle des arcs costaux qui les interceptent; leur largeur augmente d'arrière en avant jusqu'à l'articulation chondro-costale, puis diminue.

Pour les *dimensions*, voir *Nouveaux Éléments d'anatomie*, 2e édition, page 158.

Mécanisme du thorax. — La *position d'équilibre* du thorax correspond à l'état de l'expiration ordinaire non forcée. Le passage de cette position à une augmentation de capacité (inspiration) ou à une diminution (expiration forcée) se fait par les mouvements des côtes dans leurs articulations vertébrales.

Les mouvements articulaires des côtes ont pour résultat : 1° les variations du diamètre antéro-postérieur du thorax; 2° celles des diamètres transverses.

1° *Augmentation du diamètre antéro-postérieur.* — Elle se fait par l'élévation de l'extrémité antérieure de la côte; celle-ci tourne autour d'un axe de rotation passant par la tête de la côte et la tubérosité; le bout sternal de la côte tend à s'écarter en même temps du plan médian du corps, mais il est retenu par ses attaches au sternum. Le sternum suit le mouvement d'ascension du bout sternal de la côte, et ce mouvement est plus prononcé pour son extrémité inférieure (*bascule du sternum*).

2° *Augmentation des diamètres transversaux.* — Le point culminant de la côte s'écarte du plan médian du corps; le mouvement se fait autour d'un axe de rotation antéro-postérieur passant par l'articulation chondro-sternale et par le col de la côte.

La diminution des diamètres du thorax se fait par un mécanisme inverse.

CHAPITRE IV. — ARTICULATIONS DU MEMBRE SUPÉRIEUR.

ARTICLE 1er. — ARTICULATIONS DE L'ÉPAULE.

§ 1. — ARTICULATIONS DE LA CLAVICULE.

1° ARTICULATION STERNO-CLAVICULAIRE.

Articulation à ménisque. — *Surfaces articulaires.* Facette sternale concave transversalement; facette claviculaire plus étendue, concave en dedans et en haut, convexe en dehors et en bas. *Ménisque* épais en dedans, plus adhérent à la clavicule, qu'il suit dans ses mouvements. 2 *synoviales,* la supérieure se prolonge entre la clavicule et la face supérieure du 1er cartilage costal.

Ligaments. — 1° *Ligament interclaviculaire,* allant d'une clavicule à l'autre sur le bord supérieur du sternum; 2° *ligament costo-claviculaire,* va du premier cartilage costal à la clavicule.

2° ARTICULATION ACROMIO-CLAVICULAIRE.

Arthrodie. — *Surfaces articulaires ;* facettes ovalaires. *Ménisque* incomplet. *Synoviale* ordinairement simple, renforcée par des faisceaux fibreux (ligament supérieur).

3° LIGAMENTS CORACO-CLAVICULAIRES.

Au nombre de 2, forment une bourse triangulaire, large en haut, ouverte en avant et en dedans : 1° *Ligament trapézoïde* ou *antérieur,* va de la base de l'apophyse coracoïde à la face inférieure de la clavicule. 2° *Ligament conoïde* ou *postérieur,* triangulaire, va du bord interne de l'apophyse coracoïde près de sa base au bord postérieur et à la face inférieure de la clavicule.

Mécanisme.— 1° *Articulation sterno-claviculaire.* Deux espèces de mouvements : *a*) abaissement et élévation ; *b*) mouvements en avant et en arrière. 2° *Articulation omo-claviculaire.* Mouvement de sonnette autour d'un axe passant par les articulations acromio- et coraco-claviculaires ; l'angle externe et supérieur de l'omoplate (moignon de l'épaule) se trouve ainsi abaissé ou élevé.

§ 2. — ARTICULATION SCAPULO-HUMÉRALE.

PRÉPARATION. — *Enlever le deltoïde ; disséquer les tendons des muscles qui s'insèrent au grand et au petit trochanter ; redoubler d'attention au niveau du tendon du sous-scapulaire où se trouve le prolongement sous-scapulaire de la synoviale, et à la partie inférieure de la capsule, là où s'engage le tendon du biceps.*

Énarthrose. — *Surfaces articulaires :* 1° Tête de l'humérus; sphérique; un tiers de sphère de 0^{m},025 de rayon; 2° cavité glénoïde; ovoïde, à grosse extrémité tournée en bas; son étendue est le tiers de celle de la tête; sur son pourtour, bourrelet fibreux glénoïdien. Complétée en haut et en arrière par la *voûte acromio-coracoïdienne,* formée par l'acromion, l'apophyse coracoïde et le *ligament acromio-coracoïdien* qui va du sommet de l'acromion au bord externe et postérieur de l'apophyse coracoïde.

Capsule fibreuse; lâche, s'insère au col anatomique et au pourtour de la cavité glénoïde; elle est renforcée par le *ligament coraco-huméral,* qui va du bord externe de l'apophyse coracoïde à la capsule. *Synoviale;* présente deux prolongements, l'un entre le tendon du sous-scapulaire et la concavité de l'apophyse coracoïde, l'autre qui entoure le tendon du biceps. Le tendon de la longue portion du biceps représente un vrai ligament interarticulaire. Les tendons des muscles sous-scapulaires en avant, sus- et sous-épineux en arrière, renforcent aussi la capsule.

Mécanisme. — Il y a trois mouvements principaux: 1° *Adduction et abduction.* L'humérus se meut dans un plan tangent à la face postérieure du thorax; l'adduction est limitée par la tension du ligament coraco-huméral, l'abduction par la rencontre de la grosse tubérosité et du bord supérieur de la cavité glénoïde. 2° *Rotation;* elle se fait autour d'un axe passant par le centre de la tête humérale et le centre du condyle de l'extrémité inférieure de l'humérus. 3° *Mouvement en avant et en arrière.* Si le bras est pendant, l'humérus se meut dans un plan dirigé en avant et un peu en dedans; s'il a été préalablement placé dans l'abduction, il se meut dans un plan horizontal. Le contact de la tête avec la cavité est maintenu par la pression atmosphérique aidée par la tension musculaire.

ARTICLE 2. — ARTICULATIONS DE L'AVANT-BRAS.

1° ARTICULATION RADIO-CUBITALE SUPÉRIEURE.

Trochoïde. — *Surfaces articulaires* : 1° Rebord annulaire de la tête du radius ; 2° anneau ostéo-fibreux constitué par la petite cavité sigmoïde du cubitus et le *ligament annulaire* qui s'insère aux deux extrémités de cette cavité et embrasse le col du radius. La *synoviale* est un prolongement de celle du coude.

2° ARTICULATION RADIO-CUBITALE INFÉRIEURE.

Surfaces articulaires. — 1° Tête du cubitus; 2° petite cavité sigmoïde du radius et face supérieure concave du *ligament triangulaire* ; celui-ci s'attache par sa base à l'angle que fait la facette cubitale avec la facette carpienne du radius, par son sommet à l'apophyse styloïde du cubitus; il sépare le cubitus du pyramidal. *Synoviale* distincte de la synoviale radio-carpienne. *Capsule fibreuse* assez forte.

3° MEMBRANE INTEROSSEUSE.

Insérée aux bords interosseux des 2 os de l'avant-bras ; à fibres obliques en bas et en dedans, sauf pour le faisceau supérieur distinct ou *ligament de Weitbrecht*.

ARTICLE 3. — ARTICULATIONS DU COUDE.

PRÉPARATION. — *Éviter d'ouvrir la synoviale, qui est très-mince en arrière et en dehors au niveau de l'anconé. Faire deux coupes verticales et antéro-postérieures, l'une par le milieu de la trochlée et de la grande cavité sigmoïde, l'autre séparant le condyle de la trochlée; en renversant en dehors le fragment externe de l'humérus, on voit la continuation du ligament latéral externe avec le ligament annulaire.*

Charnière. — *Surfaces articulaires ; en dedans :* 1° Trochlée humérale, dont le bord interne descend plus bas que l'externe ; 2° grande cavité sigmoïde du cubitus. *En dehors :* 1° Condyle de l'humérus, plus étendu en avant qu'en arrière et réuni au bord radial de la trochlée par une surface étroite ; 2° cupule du radius avec sa bordure articulaire.

Synoviale. — *Insertions :* Sur l'humérus, elle cerne les fosses olécranienne et coronoïdienne ; sur le cubitus, elle s'insère à la limite du cartilage ; sur le radius, à la partie supérieure du col. *Prolongements :* Cul-de-sac olécranien, entre l'humérus et le triceps ; cul-de-sac antérieur ou sus-coronoïdien ; cul-de-sac sus-condylien ; cul-de-sac annulaire autour du col du radius et au-dessous du ligament annulaire.

Ligaments. — 1° *Ligament latéral interne,* en éventail, va de la partie postérieure et inférieure de l'épitrochlée au bord interne de l'olécrane et de l'apophyse coronoïde. 2° *Ligament latéral externe,* confondu en partie avec les insertions du court supinateur et des muscles épicondyliens ; il part de l'épicondyle et se jette sur le ligament annulaire, avec lequel il se confond *sans s'insérer au radius.* 3° *Faisceaux de renforcement ;* en avant, fibres verticales et obliques ; en arrière, fibres arciformes.

Mécanisme des articulations du coude et de l'avant-bras. — 1° *Articulation du coude ;* flexion et extension ; arrêtées par la rencontre des os ; excursion, 140°. 2° *Mouvements du radius sur le cubitus ; pronation et supination ;* le radius est le seul mobile et tourne autour d'un axe qui passe par les centres de la tête du radius et de la tête du cubitus, et, prolongé, joint le centre de la tête humérale. Dans la supination, le bras étant pendant le long du corps, la face palmaire de la main est tournée en avant; le radius est parallèle au cubitus; dans la pronation, cette face palmaire est tournée en arrière et le radius croise le cubitus en avant. Les trois articulations huméro-radiale et radio-cubitales supérieure et inférieure participent à ces mouvements.

ARTICLE 4. — ARTICULATIONS DE LA MAIN.

PRÉPARATION. — *Faire deux sortes de préparations; dans les unes disséquer les ligaments; dans les autres préparer et injecter les synoviales.*

§ 1. — ARTICULATIONS DE LA RACINE DE LA MAIN.

Elles comprennent 5 articulations distinctes dont les ligaments périphériques sont en partie communs. On décrira donc d'abord chacune de ces articulations avec leurs surfaces articulaires, leurs synoviales et leurs ligaments interosseux, puis l'appareil ligamenteux périphérique.

1° ARTICULATION RADIO-CARPIENNE.

Articulation condylienne composée. — *Surfaces articulaires :* 1° Cavité formée par la facette inférieure du radius et le ligament triangulaire; 2° condyle formé par le scaphoïde, le semi-lunaire et le pyramidal, et complété par deux *ligaments interosseux* réunissant les facettes articulaires de ces 3 os. *Synoviale* ordinairement distincte.

2° ARTICULATION CARPO-CARPIENNE.

Surface articulaire : 1° Face inférieure des os de la première rangée, sauf le pisiforme; convexe en dehors (scaphoïde), concave au milieu et en dedans (scaphoïde, semi-lunaire et pyramidal); 2° face supérieure des os de la deuxième rangée ; concave en dehors (trapèze et trapézoïde), convexe en dedans (tête du grand os et os crochu). Deux *ligaments interosseux* vont du trapézoïde au grand os et du grand os à l'os crochu. *Synoviale* communiquant, entre le trapèze et le trapézoïde, avec la synoviale carpo-métacarpienne.

3° ARTICULATION DU PYRAMIDAL ET DU PISIFORME.

Surface articulaire : 1° Facette convexe du pyramidal; 2° facette concave du pisiforme. *Synoviale* distincte.

4° ARTICULATION CARPO-MÉTACARPIENNE.

Surface articulaire : 1° Face inférieure du trapézoïde, du grand os et de l'os crochu, et facette latérale interne du trapèze ; 2° face supérieure des 4 derniers métacarpiens. *Interligne articulaire,* en allant de dehors en dedans : 1° mortaise en forme de M, constituée par le trapèze, le trapézoïde et l'os crochu et recevant le 2e métacarpien ; 2° un V ouvert en haut, dont la branche externe, très-longue, s'articule avec le 3e métacarpien, l'interne, très-courte, avec le 4e ; 3° un V ouvert en haut, formé par l'os crochu et articulé avec le 4e et le 5e métacarpien. *Ligament interosseux ;* va des faces interne du grand os et externe de l'os crochu aux faces interne du 3e et externe du 4e métacarpien. 2 *synoviales,* séparées par le ligament interosseux : 1° une pour le 4e et le 5e métacarpien ; 2° une pour le 2e et le 3e ; communique avec la synoviale du carpe.

5° ARTICULATION TRAPÉZO-MÉTACARPIENNE.

Articulation en selle. — *Surfaces articulaires :* 1° Face inférieure du trapèze, concave de dedans en dehors, convexe d'avant en arrière; 2° facette du 1er métacarpien, concave et convexe en sens inverse. *Synoviale* distincte, lâche.

6° LIGAMENTS DES ARTICULATIONS DE LA RACINE DE LA MAIN.

Plus résistants du côté palmaire et sur le bord radial.

A. *Superficiels.* — 1°. *En arrière,* faisceaux obliques allant du radius au pyramidal et du pyramidal au scaphoïde; 2° *en avant,* faisceaux rayonnés partant du grand os comme centre; *ligament radio-carpien* allant de l'apophyse styloïde du radius au pyramidal; *ligament annulaire antérieur du carpe,* bandelette attachée en dedans au pisiforme et au crochet de l'unciforme, en dehors au scaphoïde et au trapèze, et convertissant en canal la gouttière du carpe; 3° *en dehors, ligament latéral externe* allant de l'apophyse styloïde du radius au scaphoïde et du scaphoïde au trapèze; 4° *en dedans, ligament latéral interne,* allant de l'apophyse styloïde du cubitus au pyramidal et du pyramidal à l'os crochu. Sur ce bord cubital le pisiforme est maintenu par 2 ligaments, un *ligament pisi-unciformien,* qui va au crochet de l'os crochu, et un *ligament pisi-métacarpien,* qui va au 5e métacarpien.

B. *Profonds.* — Faisceaux courts (ligaments intercarpiens, carpo-métacarpiens, intermétacarpiens, dorsaux et palmaires) allant d'un os aux os voisins.

§ 2. — ARTICULATIONS MÉTACARPO-PHALANGIENNES.

Énarthroses. — *Surfaces articulaires :* 1° Tête du métacarpien; 2° cavité formée par l'extrémité supérieure de la 1re phalange et complétée en avant par un *ligament glénoïdien*. Les ligaments glénoïdiens des 4 derniers doigts sont réunis par une bandelette transversale, *ligament transverse du métacarpe*. Le ligament glénoïdien du pouce contient 2 os sésamoïdes. *Synoviale,* lâche, pour chaque métacarpien. *Ligaments latéraux,* triangulaires, forts, allant du tubercule postérieur de la face latérale de la tête du métacarpien au ligament glénoïdien et à la partie latérale de la phalange. L'externe est plus fort.

§ 3. — Articulations des phalanges.

Trochlées. — *Surfaces articulaires :* 1° Trochlée formée par l'extrémité inférieure de la phalange supérieure ; 2° facette correspondante de la phalange inférieure et *ligament glénoïdien.*

Ligaments latéraux, identiques à ceux des articulations précédentes, et *synoviale.*

Mécanisme des articulations de la main. — 1° *Articulation du poignet.* — Flexion et extension; se font autour d'un axe transversal; se passent surtout dans l'articulation radio-carpienne. Inclinaison latérale (radiale ou cubitale); se fait autour d'un axe antéro-postérieur.

2° *Articulation carpo-métacarpienne.* — Le 4e et surtout le 5e métacarpien présentent seuls un peu de mobilité sur le carpe.

3° *Articulation trapézo-métacarpienne.* — Abduction et adduction, peu étendues. Flexion (opposition du pouce) et extension, plus étendues.

4° *Articulations métacarpo-phalangiennes.* — Flexion et extension. Adduction et abduction, très-limitées. Légers mouvements de rotation.

5° *Articulations phalangiennes.* — Flexion et extension, seules possibles.

CHAPITRE V. — ARTICULATIONS DU MEMBRE INFÉRIEUR.

ARTICLE 1er. — ARTICULATION DU BASSIN.

Les articulations sacro-coccygiennes et coccygiennes ont déjà été décrites page 74.

1° ARTICULATION SACRO-ILIAQUE.

Symphyse. — *Surfaces articulaires :* 1° surface auriculaire du sacrum; 2° facette auriculaire de l'os iliaque. *Synoviale,* serrée. *Ligaments;* faisceaux fibreux renforçant la synoviale (*ligaments antérieur, supérieur* et *inférieur*); en arrière, fibres profondes courtes, transversales (*ligament sacro-iliaque interosseux*) et fibres superficielles verticales (*ligament sacro-iliaque postérieur*).

2° SYMPHYSE DU PUBIS.

Symphyse. — *Surface articulaire :* facettes elliptiques convexes, à crêtes rugueuses transversales; *ligament interarticulaire* ou *disque interpubien,* creusé ordinairement d'une cavité synoviale rudimentaire. *Ligaments périphériques; postérieur,* mince; *antérieur* et *supérieur,* épais; *inférieur* ou *ligament sous-pubien* ou *triangulaire,* occupe le sommet de l'arcade pubienne.

3° ARTICULATIONS A DISTANCE. LIGAMENTS ACCESSOIRES.

Ligament iléo-lombaire. — Va de l'apophyse transverse de la 5e vertèbre lombaire au bord supérieur de l'os iliaque.

Ligaments sacro-sciatiques. — 1° *Grand ligament sacro-sciatique,* triangulaire; s'insère par sa base aux épines iliaques postérieures, et au bord du sacrum et des deux premières vertèbres coccygiennes et va à la lèvre interne de l'ischion. 2° *Petit ligament sacro-sciatique;* va de l'épine sciatique à la face antérieure du précédent. Il en résulte 2 ouvertures ostéo-fibreuses : la supérieure, ovale, *grande échancrure sciatique*, est formée par le bord postérieur de l'os iliaque, la partie supérieure du bord externe du grand ligament sacro-sciatique et le petit ligament sacro-sciatique; elle laisse passer le muscle pyramidal, le grand nerf sciatique, les vaisseaux et nerfs fessiers, ischiatiques et honteux internes; l'inférieure, triangulaire, *petite échancrure sciatique*, formée par l'ischion, la partie inférieure du grand ligament et le petit, laisse passer l'obturateur interne et les nerfs et vaisseaux honteux internes.

Membrane obturatrice. — Elle ferme le trou obturateur, sauf en haut au niveau de la gouttière obturatrice, où elle donne passage aux vaisseaux et au nerf obturateurs.

4° DU BASSIN CONSIDÉRÉ DANS SON ENSEMBLE.

1° *Conformation du bassin.* — A. *Surface extérieure.* — Elle présente en avant la symphyse du pubis, les branches du pubis et le trou obturateur ; sur les côtés, le reste de la face externe de l'os iliaque et les cavités cotyloïdes; en arrière, la face postérieure du sacrum et du coccyx et les ligaments sacro-sciatiques.

B. *Surface intérieure.* — Divisée en deux parties, grand et petit bassin, par un étranglement circulaire ou détroit supérieur. 1° *Grand bassin;* échancré en avant, offre en arrière le *promontoire* ou angle sacro-vertébral et sur les côtés les fosses iliaques internes. 2° *Petit bassin;* offre en avant la symphyse du pubis et en dehors le trou obturateur; en arrière, la concavité coccygienne; sur les côtés, le fond de la cavité cotyloïde et les échancrures sciatiques. L'*ouverture supérieure* du petit bassin, ou *détroit supérieur*, est formée par la base du sacrum, la crête du détroit supérieur de l'os iliaque et la crête pectinéale; il est ovalaire, circulaire, carré ou triangulaire. L'*ouverture inférieure* ou *détroit inférieur* présente en avant une échancrure ou *arcade pubienne;* sur les côtés, la tubérosité de l'ischion et le bord interne du grand ligament sacro-sciatique; en arrière, le coccyx.

2° *Différences sexuelles.* — *Femme :* sacrum plus large, plus concave; promontoire moins saillant, détroit supérieur elliptique, fosses iliaques plus horizontales, épines iliaques plus écartées, petit bassin plus spacieux, détroit inférieur plus grand, arcade pubienne plus large (angle de 95°), trou obturateur triangulaire. *Homme :* caractères inverses, détroit supérieur en forme de cœur de carte à jouer, trou obturateur ovalaire.

3° *Mesures du bassin.* — *Diamètres du bassin de femme :*

	Diamètre antéro-postérieur.	*Diamètre transversal.*	*Diamètre oblique.*
Détroit supérieur	0m,11	0m,135	0m,12
Excavation. . . .	0m,13	0m,115	0m,135
Détroit inférieur.	0m,11	0m,11	0m,11

Inclinaison du bassin. — Angle que fait le plan du détroit supérieur avec l'horizon, 60°.

Mécanisme du bassin. — Grâce à l'inclinaison du bassin, le sacrum représente un coin à base inférieure que le poids du corps tendrait à enfoncer s'il n'était retenu par les ligaments sacro-iliaques, très-forts.

ARTICLE 2. — ARTICULATION COXO-FÉMORALE.

Énarthrose. Surfaces articulaires. — 1° *Cavité cotyloïde;* limitée par le rebord ou *sourcil cotyloïdien,* fortement échancré à sa partie inférieure (*échancrure cotyloïdienne*); la partie articulaire de la cavité, en forme de fer à cheval, entoure la partie non articulaire ou *arrière-fond de la cavité cotyloïde.* Le sourcil cotyloïdien est recouvert par un bourrelet fibreux prismatique, *bourrelet cotyloïdien,* qui passe comme un pont sur l'échancrure (*ligament transverse de l'acétabulum*). — 2° *Tête du fémur.*

Synoviale. — S'insère : 1° au sourcil cotyloïdien, en dehors du bourrelet; 2° en avant, à la base du col du fémur; en arrière, à la réunion du tiers externe et des deux tiers internes, puis adhère au périoste et se termine à la limite du cartilage.

Ligaments. — 1° *Capsule fibreuse;* manchon qui va du sourcil cotyloïdien à la base du col du fémur; faisceaux circulaires, surtout en arrière et en bas; faisceau antérieur de renforcement ou *ligament antérieur* ou *de Bertin;* va de l'épine iliaque antéro-inférieure à la ligne inter-trochantérienne. La partie postérieure du col est à peu près libre d'insertions capsulaires. En dedans du ligament de Bertin, la capsule est quelquefois percée d'un trou par lequel la synoviale communique avec celle du psoas. — 2° *Ligament rond;* aplati, va du ligament transverse de l'acétabulum et des bords de l'échancrure à la dépression de la tête du fémur.

Mécanisme. — La tête du fémur est maintenue dans la cavité par la pression atmosphérique, l'adhésion et la tonicité des parties molles. L'action de la pression atmosphérique est démontrée par les expériences des frères Weber. 1° On peut inciser transversalement toutes les parties molles jusqu'à l'os sans que la tête sorte de sa cavité ; 2° si on perce le fond de la cavité cotyloïde pour donner accès à l'air, la tête s'écarte de la cavité. *Mouvements* ; 1° Flexion et extension, celle-ci est limitée par le ligament de Bertin ; 2° rotation en dehors et en dedans ; 3° abduction et adduction, celle-ci est limitée par le ligament rond. Les 4 derniers mouvements ne peuvent avoir lieu dans l'extension forcée.

ARTICLE 3. — ARTICULATION DU GENOU.

Charnière imparfaite.— *Surfaces articulaires :* 1° Surface du fémur, partie médiane, pour la rotule, ou *trochlée fémorale*; parties latérales ou *surfaces condyliennes*, convexes ; 2° face postérieure de la rotule, convexe transversalement ; 3° cavités glénoïdes du tibia, complétées par les 2 *ménisques* ou *ligaments semi-lunaires ;* l'externe, presque circulaire, s'attache par ses 2 pointes en avant et en arrière de l'épine du tibia ; l'interne, en croissant, s'attache au delà des insertions précédentes ; les insertions antérieures de ces 2 ménisques sont séparées par l'insertion inférieure du ligament croisé antérieur ; une bande fibreuse, *ligament jugal*, réunit en avant leurs bords convexes.

Ligaments croisés. — Remplissent l'échancrure intercondylienne ; ils vont du tibia aux faces intérieures des deux condyles. L'*antérieur* s'attache en bas entre les insertions antérieures des deux ligaments semi-lunaires, et va en haut et en dehors s'attacher au condyle externe, en arrière et près de sa facette articulaire ; le *postérieur* s'attache en bas à la partie postérieure du tibia entre les deux condyles, et va en haut et en avant s'insérer au condyle interne.

Synoviale. — S'insère à la limite du cartilage des surfaces articulaires. Les ligaments croisés, enveloppés dans un repli vertical de cette synoviale, divisent l'articulation en deux chambres, interne et externe, qui contiennent chacune un condyle et communiquent en avant; les ligaments semi-lunaires divisent chacune de ces chambres en deux chambres secondaires communiquant par l'ouverture centrale de ces ligaments. Au-dessous de la rotule, la synoviale est refoulée par un peloton graisseux et par un repli fibreux qui le rattache à la partie supérieure et antérieure de l'échancrure intercondylienne (*ligament adipeux*). La synoviale présente les prolongements suivants : 1° un *cul-de-sac sus-rotulien* entre le tendon du triceps et le fémur; 2° la *bourse séreuse poplitée* située au dessous du tendon du poplité; 3° un prolongement embrassant le tendon du demi-membraneux.

Ligaments périphériques. — 1° *Antérieurs. Ligament rotulien;* va de la partie inférieure de la rotule à la tubérosité antérieure du tibia; entre sa face profonde et cette tubérosité est la *bourse sous-rotulienne,* sans communication avec l'articulation. 2° *Postérieurs;* le principal faisceau, *ligament poplité oblique*, vient du tendon du demi-membraneux et se porte en haut et en dehors pour se confondre avec la capsule. 3° *Ligament latéral externe;* cordon distinct qui va de la saillie de la tubérosité externe du fémur à la tête du péroné; embrassé par le tendon du biceps. 4° *Ligament latéral interne,* large, aplati; va de la tubérosité interne du fémur à la face interne du tibia.

Mouvements. — 1° *Flexion et extension;* les ligaments semi-lunaires suivent les mouvements du tibia; l'extension est arrêtée par la tension des ligaments croisés et du ligament latéral externe; elle ne permet pas d'autre mouvement que la flexion. 2° *Rotation;* elle se passe surtout dans la partie externe de l'articulation; elle est impossible dans l'extension complète; la rotation en dedans augmente le croisement des ligaments croisés qui là limitent; la rotation en dehors décroise ces ligaments et est arrêtée par la résistance des ligaments latéraux.

ARTICLE 4. — ARTICULATIONS PÉRONÉO-TIBIALES.

1° ARTICULATION PÉRONÉO-TIBIALE SUPÉRIEURE.

Arthrodie irrégulière. — *Surfaces articulaires :* 1° facette tibiale, à peu près plane; 2° facette péronière. *Synoviale* distincte, renforcée par une *capsule fibreuse.*

2°. ARTICULATION PÉRONÉO-TIBIALE INFÉRIEURE.

Arthrodie. — *Surfaces articulaires :* 1° facette tibiale; 2° facette péronière; elles ne sont pas recouvertes de cartilage. *Synoviale,* prolongement de la synoviale tibio-tarsienne. *Ligaments :* antérieur, postérieur et interosseux.

3° MEMBRANE INTEROSSEUSE.

Va du bord externe du tibia à la crête interosseuse de la face interne du péroné et en bas au bord antérieur de cet os. Ses fibres sont obliques en bas et en dehors.

ARTICLE V. — ARTICULATIONS DU PIED.

§ 1. — ARTICULATION TIBIO-TARSIENNE.

Charnière. — *Surfaces articulaires :* 1° *astragale*, sa face supérieure, convexe d'avant en arrière, un peu concave transversalement, se continue par un bord mousse avec la facette interne falciforme et l'externe triangulaire ; 2° *mortaise tibio-péronière,* constituée par la facette inférieure du tibia en haut, la malléole interne en dedans, la facette péronière en dehors et complétée par les ligaments péronéo-tibiaux antérieur et postérieur. *Synoviale;* forme un cul-de-sac en haut, entre le péroné et le tibia.

Ligaments. — 1° *Ligament latéral interne* ou *deltoïdien,* fort, triangulaire; part du sommet de la malléole interne et va en rayonnant à la partie dorsale du scaphoïde, à la petite apophyse du calcanéum et à la partie postérieure de l'astragale. 2° *Ligaments latéraux externes;* il y en a 3 : le *ligament péronéo-astragalien antérieur,* qui va du bord antérieur de la malléole externe à l'astragale; le *ligament moyen* ou *péronéo-calcanéen,* oblique en arrière, allant du sommet de la malléole externe à la face externe du calcanéum, et un *ligament péronéo-astragalien postérieur* qui va de la fossette postérieure et interne de la malléole à 2 saillies qui limitent les gouttières du long fléchisseur du pouce.

§ 2. — Articulations du tarse.

Préparation. — *Mêmes observations que pour le carpe. Pour la face plantaire, ouvrir la gaine du long péronier latéral pour arriver sur les ligaments profonds. Pour bien voir la cavité de réception de la tête de l'astragale, la détacher du corps de l'os et l'extraire de sa cavité. Pour avoir une bonne idée des interlignes articulaires du pied, faire sécher un pied débarrassé grossièrement de ses parties molles, à l'exception des ligaments, et ouvrir ses articulations par leur face dorsale.*

1° *Articulation sous-astragalienne.*

Dévolue aux mouvements d'adduction et d'abduction du pied. Divisée en 2 articulations secondaires que sépare un ligament, ***ligament calcanéo-astragalien interosseux***, qui remplit le sinus du tarse et va de la gouttière de l'astragale à la gouttière du calcanéum.

A. ARTICULATION SOUS-ASTRAGALIENNE POSTÉRIEURE.

Énarthrose. — ***Surfaces articulaires :*** 1° facette convexe du calcanéum; 2° facette concave de l'astragale. ***Synoviale*** distincte; forme un cul-de-sac en arrière. ***Ligaments :*** 1° ***ligament postérieur*** oblique, allant de la saillie externe de la gouttière du long fléchisseur du pouce à la partie postérieure du calcanéum ; 2° ***ligament interne***, horizontal; va de la saillie interne de cette gouttière à la petite apophyse du calcanéum.

B. ARTICULATION SOUS-ASTRAGALIENNE ANTÉRIEURE OU ASTRAGALO-CALCANÉO-SCAPHOÏDIENNE.

Énarthrose irrégulière. — ***Surfaces articulaires :*** 1° ***Tête de l'astragale;*** 2° ***cavité de réception*** ostéo-fibreuse, formée en arrière par la facette antérieure concave du calcanéum, en avant par la concavité du scaphoïde et complétée, en dedans, par le ***ligament calcanéo-scaphoïdien inférieur***, en dehors par la branche externe du ***ligament en V*** (voir ***Articulation calcanéo-cuboïdienne***). ***Synoviale*** distincte.

Ligaments. — Outre ceux déjà nommés, ***ligament astragalo-scaphoïdien dorsal***, allant du col de l'astragale au dos du scaphoïde.

2° *Articulation calcanéo-cuboïdienne.*

Articulation en selle. — ***Surfaces articulaires :*** 1° facette du calcanéum convexe de dehors en dedans, concave de haut en bas; 2° face postérieure du cuboïde. *Synoviale* distincte.

Ligaments. — 1° *Ligament calcanéo-cuboïdien dorsal*, aplati; 2° *ligament en V* ou *en Y*, simple en arrière où il s'attache au calcanéum, double en avant et s'attachant, par sa *branche externe*, à la partie supérieure et interne du cuboïde, par sa *branche interne* à la partie externe du scaphoïde; 3° le *grand ligament plantaire*, composé de 2 couches; la superficielle va des tubérosités du calcanéum à la crête du cuboïde et au 3e cunéiforme; la profonde va de la face inférieure du calcanéum à la partie postérieure et inférieure du cuboïde.

3° *Articulation scaphoïdo-cuboïdo-cunéenne.*

Arthrodies. — *Surfaces articulaires* : 1° face antérieure du scaphoïde; 2° faces postérieures des 3 cunéiformes et du cuboïde. *Synoviale*, ordinairement distincte. *Ligaments* : ligaments dorsaux, plantaires et interosseux réunissant les trois cunéiformes et le cuboïde; ligaments dorsaux et plantaires, allant de ces 4 os au scaphoïde; ligament interosseux oblique, allant du scaphoïde au cuboïde.

§ 3. — Articulations tarso-métatarsiennes.

Arthrodies. — *Surfaces articulaires* (voir *Ostéologie* p. 67. Le 2e métatarsien, enclavé dans la mortaise des 3 cunéiformes, déborde en arrière le niveau général de l'interligne articulaire.) *Synoviales* ; ordinairement 3 : 1° entre le 1er métatarsien et le 1er cunéiforme; 2° entre les 2e et 3e métatarsiens et les 2e et 3e cunéiformes; 3° entre le cuboïde et les deux derniers métatarsiens. La 2e communique ordinairement avec celle de l'articulation scaphoïdo-cuboïdo-cunéenne.

Ligaments. — Les bases des métatarsiens sont reliées par des ligaments dorsaux, plantaires et interosseux ; ces deux derniers manquent entre le 1er et le 2e. Chaque métatarsien est rattaché aux os du tarse par des ligaments qui sont : 1° pour le 1er métatarsien, une capsule fibreuse ; 2° pour le 2e, 3 ligaments dorsaux et 2 ligaments plantaires ; 3° pour le 3e, le 4e et le 5e, un ligament dorsal et un plantaire. En outre, on trouve 2 *ligaments interosseux :* un *interne,* très-fort, *clef de l'articulation,* qui va du 1er cunéiforme au 2e métatarsien ; un *externe,* croisé ; va du 3e cunéiforme et du cuboïde à la facette latérale externe du 3e métatarsien et quelquefois au 4e.

§ 4. — Articulations métatarso-phalangiennes.

Articulations condyliennes. — *Surfaces articulaires :* 1° tête des métatarsiens, comprimée latéralement ; 2° cavité de réception, formée par la facette concave de la 1re phalange et complétée en bas par le *ligament glénoïdien* ou *capsulaire ;* les ligaments glénoïdiens de tous les métatarsiens sont réunis entre eux du côté plantaire par le *ligament transverse du métatarse.* — *Synoviale,* lâche, pour chaque articulation.

Ligaments : latéraux interne et externe, attachés en arrière à des tubercules situés à la partie supérieure des condyles, et, en bas, aux côtés de la cavité articulaire et du ligament glénoïdien. Le ligament glénoïdien du gros orteil contient 2 os sésamoïdes.

§ 5. — Articulations des phalanges.

Identiques à celles de la main.

Mécanisme du pied. — Le pied représente une voûte surbaissée ayant 3 points d'appui : les tubérosités du calcanéum, la tête du 1er métatarsien avec ses 2 sésamoïdes, la tête du 5e métatarsien. Le bord ou arc interne de la voûte, très-concave, est formé par le calcanéum, l'astragale, le scaphoïde, le 1er cunéiforme et le 1er métatarsien ; l'arc externe, plus bas, plus mobile, est constitué par le calcanéum, le cuboïde et le 5e métatarsien ; le bord antérieur répond aux têtes des métatarsiens. Cette voûte plantaire est maintenue par la configuration même des os, par la résistance des ligaments et surtout du grand ligament plantaire, par des muscles et des aponévroses.

Mouvements du pied. — Ils se répartissent sur deux articulations distinctes ; l'articulation tibio-tarsienne est affectée aux mouvements de *flexion* et d'*extension* ; les mouvements d'*adduction* et d'*abduction* se passent dans l'articulation sous-astragalienne ; les articulations tarsiennes concourent un peu à ces derniers mouvements. Les articulations tarso-métatarsiennes sont à peu près immobiles. Dans les articulations métatarso-phalangiennes, l'extension est plus étendue que la flexion.

MYOLOGIE

PREMIÈRE SECTION

DES MUSCLES EN GÉNÉRAL.

Les muscles se divisent en muscles striés et muscles lisses. Il ne s'agit, dans ce livre, que des muscles du squelette et des muscles peauciers. Pour le cœur et les muscles splanchniques, voir l'*Angéiologie* et la *Splanchnologie*. Le nombre des muscles est de 400 environ. Un muscle se compose de deux parties : 1° un *corps* ou *ventre musculaire*, constitué par du tissu musculaire; 2° des *tendons* ou *aponévroses d'insertion*, formés par du tissu fibreux et rattachant chaque extrémité du corps musculaire aux os.

Le *corps charnu* du muscle se compose de fibres musculaires primitives accolées pour former des faisceaux primitifs enveloppés par une gaîne connective (*perimysium*); ces faisceaux se réunissent en faisceaux secondaires, tertiaires, etc., le tout enveloppé par des gaînes connectives dont la plus antérieure s'appelle *perimysium externe*. Les fibres musculaires s'unissent aux fibres tendineuses, soit en ligne droite, soit obliquement. Les muscles sont très-riches en vaisseaux et en nerfs. Les *vaisseaux* sont disposés en mailles rectangulaires. Les *nerfs* forment des plexus ; la terminaison des nerfs dans les muscles se fait par un organe nerveux périphérique ou *plaque terminale* en contact avec la substance contractile.

Situation. — Les muscles sont *sous-cutanés* (peauciers) ou *sous-aponévrotiques*; ceux-ci forment habituellement plusieurs couches.

Forme. — Les muscles sont ou *orbiculaires* (*sphincters*) et placés autour des ouvertures naturelles (bouche, anus, etc.), ou ont deux ou plusieurs terminaisons (muscles du squelette). Les muscles *diaphragmatiques* (diaphragme, releveur de l'anus) et *semi-cylindriques* (muscles larges de l'abdomen) forment une classe intermédiaire. — *Division des muscles du squelette :* 1° *muscles longs,* plus superficiels, existent surtout aux membres ; 2° *muscles courts,* dans les couches profondes ; 3° *muscles larges,* autour des grandes cavités ; présentent des aponévroses d'insertion.

Direction. — 1° *Muscles droits :* leur direction reste à peu près la même dans toute leur longueur ; 2° *muscles réfléchis :* ils changent de direction dans une partie de leur trajet ; c'est le tendon qui se réfléchit ordinairement sur un anneau fibreux ou sur une gouttière osseuse (grand oblique de l'œil).

Insertions. — Se font soit par des fibres musculaires implantées sur le périoste, soit par des tendons ou des aponévroses ; dans ce cas, l'os présente des traces rugueuses. La forme, la longueur et la force des tendons sont très-variables. Une même extrémité d'un muscle peut avoir 2 et 3 tendons (biceps, triceps).

Agencement des fibres musculaires. — Les fibres d'un muscle peuvent être parallèles ou rayonnées (temporal, diaphragme). Quand elles sont parallèles, ou bien elles se continuent avec les fibres tendineuses (intercostaux), ou elles se jettent obliquement sur le tendon. Il en résulte qu'il faut distinguer avec soin la *longueur du ventre musculaire* et la *longueur des fibres musculaires*. (Voir *Nouveaux Éléments d'anatomie*, 2e édit., p. 213.)

Organes accessoires des muscles. — 1° *Aponévroses de contention* ou *fascias*, avec leurs *cloisons intermusculaires ; 2° bourses séreuses musculaires* (*bourses muqueuses*) *et gaînes synoviales tendineuses ;* 3° *os sésamoïdes*, dans l'épaisseur des tendons.

Mécanique musculaire. — Une fibre musculaire, en se contractant, se raccourcit environ (sur le vivant) au plus du tiers de sa longueur primitive (longueur de la fibre musculaire et non longueur du ventre musculaire) ; l'*étendue du raccourcissement d'un muscle dépend donc de la longueur des fibres primitives qui constituent ce muscle*. L'*énergie* de la contraction ou la force du muscle dépend du *nombre* des fibres musculaires. La *direction moyenne* des fibres d'un muscle indique *à priori* le déplacement qu'il fera subir à l'os mobile et le sens du déplacement. On peut y arriver encore en cherchant dans quelle situation, sur le cadavre, les muscles présentent le plus grand relâchement possible. Sur le vivant, on peut employer la *faradisation localisée*.

Les muscles produisant les mêmes mouvements sont dits *muscles congénères ;* ceux qui produisent des mouvements opposés sont dits *muscles antagonistes*.

DEUXIÈME SECTION

DES MUSCLES EN PARTICULIER.

Préparation. — *Avant de préparer une région, la connaissance parfaite de l'ostéologie est indispensable; avant de la disséquer, étudier, chez soi, la région avec des planches et les os à la main. Choisir de préférence des sujets jeunes, vigoureux. Inciser la peau, en comprenant dans l'incision le fascia superficialis et l'aponévrose d'enveloppe, et disséquer le lambeau cutané en enlevant le tissu cellulaire qui recouvre le muscle.* Isoler les insertions musculaires jusqu'à l'os. *Pour disséquer les muscles profonds, écarter ou au besoin inciser transversalement les muscles superficiels. Injecter ou insuffler les bourses muqueuses et les gaînes synoviales comme les synoviales articulaires.*

CHAPITRE Ier. — MUSCLES DU DOS ET DE LA NUQUE.

Trois groupes : muscles superficiels; muscles de la nuque; muscles spinaux postérieurs.

ARTICLE Ier. — MUSCLES SUPERFICIELS.

Préparation. — *Placer un billot sous la poitrine, inciser la peau, le long de l'épine, de la protubérance occipitale au coccyx; faire tomber sur cette incision verticale trois incisions transversales : 1° l'une, qui suit la ligne courbe supérieure de l'occipital; 2° l'autre va de la 7e vertèbre cervicale à l'extrémité externe de la clavicule; 3° la dernière va du coccyx au milieu de la crête iliaque. Disséquer avec précaution les insertions occipitales du trapèze et les insertions verté-*

brales du grand dorsal. Isoler avec précaution le tendon du grand dorsal de celui du grand rond pour ne pas léser la bourse séreuse qui les sépare. Le rhomboïde est mis à nu par l'incision du trapèze. L'insertion du rhomboïde et du grand dorsal met à nu les petits dentelés.

3 PLANS.
- 1er. — *Trapèze et grand dorsal.*
- 2e. — *Rhomboïde.*
- 3e. — *Petits dentelés supérieur et inférieur.*

1° TRAPÈZE.

Insertions. — 1° Apophyses épineuses des 10 premières vertèbres dorsales et ligaments interépineux correspondants ; apophyse épineuse de la 7e cervicale ; ligament de la nuque ; tiers interne de la ligne courbe occipitale supérieure (aponévrose).

2° Tiers externe du bord postérieur de la clavicule (fibres supérieures) ; bord supérieur de l'acromion et de l'épine de l'omoplate (fibres moyennes) ; partie interne de l'épine de l'omoplate (fibres inférieures ; là, petite bourse séreuse).

Nerfs. — Spinal et 3e et 4e nerfs cervicaux.

Action. — Élève l'omoplate, porte le moignon de l'épaule en haut, en arrière et en dedans. Étend la tête, l'incline de son côté, tourne la face du côté opposé. Élève la clavicule (inspirateur). Hausse les épaules (dédain, doute). Efface les épaules en rapprochant les omoplates.

2° GRAND DORSAL.

Insertions. — 1° Apophyses épineuses des 6 dernières vertèbres dorsales, de toutes les vertèbres lombaires, crête sacrée, tiers postérieur de la crête iliaque (feuillet superficiel de l'aponévrose abdominale postérieure) ; face externe des 4 dernières côtes (languettes charnues profondes).

2° Fond de la coulisse bicipitale de l'humérus (après avoir contourné le tendon du grand rond); entre les 2 tendons, bourse séreuse. Expansion du tendon à l'aponévrose brachiale.

Nerf. — Branche du plexus brachial.

Action. — Abaisse l'humérus et le porte en dedans et en arrière. Abaisse le moignon de l'épaule et fait tourner l'omoplate en sens inverse du trapèze ; efface les épaules et redresse le tronc. Élève les côtes (inspirateur) et soulève le tronc (action de grimper).

3° RHOMBOÏDE.

Insertions. — 1° Partie inférieure du ligament de la nuque ; apophyse épineuse de la 7e vertèbre cervicale (petit rhomboïde) et apophyses épineuses des 5 premières vertèbres dorsales (grand rhomboïde).

2° Bord spinal de l'omoplate.

Nerf. — Branche du plexus brachial.

Action. — Porte l'angle inférieur de l'omoplate en dedans. Abaisse en masse le scapulum. Fixateur de l'omoplate.

4° PETITS DENTELÉS POSTÉRIEURS.

A. *Petit dentelé postérieur et supérieur.* — *Insertions :* 1° Ligament de la nuque, apophyses épineuses de la 7e vertèbre cervicale et des 3 premières dorsales (aponévrose très-mince).

2° Face externe des 2e, 3e, 4e et 5e côtes, en dehors de l'angle des côtes (languettes charnues).

B. *Petit dentelé postérieur et inférieur.* — *Insertions :*

1° Apophyse épineuse des 2 dernières vertèbres dorsales et des 3 premières lombaires (aponévrose mince).

2° Bord inférieur des 4 dernières côtes (languettes charnues).

C. *Aponévrose des petits dentelés.* — Tendue entre les 2 muscles; s'attache en dedans à l'épine, en dehors à l'angle des côtes.

Nerfs. — Nerf du rhomboïde (le supérieur); nerf du grand dorsal (l'inférieur); nerfs intercostaux.

Action. — Tendent l'aponévrose intermédiaire. Action sur les côtes à peu près nulle.

ARTICLE 2. — MUSCLES DE LA NUQUE.

PRÉPARATION. — *Muscles mis à découvert par l'ablation des précédents. Commencer la préparation du petit complexus par son insertion mastoïdienne. Le transversaire du cou se trouve le long du bord inférieur du splénius.*

3 PLANS.
- 1er. *Angulaire de l'omoplate, splénius.*
- 2e. *Grand complexus, petit complexus, transversaire du cou, faisceaux supérieurs du sacro-lombaire.*
- 3e. *Grands et petits droits postérieurs, grands et petits obliques, partie cervicale du transversaire épineux.*

1° ANGULAIRE DE L'OMOPLATE.

Insertions. — 1° Tubercules postérieurs des apophyses transverses des 4 premières vertèbres cervicales.

2° Angle de l'omoplate et partie du bord spinal située au-dessus de l'épine.

Nerfs. — Branche du plexus brachial; 4e et 5e nerfs cervicaux.

Action. — Identique à celle du rhomboïde.

2° SPLÉNIUS.

Insertions. — 1° Ligament de la nuque ; apophyses épineuses de la 7e vertèbre cervicale et des 5 premières dorsales.

2° Moitié postérieure de la face externe de l'apophyse mastoïde et deux tiers externes de la ligne courbe occipitale supérieure (*splénius de la tête*) ; tubercules postérieurs des apophyses transverses de l'atlas, de l'axis et de la 3e cervicale (*splénius du cou*).

Nerfs. — 3e et 4e nerfs cervicaux; grand nerf occipital.

Action. — Étend la tête, l'incline de son côté, fait tourner la face du même côté. Fait tourner dans le même sens l'atlas et les 2 autres vertèbres cervicales.

3° GRAND COMPLEXUS.

Insertions. — 1° Tubercules des apophyses articulaires des 4 dernières vertèbres cervicales et apophyses transverses des 6 premières vertèbres dorsales ; apophyses épineuses des 1re et 2e vertèbres dorsales.

2° Au-dessous de la ligne courbe occipitale supérieure et à la moitié interne de la ligne courbe occipitale inférieure.

Interrompu par une aponévrose (*biventer cervicis*).

Nerfs. — 1er nerf cervical ; grand nerf occipital.

Action. — Étend la tête ; tourne la face du côté opposé.

4° PETIT COMPLEXUS.

Insertions. — 1° Partie externe des tubercules des apophyses articulaires des 5 dernières vertèbres cervicales.

2° Bord postérieur et sommet de l'apophyse mastoïde.

Nerf. — Grand nerf occipital.

Action. — Incline la tête latéralement.

5° TRANSVERSAIRE DU COU.

Insertions. — 1° Apophyses transverses des 2e, 3e, 4e, 5e et 6e vertèbres dorsales.

2° Tubercules postérieurs des apophyses transverses des 5 dernières vertèbres cervicales.

Nerfs. — Derniers nerfs cervicaux; premiers nerfs dorsaux.

Action. — Extension du rachis.

6° GRAND DROIT POSTÉRIEUR DE LA TÊTE.

Insertions — 1° Crête supérieure de l'apophyse épineuse de l'axis.

2° Partie externe de la ligne courbe occipitale inférieure.

Nerfs. — Premier nerf cervical; grand nerf occipital.

Action. — Extenseur de la tête; rotateur de la face du même côté.

7° PETIT DROIT POSTÉRIEUR DE LA TÊTE.

Insertions. — 1° Tubercule postérieur de l'atlas.

2° Moitié interne de la ligne courbe occipitale inférieure et de la surface sous-jacente.

Nerf. — Premier nerf cervical.

Action. — Extenseur de la tête.

8° GRAND OBLIQUE OU OBLIQUE INFÉRIEUR DE LA TÊTE.

Insertions. — 1° Fossette de l'apophyse épineuse de l'axis.

2° Partie postérieure et inférieure de l'apophyse transverse de l'atlas.

Nerfs. — Premier nerf cervical ; grand nerf occipital.

Action. — Fait tourner la face de son côté.

9° PETIT OBLIQUE OU OBLIQUE SUPÉRIEUR DE LA TÊTE.

Insertions. — 1° Sommet de l'apophyse transverse de l'atlas.

2° Occipital, en dehors du grand droit postérieur, en dedans du trou mastoïdien.

Nerf. — Premier nerf cervical.

Action. — Il étend la tête et l'incline latéralement.

ARTICLE 3. — MUSCLES SPINAUX POSTÉRIEURS OU DES GOUTTIÈRES VERTÉBRALES.

PRÉPARATION. — *Très-laborieuse. Isoler autant que possible chaque faisceau. Pour voir les faisceaux profonds du sacro-lombaire et du long dorsal, il faut renverser ces muscles en dehors. Après ces muscles, on étudiera immédiatement les surcostaux.* (Voir *Muscles du thorax.*)

3 PLANS.
- 1° *Superficiel.* — *Sacro-lombaire, long dorsal.*
- 2° *Moyen.* — *Transversaire épineux.*
- 3° *Profond.* — *Muscles interépineux ; muscles intertransversaires.*

I. — Couche superficielle.

Les 2 muscles de cette couche naissent par une masse charnue, *masse commune,* située dans la gouttière lombo-sacrée, sous le grand dorsal ; elle est recouverte par l'*aponévrose de la masse commune* qui s'attache à l'épine iliaque postérieure et supérieure, à la face postérieure du sacrum, à la crête sacrée, aux apophyses épineuses des vertèbres lombaires et des dernières dorsales. Cette masse commune se divise en deux parties, une externe ou sacro-lombaire, une interne ou long dorsal.

1° SACRO-LOMBAIRE.

Insertions. — 1° Masse commune; partie interne de l'angle des 12 côtes (faisceaux de renforcement).

2° Partie externe de l'angle des 12 côtes et tubercules postérieurs des apophyses tranverses des 5 dernières vertèbres cervicales (*cervical descendant*).

2° LONG DORSAL.

Insertions. — 1° Masse commune.

2° Apophyses costiformes des vertèbres lombaires et les 12 côtes en dehors de la tubérosité costale (faisceaux de terminaison externes, visibles par le renversement du sacro-lombaire en dehors); tubercules apophysaires des vertèbres lombaires et apophyses transverses des vertèbres dorsales (faisceaux de terminaison moyens ou transversaires, visibles par le renversement du long dorsal en dehors); apophyses épineuses lombaires et dorsales (faisceaux de terminaison internes ou épineux; long épineux du dos).

II. — Couche profonde.

TRANSVERSAIRE ÉPINEUX.

Composé de 3 couches. A. *Transversaire épineux proprement dit;* manque dans les régions lombaire et sacrée.

Insertions. — 1° Apophyses transverses des 12 vertèbres dorsales.

2° Apophyses épineuses des 5 premières vertèbres dorsales et des 5 dernières cervicales.

B. *Muscle compliqué de l'épine* (*multifidus*) ; va de l'axis au sacrum.

Insertions. — 1° Face postérieure du sacrum; tubercules apophysaires des vertèbres lombaires ; apophyses transverses des vertèbres dorsales ; tubercules des apophyses articulaires des vertèbres cervicales.

2° Bord inférieur et pointe des apophyses épineuses de la 5e lombaire à l'axis.

C. *Muscles rotateurs des vertèbres ;* n'existent qu'à la région dorsale ; vont d'une vertèbre à l'autre.

Insertions. — 1° Apophyse transverse de la vertèbre inférieure.

2° Apophyse épineuse de la vertèbre supérieure.

III. — Muscles intervertébraux.

1° INTERÉPINEUX.

N'existent qu'aux régions cervicale et lombaire. Vont d'une apophyse épineuse à l'autre ; quelquefois recouvrent plusieurs espaces (*long épineux du cou*). Doubles pour chaque espace.

2° INTERTRANSVERSAIRES.

N'existent qu'aux régions cervicale et lombaire.

A. *Intertransversaires du cou.* — Deux, un antérieur et un postérieur, pour chaque espace, séparés par les branches antérieures des nerfs cervicaux. Ils vont des 2 lèvres de la gouttière des apophyses transverses cervicales à la partie inférieure de la vertèbre située au-dessus. Les derniers vont de la 7e cervicale à la 1re dorsale.

B. *Intertransversaires des lombes.* — Au nombre de 5 de chaque côté; vont d'une apophyse costiforme à l'autre; le premier va de la 12e dorsale à la 1re lombaire.

Nerfs. — Branches postérieures des nerfs rachidiens.

Tous les muscles vertébraux sont extenseurs du rachis. On peut les diviser en 4 groupes de faisceaux.

1° *Faisceaux épineux;* étendent directement le rachis (interépineux, long épineux du dos et du cou, petit droit postérieur).

2° *Faisceaux transversaires;* inclinent latéralement le rachis (intertransversaires, droit latéral et droit antérieur de la tête, sacro-lombaire, transversaire du cou, petit complexus, petit oblique, intercostaux et surcostaux).

3° *Faisceaux transversaires épineux;* obliques en haut et en dedans; font tourner le rachis du côté opposé (transversaire épineux, grand complexus).

4° *Faisceaux épineux transversaires;* obliques en haut et en dehors; font tourner la face antérieure du rachis de leur côté (splénius, long dorsal, grand oblique et grand droit postérieur de la tête).

CHAPITRE II. — MUSCLES DE L'ABDOMEN.

PRÉPARATION. — *Placer un billot sous les reins. Inciser la peau de l'appendice xiphoïde au pubis; faire tomber sur cette incision deux incisions transversales partant, l'une de l'appendice xiphoïde, l'autre de l'ombilic, et une incision oblique partant du pubis et suivant le pli de l'aine et la crête iliaque. Enlever avec la peau une lame celluleuse adhérente qui recouvre le grand oblique ; conserver en bas, près du pubis, le cordon spermatique* (*homme*) *ou le ligament rond* (*femme*) *qui sortent par une ouverture de l'aponévrose et une lame fibreuse mince qui le recouvre* (fascia *de Cowper*) *et se continue avec les bords de cette ouverture. Pour mettre à nu le petit oblique, détacher le grand oblique à ses insertions costales et iliaques ; pour voir sa partie inférieure, mener une incision transversale de l'épine iliaque antérieure et supérieure au lien de soudure des aponévroses des grand et petit obliques et mener de là une incision vers le pubis ; on a alors un lambeau aponévrotique triangulaire qui comprend l'anneau inguinal externe et qui, rabattu, laisse voir les fibres inférieures du petit oblique. Pour voir le transverse, inciser avec précaution le petit oblique le long de la crête iliaque ; pour suivre ses insertions postérieures jusqu'au rachis, placer le sujet sur le côté ; renvoyer l'étude de ses insertions costales à celle du diaphragme. Pour le grand droit, inciser l'aponévrose qui le recouvre en dehors de la ligne blanche et la détacher des intersections fibreuses du muscle. Étudier le carré des lombes avec le psoas et iliaque. Pour voir le* fascia transversalis *et le canal inguinal, préparer par le côté abdominal ; pour cela détacher toute la paroi antérieure du bassin par un trait de scie passant en dehors de l'épine iliaque antérieure et supérieure et avec elle toute la paroi abdominale antérieure ; enlever alors le péritoine et disséquer couche par couche.*

4 PLANS.
- 1er. *Grand oblique, grand dorsal* (déjà décrit).
- 2e. *Petit oblique, grand droit antérieur et pyramidal.*
- 3e *Transverse.*
- 4e. *Carré des lombes.*

1° GRAND OBLIQUE DE L'ABDOMEN.

Insertions. — 1° Face externe des 8 dernières côtes (digitations entre-croisées avec le grand dentelé en haut, le grand dorsal en bas).

2° Lèvre externe de la moitié antérieure de la crête iliaque (les 2 dernières digitations); les 6 autres digitations vont à une large aponévrose (*aponévrose du grand oblique*).

Aponévrose du grand oblique; elle se comporte différemment en avant et en bas; 1° *en avant, entre l'appendice xiphoïde et la symphyse*, elle passe en avant du grand droit, en se soudant au feuillet superficiel de l'aponévrose du petit oblique, et s'entre-croise sur la ligne médiane avec celle du côté opposé en constituant la *ligne blanche*. 2° *En bas, entre la symphyse et l'épine iliaque antérieure et supérieure*, elle se termine sur l'*arcade crurale* (*ligament de Fallope ou de Poupart*), bandelette fibreuse tendue entre ces deux points osseux. En dedans les fibres aponévrotiques du grand oblique s'écartent et interceptent une ouverture, *anneau inguinal externe*, qui laisse passer le cordon spermatique ou le ligament rond; cet anneau, elliptique ou ovalaire, est oblique en bas et en dedans et limité en haut et en dehors par des *fibres arciformes*, en bas et en dedans par l'arcade crurale; les faisceaux qui le limitent latéralement sont appelés *piliers*. Le *pilier interne* ou *supérieur* s'attache au pubis en avant de la symphyse en s'entre-croisant avec celui du côté opposé; le *pilier externe* ou *inférieur* s'attache à l'épine du pubis; une partie des fibres situées en dehors du pilier externe se réfléchissent en arrière de lui pour former le *ligament de Colles;* un autre groupe se réfléchit en arrière et s'attache à la crête pectinéale; c'est le *ligament de Gimbernat*, simple élargissement de l'arcade crurale; il forme une lamelle triangulaire dont le bord antérieur répond à l'arcade crurale, le postérieur à la crête pectinéale; son bord externe concave limite en dedans l'anneau crural. Les bords de l'anneau inguinal externe se perdent dans une lame celluleuse (*fascia de Cowper*) qui se prolonge sur le cordon.

Rapports. — Son bord postérieur limite, avec le bord antérieur du grand dorsal, un triangle dont la base est à la crête iliaque (*triangle de Petit*).

Nerfs. — Nerfs intercostaux ; branches abdomino-scrotales du plexus lombaire.

Action. — Rétrécit la cavité abdominale. Abaisseur des côtes (expirateur). Fléchisseur du tronc. Fait tourner la face antérieure du tronc du côté opposé.

2° PETIT OBLIQUE DE L'ABDOMEN.

Insertions. — 1° Aponévrose abdominale postérieure et par elle aux apophyses épineuses, aux trois quarts antérieurs de la crête iliaque et au tiers externe de l'arcade crurale.

2° *En haut,* 3 dernières côtes ; *entre les côtes et le pubis,* lame aponévrotique, *feuillet moyen de l'aponévrose abdominale antérieure, aponévrose du petit oblique,* qui, au niveau du muscle grand droit, se divise en 2 feuillets ; l'antérieur, soudé à l'aponévrose du grand oblique et passant avec elle au-devant du grand droit ; le postérieur, soudé à celle du transverse et passant en arrière, sauf dans le quart inférieur ; ces 2 feuillets se rejoignent ensuite à la ligne blanche ; *en bas,* ses fibres constituent le *crémaster* et s'attachent au pubis et aux ligaments de Colles et de Gimbernat.

Nerfs. — Nerfs intercostaux ; branches abdomino-scrotales du plexus lombaire.

Action. — Quand les deux se contractent, même action que le précédent. Quand il agit seul, il fait tourner la face antérieure du tronc de son côté.

3° TRANSVERSE DE L'ABDOMEN.

Insertions. — 1° Face interne des 6 dernières côtes (digitations entre-croisées avec celles du diaphragme); trois quarts antérieurs de la crête iliaque, et, dans l'intervalle, *aponévrose abdominale postérieure* divisée en 3 feuillets, un postérieur qui va aux apophyses épineuses, un moyen aux apophyses transverses, un antérieur à la face antérieure de ces apophyses. Ces 3 feuillets circonscrivent 2 loges, une postérieure pour les muscles spinaux postérieurs, une antérieure pour le carré des lombes.

2° Feuillet postérieur de l'aponévrose abdominale antérieure; il passe en arrière du muscle droit en se réunissant au feuillet postérieur de l'aponévrose du petit oblique, et va à la ligne blanche ; dans le quart inférieur, il passe en avant du muscle droit en formant en arrière du muscle le *pli semi-lunaire de Douglas*, sous lequel s'engagent les vaisseaux épigastriques.

Nerfs. — Nerfs intercostaux; branches abdomino-scrotales du plexus lombaire.

Action. — Rétrécit la cavité abdominale. Expirateur.

4° GRAND DROIT ANTÉRIEUR DE L'ABDOMEN.

Insertions. — 1° Pubis, entre l'épine et la symphyse, par un tendon aplati.

2° Appendice xiphoïde et cartilages des 5e, 6e et 7e côtes.

Interrompu par 2 à 4 intersections aponévrotiques transversales. Les bords internes des 2 muscles droits interceptent un espace fibreux ou *ligne blanche*. Ce muscle est contenu dans une gaîne, complète en avant, formée par la réunion de l'aponévrose du grand oblique et du feuillet antérieur de celle du petit oblique en avant, en arrière par celle du transverse et le feuillet postérieur de celle du petit oblique.

Le *pyramidal*, annexé au grand droit, s'attache en bas au pubis en avant du grand droit, en haut à la ligne blanche.

Nerfs. — Nerfs intercostaux ; branches abdomino-scrotales du plexus lombaire.

Action. — Fléchisseur du tronc. Abaisseur des côtes (expirateur). Le pyramidal est tenseur de la ligne blanche.

5° CARRÉ DES LOMBES.

Composé de 3 sortes de faisceaux :

A. *Faisceaux iléo-costaux.* — *Insertions :* 1° Crête iliaque ; 2° bord inférieur de la 12e côte.

B. *Faisceaux lombo-costaux.* — *Insertions :* 1° Partie antérieure des apophyses transverses des 3 ou 4 dernières vertèbres lombaires ; 2° 12e côte.

B. *Faisceaux iléo-lombaires.* — *Insertions :* 1° Crête iliaque ; 2° face postérieure des apophyses transverses de toutes les vertèbres lombaires.

Nerfs. — 12e nerf intercostal; branche antérieure des 2 premiers nerfs lombaires.

Action. — Incline latéralement le rachis et le tronc; abaisse la 12e côte.

APONÉVROSES ABDOMINALES. — LIGNE BLANCHE. — CANAL INGUINAL.

Aponévroses abdominales. — Les aponévroses d'insertion ont été décrites avec les muscles. Restent les aponévroses de contention. Le grand oblique est recouvert par une lame celluleuse, mince, adhérente. Sous le péritoine, en arrière du transverse, est le *fascia trans-*

versalis; en bas, ce fascia adhère au bord postérieur de l'arcade crurale et va former, au-dessous de cette arcade, la gaîne des vaisseaux et le *septum crural;* en haut et en dehors, il se perd insensiblement; en dedans, il passe en arrière du grand droit et se soude au pli semi-lunaire de Douglas; à l'endroit où le *cordon* s'engage dans le canal inguinal, il lui fournit une gaîne et présente des fibres arciformes à concavité supérieure qui circonscrivent l'*anneau inguinal interne* ou *abdominal;* l'artère épigastrique occupe le côté inférieur et interne de cet anneau.

Ligne blanche. — C'est l'espace intercepté par les muscles droits; sur la ligne médiane, elle présente un raphé fibreux, appelé aussi ligne blanche, et formé par l'entre-croisement des aponévroses des 3 muscles larges de l'abdomen. Cette ligne blanche offre une ouverture, l'*ombilic*, par où passaient chez le fœtus les vaisseaux ombilicaux.

Canal inguinal. — Trajet que suit le cordon en traversant les parois abdominales. Ce trajet est oblique en haut et en dedans. Sa paroi inférieure est formée par l'arcade crurale, l'antérieure par l'aponévrose du grand oblique, la postérieure par le *fascia transversalis,* la supérieure par les fibres des muscles petit oblique et transverse. Les deux orifices ont été décrits pages 118 et 122. Sa longueur est de $0^{m},035$ à 0,04.

CHAPITRE III. — MUSCLES DU THORAX.

3 GROUPES.	*Muscles extrathoraciques.*	1er *plan. — Grand pectoral.* 2e *plan. — Petit pectoral, sous-clavier.* 3e *plan. — Grand dentelé.*
	Muscles intercostaux.	1er *plan. — Intercostaux externes, sur-costaux.* 2e *plan. — Intercostaux internes, sous-costaux.*
	Muscles intrathoraciques. — Triangulaire du sternum, diaphragme.	

I. — Muscles extrathoraciques.

Préparation. — *Incision verticale sur la ligne médiane du bord supérieur du sternum à l'appendice xiphoïde; 2e incision suivant le bord antérieur de la clavicule jusqu'à l'acromion et de son extrémité externe mener une incision verticale jusqu'à l'insertion inférieure du deltoïde. L'incision du grand pectoral met à nu le petit pectoral et le sous-clavier. Pour voir le grand dentelé, écarter l'omoplate du thorax après avoir scié la clavicule à sa partie moyenne.*

1° GRAND PECTORAL.

Insertions. — 1° Deux tiers internes du bord antérieur de la clavicule (faisceau claviculaire); face antérieure du sternum, cartilages des 6 premières côtes, aponévrose du grand oblique (faisceau sterno-costal).

2° Bord antérieur de la coulisse bicipitale (tendon bilamellaire).

Rapports. — Forme la paroi antérieure de l'aisselle.

Entre son bord externe et le deltoïde est un interstice celluleux qui loge la veine céphalique.

Nerf. — Branche du plexus brachial.

Action. — Porte le bras en avant, le place dans l'adduction et le fait tourner en dedans. Le faisceau sterno-claviculaire soulève l'épaule en arrondissant le dos (porter un fardeau, supplication, etc.). Le faisceau sterno-costal abaisse l'épaule. Abaisse le bras levé. Si l'humérus est fixé, il soulève le tronc (le grimper). Inspirateur par ses fibres costales.

2° PETIT PECTORAL.

Insertions. — 1° Face externe des 3e, 4e et 5e côtes.

2° Bord antérieur de l'apophyse coracoïde (tendon aplati).

Nerf. — Branche du plexus brachial.

Action. — Abaisse le moignon de l'épaule, et soulève l'angle inférieur de l'omoplate ; inspirateur.

3° SOUS-CLAVIER.

Insertions. — 1° Cartilage de la 1re côte.

2° Partie externe de la face inférieure de la clavicule.

Rapports. — Séparé de la 1re côte par les vaisseaux axillaires et le plexus brachial.

Nerf. — Branche du plexus brachial.

Action. — Applique la clavicule contre le sternum.

4° GRAND DENTELÉ.

Insertions. — 1° Huit premières côtes (par 9 digitations; la 2e côte en a 2), et quelquefois 9e et 10e côtes.

2° Bord spinal de l'omoplate (les 2 premières digitations vont à la partie supérieure du bord spinal ; la 3e et la 4e à tout le bord spinal; les autres à son extrémité inférieure).

Rapports. — Forme la paroi interne du creux axillaire.

Nerf. — Nerf thoracique inférieur du plexus brachial.

Action. — Fixe l'omoplate, la tire en avant, élève le moignon de l'épaule. Inspirateur.

II. — Mucles intercostaux.

PRÉPARATION. — *Les sous-costaux ne peuvent être vus que par l'intérieur du thorax sur les côtés du rachis.*

1° INTERCOSTAUX EXTERNES.

Insertions. — 1° Lèvre externe du bord inférieur de la côte supérieure, à partir de la tubérosité.

2° Bord supérieur de la côte inférieure, à partir de l'angle des côtes. (Les fibres s'écartent du rachis en bas.)

2° SUR-COSTAUX.

12 de chaque côté ; situés en dedans des intercostaux externes.

Insertions. — 1° Sommet de l'apophyse transverse vertébrale.

2° Bord supérieur et face externe de la côte inférieure.

3° INTERCOSTAUX INTERNES.

Insertions. — 1° Lèvre interne de la gouttière de la côte supérieure.

2° Bord supérieur et face interne de la côte inférieure (obliquité inverse de celle des intercostaux externes).

4° SOUS-COSTAUX.

Remplissent l'espace libre entre le bord postérieur des intercostaux internes et le rachis. Vont d'une côte à l'autre. Même direction que celle des intercostaux internes.

Nerfs. — Nerfs intercostaux et branches postérieures des nerfs thoraciques.

Action. — L'action des intercostaux a été très-discutée ; ils paraissent être inspirateurs.

III. — Muscles-intra-thoraciques.

PRÉPARATION. — *Pour le triangulaire du sternum, détacher la paroi antérieure du thorax en sciant les côtes et la clavicule. Pour le diaphragme, ouvrir la cavité abdominale et enlever tous les viscères qu'elle contient ; lier l'œsophage et la veine cave inférieure et inciser au-dessous de la ligature.*

1° TRIANGULAIRE DU STERNUM.

Situé à la face interne de la paroi thoracique antérieure.

Insertions. — 1° Extrémité interne des cartilages des 4e, 5e, 6e et 7e côtes, face postérieure du sternum, bords de l'appendice xiphoïde.

2° Extrémité externe des cartilages des 6e, 5e, 4e, 3e et quelquefois 2e côtes.

Nerfs. — Nerfs intercostaux.

Action. — Abaisse les cartilages costaux ; expirateur.

2° DIAPHRAGME.

Concave en bas, sépare la cavité thoracique de la cavité abdominale.

A. *Partie centrale* ou *centre phrénique.* — Aponévrotique, inclinée à gauche et en avant, a la forme d'un triangle à base postérieure et à 3 folioles ou lobes (*trèfle aponévrotique*), un antérieur, court; un gauche, petit; un droit, large. Entre le droit et le moyen est une ouverture aponévrotique quadrangulaire pour la veine cave inférieure.

B. *Partie musculaire* ou *périphérique.* — Rayonne du centre phrénique vers la circonférence du thorax; divisée en 3 groupes.

1° *Fibres vertébrales.* — *a. Piliers du diaphragme.* 2, naissant de la face antérieure du corps des 3e et 4e vertèbres lombaires; le droit est plus long et plus médian. Ils circonscrivent par leur entre-croisement 2 ouvertures, l'une postérieure, à bords tendineux, pour l'aorte; l'autre antérieure, musculaire, pour l'œsophage et les nerfs pneumogastriques. — *b. Arcades du diaphragme.* L'*interne* va du corps de la 1re vertèbre lombaire à la racine de l'apophyse transverse de cette vertèbre; elle recouvre le psoas; l'*externe,* ou *ligament cintré du diaphragme,* va de l'apophyse transverse de cette vertèbre à l'extrémité de la 12e côte; elle recouvre le carré des lombes. Les fibres partant des piliers et des arcades vont à la partie postérieure du centre phrénique.

2° *Fibres sternales.* — Vont de la face interne de l'appendice xiphoïde à la partie antérieure du centre phrénique.

3° *Fibres costales.* — Vont à la face interne des 6 dernières côtes par des digitations entre-croisées avec celles du transverse.

Rapports. — La face concave, tapissée par le péritoine, recouvre à droite le foie; à gauche, la rate et la grosse tubérosité de l'estomac; en arrière, sa partie verticale répond au pancréas, à la 3e portion du duodénum, aux reins. Le centre phrénique adhère en haut au péricarde; ses parties latérales sont en rapport avec la plèvre.

Nerf. — Nerf phrénique.

Action. — Inspirateur par excellence.

APONÉVROSE DU THORAX.

L'aponévrose thoracique superficielle est très-mince au niveau du grand pectoral et du grand dentelé; épaisse dans le creux axillaire dont elle forme la base et où elle reçoit une expansion du tendon du grand pectoral. Au-dessous de ce muscle se trouve l'*aponévrose coraco-claviculaire,* très-forte en haut, qui enveloppe le sous-clavier, le petit pectoral et contribue à former la paroi antérieure de l'aisselle; elle se soude en bas, derrière le grand pectoral, à l'aponévrose axillaire en constituant le *ligament suspenseur de Gerdy.*

La face interne de la cage thoracique est tapissée par l'*aponévrose endo-thoracique.*

CHAPITRE IV. — MUSCLES DU COU.

PRÉPARATION. — *Placer un billot sous le thorax. Incision verticale de la symphyse du menton à la partie inférieure du manche du sternum; faire partir de ses 2 extrémités 2 incisions transversales, l'une longeant le bord inférieur de la mâchoire et dépassant l'apophyse mastoïde, l'autre au-dessous de la clavicule et allant jusqu'à l'épaule. Pour voir les muscles prévertébraux, pratiquer la coupe du pharynx.* (Voir *Pharynx.*)

Ier groupe. — Muscles antérieurs du cou.

		M. SUS-HYOÏDIENS.	M. SOUS-HYOÏDIENS.
5 PLANS.	1er. *Peaucier du cou.*		
	2e. *Sterno-mastoïdien.*		
	3e.	*Digastrique.* *Stylo-hyoïdien.*	*Sterno-hyoïdien.* *Omo-hyoïdien.*
	4e. *Mylo-hyoïdien.*		*Sterno-thyroïdien.* *Thyro-hyoïdien.*
	5e. *Génio-hyoïdien.*		

Tous ces muscles, sauf le peaucier, sont sous-aponévrotiques.

1° PEAUCIER DU COU.

Insertions. — 1° Aponévrose du grand pectoral, du deltoïde, du trapèze et du sterno-mastoïdien.

2° Corps de la mâchoire inférieure; fibres continues avec le carré du menton et le triangulaire de la lèvre inférieure; un faisceau se rend à la commissure des lèvres.

Rapports. — Recouvre les veines jugulaires externe et antérieure.

Nerfs. — Nerf facial; branches du plexus cervical.

Action. — Tenseur du creux sus-claviculaire dans l'inspiration. Expression faciale (effroi, tristesse).

2° STERNO-MASTOÏDIEN.

Insertions. — Partie supérieure de la face antérieure du sternum (faisceau interne ou sternal); tiers interne de la face supérieure de la clavicule (faisceau externe ou claviculaire).

2° Moitié antérieure de la face externe de l'apophyse mastoïde, et deux tiers externes de la ligne courbe occipitale supérieure.

Rapports. — Dans une gaîne aponévrotique. Couvert par le peaucier, la veine jugulaire externe, le plexus cervical superficiel ; recouvre les muscles sous-hyoïdiens, digastrique, splénius, angulaire, scalènes, veine jugulaire interne, artère carotide interne, anse de l'hypoglosse, plexus cervical profond, nerfs pneumogastrique, grand sympathique et spinal. Son bord postérieur forme, avec le bord antérieur du trapèze et la clavicule, le triangle sus-claviculaire.

Nerfs. — Spinal; branches du 3e nerf cervical.

Action. — Incline la tête de son côté, fait tourner la face du côté opposé (faisceau sternal surtout). Très-faiblement extenseur de la tête. Inspirateur.

A. — Muscles sus-hyoïdiens.

1° DIGASTRIQUE.

Composé de 2 ventres charnus réunis par un tendon médian ; forme une arcade à concavité supérieure.

Insertions. — 1° Rainure digastrique de l'apophyse mastoïde (*ventre postérieur*).

2° Fossette digastrique du maxillaire inférieur (*ventre antérieur*).

3° Extrémité externe du corps de l'os hyoïde et partie voisine de la grande corne (*tendon médian*).

Rapports. — Le tendon médian traverse le stylo-hyoïdien. Son arcade embrasse la glande sous-maxillaire. Il recouvre les muscles styliens, la veine jugulaire interne, les artères carotides interne et externe et le nerf grand hypoglosse.

Nerfs. — Facial (ventre postérieur); nerf mylo-hyoïdien (ventre antérieur).

Action. — Élève l'os hyoïde; abaisse la mâchoire inférieure; fait rentrer le condyle dans la cavité glénoïde après la contraction du ptérygoïdien externe (mouvement de latéralité).

2° STYLO-HYOÏDIEN.

Insertions. — 1° Partie postérieure de la base de l'apophyse styloïde.

2° Corps de l'os hyoïde.

Rapports. — Traversé par le tendon médian du digastrique. Mêmes rapports que le ventre postérieur de ce muscle.

Nerfs. — Facial; glosso-pharyngien.

Action. — Élève l'os hyoïde.

3° MYLO-HYOÏDIEN.

Insertions. — 1° Ligne mylo-hyoïdienne du maxillaire inférieur.

2° Raphé médian allant de la symphyse au corps de l'os hyoïde et corps de l'os hyoïde.

Rapports. — Forme le plancher de la bouche. La face buccale concave répond au génio-hyoïdien, à la glande sublingale, aux nerfs lingual et hypoglosse, et au canal de Wharton; sa face convexe répond à la glande sous-maxillaire.

Nerf. — Nerf mylo-hyoïdien.

Action. — Il soulève la langue; agit dans la mastication.

4° GÉNIO-HYOÏDIEN.

Insertions. — 1° Apophyses *géni* inférieures.

2° Partie supérieure du corps de l'os hyoïde.

Nerf. — Nerf hypoglosse.

Action. — Tire en avant et en haut l'os hyoïde.

B. — *Muscles sous-hyoïdiens.*

1° STERNO-HYOÏDIEN.

Insertions. — 1° Partie postérieure du sternum, au-dessous de la facette claviculaire; côté interne du bord supérieur du 1er cartilage costal; partie postérieure de l'extrémité interne de la clavicule.

2° Bord inférieur du corps de l'os hyoïde, près de la ligne médiane.

Nerf. — Anse de l'hypoglosse.

Action. — Il abaisse l'os hyoïde.

2° SCAPULO- OU OMO-HYOÏDIEN.

Composé de 2 ventres séparés par un tendon médian.

Insertions. — 1° Bord supérieur de l'omoplate en dedans de l'échancrure coracoïdienne (*ventre inférieur*).

2° Bord inférieur du corps de l'os hyoïde (*ventre supérieur*).

Rapports. — Ventre inférieur parallèle à la clavicule; ventre supérieur presque vertical. Recouvre et croise les scalènes, le plexus brachial, la veine jugulaire interne et l'artère carotide primitive.

Nerf. — Anse de l'hypoglosse.

Action. — Abaisse l'os hyoïde; tend l'aponévrose cervicale moyenne.

3° STERNO-THYROÏDIEN.

Insertions. — 1° Face postérieure du sternum.

2° Ligne oblique du cartilage thyroïde.

Nerf. — Anse de l'hypoglosse.

Action. — Abaisse le cartilage thyroïde.

4° THYRO-HYOÏDIEN.

Insertions. — 1° Ligne oblique du cartilage thyroïde.

2° Bord inférieur du corps et des grandes cornes de l'os hyoïde.

Nerf. — Branche de l'hypoglosse.

Action. — Abaisse l'os hyoïde ; élève le cartilage thyroïde.

II° groupe. — Muscles latéraux du cou.

1° SCALÈNE ANTÉRIEUR.

Insertions. — 1° Tubercules antérieurs des apophyses transverses des 3°, 4°, 5° et 6° vertèbres cervicales.

2° Tubercule de la face supérieure de la 1re côte.

Rapports. — Couvert par la clavicule, le sous-clavier, la veine sous-clavière, l'omo-hyoïdien. Longé par le nerf phrénique. Recouvre le plexus brachial et l'artère sous-clavière. Son bord interne répond au sac pleural.

Nerfs. — Branches antérieures des 4 premiers nerfs cervicaux.

Action. — Élève la 1re côte; inspirateur.

2° SCALÈNE POSTÉRIEUR.

Insertions. — 1° Tubercules postérieurs des apophyses transverses des 6 dernières vertèbres cervicales.

2° Face supérieure de la 1re côte en arrière de la gouttière de l'artère sous-clavière (*scalène moyen*) et bord supérieur de la 2e côte (*scalène postérieur proprement dit*).

Nerfs. — Branches antérieures des 3e et 4e nerfs cervicaux; plexus brachial.

Action. — Élève les 2 premières côtes; inspirateur.

IIIe groupe. — Muscles prévertébraux.

1° GRAND DROIT ANTÉRIEUR.

Insertions. — 1° Tubercules antérieurs des apophyses transverses des 3e, 4e, 5e et 6e vertèbres cervicales (entre les tendons du long du cou et les scalènes).

2° Facette de l'apophyse basilaire de l'occipital.

Nerfs. — Branches antérieures des 4 premiers nerfs cervicaux.

Action. — Incline la tête en avant; tourne la face de son côté.

2° PETIT DROIT ANTÉRIEUR.

Insertions. — 1° Partie antérieure des masses latérales de l'atlas et base de son apophyse transverse.

2° Partie inférieure de l'apophyse basilaire de l'occipital.

Rapports. — Recouvre l'articulation occipito-altoïdienne.

Nerf. — Branche antérieure du 1er nerf cervical.

Action. — La même que celle du grand droit.

3° LONG DU COU.

Composé de trois parties :

A. *Partie supérieure.* — *Insertions :* 1° Tubercules

antérieurs des apophyses transverses des 3e, 4e et 5e vertèbres cervicales.

2° Tubercule antérieur de l'atlas.

B. *Partie inférieure.* — *Insertions :* 1° Tubercules antérieurs des apophyses transverses des 6e et 7e vertèbres cervicales.

2° Corps des 3 premières vertèbres dorsales.

C. *Partie interne.* — *Insertions :* 1° Corps des 3 premières vertèbres dorsales et des 3 dernières cervicales.

2° Corps des 2e, 3e et 4e vertèbres cervicales.

Nerfs. — Branches antérieures des 2e, 3e et 4e nerfs cervicaux.

Action. — Incline le rachis en avant, fait tourner sa face antérieure de son côté.

4° PETIT DROIT LATÉRAL.

Insertions. — 1° Partie supérieure de l'apophyse transverse de l'atlas.

2° Surface jugulaire de l'occipital, en arrière du trou déchiré postérieur.

Rapports. — La veine jugulaire interne est en avant de lui.

Nerf. — Branche antérieure du 1er nerf cervical.

Action. — Incline la tête latéralement.

APONÉVROSES DU COU.

1° *Aponévrose superficielle.* — Forme une gaîne pour tous les muscles du cou, sauf le peaucier. Insérée en haut : au bord inférieur de la mâchoire, à l'apophyse mastoïde, à la ligne courbe occipitale supérieure ; en bas : au sternum (par 2 feuillets) et à la clavicule. Elle se dédouble pour engaîner le sterno-mastoïdien et le trapèze. Elle forme l'aponévrose parotidienne.

2° *Aponévrose moyenne.* — A. *Dans sa partie moyenne,* elle descend de la ligne mylo-hyoïdienne à l'os hyoïde en engaînant le mylo-hyoïdien, le ventre antérieur du digastrique et la glande sous-maxillaire, puis au-dessous de l'os hyoïde, engaîne les muscles sterno-hyoïdiens et thyroïdiens et va à la face postérieure du sternum. — B. *Sur les côtés,* elle forme le fond de la gaîne parotidienne, la gaîne des vaisseaux, celle de l'omo-hyoïdien, qui en est le muscle tenseur, et se jette de l'aponévrose prévertébrale à la face profonde de la gaîne du sterno-mastoïdien. En arrière du sterno-mastoïdien, elle va de la 1re côte à la clavicule et ferme en haut la cavité axillaire.

3° *Aponévrose prévertébrale.* — Placée en avant des muscles prévertébraux, en arrière de l'œsophage.

La *gaîne des vaisseaux* (carotides primitive et interne, veine jugulaire interne et nerf pneumogastrique) est limitée en arrière par l'aponévrose prévertébrale, en avant par l'aponévrose moyenne et la gaîne du sterno-mastoïdien, en dedans par l'aponévrose moyenne, en dehors par le feuillet allant de l'aponévrose prévertébrale à la gaîne du sterno-mastoïdien. Les veines du cou, en traversant ces aponévroses, contractent des adhérences avec elles, et sont ainsi maintenues béantes pendant l'inspiration.

CHAPITRE V. — MUSCLES DE LA TÊTE.

Ils se divisent en muscles épicrâniens, muscles de la face et muscles de la mâchoire inférieure.

ARTICLE 1er. — MUSCLES ÉPICRANIENS.

PRÉPARATION. — *Incision médiane de la racine du nez à la protubérance occipitale externe; de son extrémité antérieure mener jusqu'à l'os malaire une incision dans la direction de l'arcade orbitaire; de son extrémité postérieure, en conduire une le long de la ligne courbe occipitale supérieure jusqu'à l'apophyse mastoïde; les incisions doivent être très-superficielles.*

Ces muscles, étalés, très-minces, forment 4 groupes qui se rendent aux 4 côtés de l'aponévrose épicrânienne.

A. *Aponévrose épicrânienne.* — Lame forte, adhérente à la peau, mobile sur les os.

B. *Occipital.* — *Insertions :* 1° Deux tiers externes de la ligne courbe occipitale supérieure.

2° Bord postérieur de l'aponévrose épicrânienne.

C. *Frontal.* — *Insertions :* 1° Bord antérieur de l'aponévrose épicrânienne.

2° Peau de la région du sourcil et de celle du nez; apophyse montante du maxillaire supérieur et os nasaux (*pyramidal*).

D. *Muscles auriculaires.* — S'attachent tous à l'aponévrose épicrânienne.

1° *Auriculaire antérieur.* — *Insertion :* Partie antérieure du conduit auditif cartilagineux.

2° *Auriculaire supérieur.* — *Insertion :* Convexité de la fossette de l'anthélix.

3° *Auriculaire postérieur.* — *Insertion :* Convexité de la conque.

Nerfs. — Nerf facial.

Action. — Tous ces muscles sont tenseurs de l'aponévrose épicrânienne. Le frontal plisse transversalement la peau du front (attention, surprise, admiration, etc.). Le pyramidal est antagoniste du frontal (expression agressive, dure). L'action des auriculaires se déduit de leur situation.

ARTICLE II. — MUSCLES DE LA FACE.

PRÉPARATION. — *Incision médiane allant de la racine du nez à la lèvre supérieure ; inciser la lèvre inférieure jusqu'au menton. Faire tomber sur cette incision verticale trois incisions transversales partant : 1° de la racine du nez et passant au-dessus de l'arcade orbitaire ; 2° de la commissure des lèvres ; 3° du bord inférieur de la mâchoire inférieure. Ces incisions ne doivent comprendre que la peau. Pour le buccinateur, il faut détacher par un trait de scie, la branche de la mâchoire du reste de l'os ; son étude doit être faite après celle des muscles de la mâchoire inférieure.*

Nerfs. — Tous ces muscles sont innervés par le facial.

I. — Muscles de l'orifice palpébral.

1° ORBICULAIRE DES PAUPIÈRES.

Se compose de 3 zones concentriques, orbitaire, palpébrale et ciliaire ; celle-ci sera décrite avec l'appareil lacrymal.

A. *Zone orbitaire* ou *extrapalpébrale*. — *Insertion :* Crête lacrymale de l'apophyse montante, par un petit tendon (*tendon direct de l'orbiculaire* ou *ligament palpébral interne*) ; bord interne de l'orbite au-dessus et au-dessous de ce tendon. Parties de là, les fibres forment un cercle complet autour de l'œil.

B. *Zone palpébrale*. — Située dans l'épaisseur des paupières. *Insertions :* 1° En dedans, au tendon direct ; 2° en dehors, à un ligament analogue, *ligament palpébral externe*.

Action. — Occlusion des paupières, compression du globe oculaire, dilatation du sac lacrymal.

2° MUSCLE SOURCILIER.

Insertions. — 1° Partie interne de l'arcade sourcilière.

2° Peau de la partie externe du sourcil.

Action. — Rapproche les sourcils (muscle de la douleur).

II. — Muscles des lèvres et des joues.

DILATATEURS.	*Lèvre supérieure.*	*Grand zygomatique, petit zygomatique, releveur superficiel.*
		Releveur profond, canin.
	Commissure	— *Risorius de Santorini.*
	Lèvre inférieure.	*Triangulaire des lèvres.*
		Carré du menton, houppe du menton.
CONSTRICTEURS.		*Orbiculaire des lèvres.*
		Buccinateur.

1° GRAND ZYGOMATIQUE.

Insertions. — 1° Os malaire et partie voisine de l'apophyse zygomatique.

2° Peau de la commissure des lèvres.

Action. — Relève la commissure (m. du rire).

2° PETIT ZYGOMATIQUE.

Insertions. — 1° Os malaire, en avant du précédent.

2° Peau de la lèvre supérieure.

Action. — Relève la lèvre supérieure.

3° RELEVEUR SUPERFICIEL DE L'AILE DU NEZ ET DE LA LÈVRE SUPÉRIEURE.

Insertions. — 1° En avant du rebord orbitaire, à la crête de la branche montante du maxillaire supérieur.

2° Peau de la lèvre supérieure et de l'aile du nez.

Action. — Élève la lèvre supérieure et l'aile du nez.

4° RELEVEUR PROFOND DE L'AILE DU NEZ ET DE LA LÈVRE SUPÉRIEURE.

Insertions. — 1° Os maxillaire supérieur, au-dessus du trou sous-orbitaire.

2° Peau de l'aile du nez et de la lèvre supérieure.

Action. — Dilate l'aile du nez (flairer). Élève la lèvre supérieure. Ces 3 muscles sont antagonistes du grand zygomatique (m. du pleurer.)

5° CANIN.

Insertions. — 1° Partie supérieure de la fosse canine, au-dessous du trou sous-orbitaire.

2° Peau de la lèvre supérieure.

6° RISORIUS DE SANTORINI.

Insertions. — 1° Aponévrose parotidienne.

2° Commissure des lèvres.

7° TRIANGULAIRE DES LÈVRES.

Insertions. — 1° Face antérieure du maxillaire inférieur, près de son bord inférieur.

2° Commissure des lèvres.

Action. — Abaisse les commissures (passions tristes, mépris).

8° CARRÉ DU MENTON.

Insertions. — 1° Ligne oblique externe du maxillaire inférieur.

2° Peau de la lèvre inférieure.

Action. — Abaisse la lèvre inférieure (effroi).

9° HOUPPE DU MENTON.

Insertions. — 1° Maxillaire inférieur près de la symphyse.

2° Peau du menton.

Action. — Fronce la peau du menton.

10° ORBICULAIRE DES LÈVRES.

Sphincter presque complet. Fibres venant des muscles des lèvres ; fibres propres.

A la lèvre supérieure, fibres allant : à la sous-cloison (*muscle abaisseur de la sous-cloison, muscle moustachier*); au bord alvéolaire entre l'incisive et la canine (*muscle incisif de la lèvre supérieure*).

A la lèvre inférieure, fibres venant du maxillaire inférieur au niveau de la canine (*muscle incisif de la lèvre inférieure*).

Action. — Occlusion de la bouche.

11° BUCCINATEUR OU BUCCINATO-LABIAL.

Insertions. — 1° Maxillaire supérieur, au-dessus du rebord alvéolaire jusqu'à la 2e petite molaire en avant ; au maxillaire inférieur au-dessous du rebord alvéolaire ; à l'aponévrose buccinato-pharyngienne, qui va de l'aile interne de l'apophyse ptérygoïde au maxillaire inférieur (à cette bandelette s'attache en arrière le constricteur supérieur du pharynx).

2° Commissure.

Rapports. — Séparé de la branche montante du maxillaire inférieur par une *boule graisseuse;* en dedans recouvre la muqueuse buccale. Traversé par le canal de Sténon.

Action. — Rétrécit la cavité buccale (mastication, jeu des instruments à vent, etc.).

III. — Muscles du nez.

CONSTRICTEURS.	*Transverse du nez.* *Myrtiforme.* *Abaisseur de la sous-cloison.*
DILATATEURS. .	*Releveurs superficiel et profond.* *Dilatateurs de l'aile du nez.*

1° TRANSVERSE DU NEZ.

Insertions. — 1° Maxillaire supérieur, entre les insertions du canin et du myrtiforme.

2° Peau du dos du nez.

2° MYRTIFORME.

Insertions. — 1° Maxillaire supérieur, au-dessous de l'orifice des fosses nasales.

2° Peau de l'aile du nez et de la sous-cloison.

Action. — Constriction des narines (m. nasillard).

3° DILATATEUR DE L'AILE DU NEZ.

Insertions. — 1° Peau du bord externe de l'ouverture

de la narine, et branche externe du cartilage de l'aile du nez.

2° Peau de la partie supérieure de l'aile du nez.

IV. — Muscles de la mâchoire inférieure.

Préparation. — *Pour mettre à nu le temporal, détacher par 2 traits de scie l'arcade zygomatique et la renverser en dehors avec le masséter. Pour les ptérygoïdiens, on peut les disséquer par leur partie interne, en faisant la coupe du pharynx (voir* Pharynx), *ou par leur partie externe, en enlevant toute la branche montante du maxillaire, sauf les bords postérieur et inférieur.*

1° MASSÉTER.

Insertions. — 1° Bord inférieur de l'arcade zygomatique et partie voisine de sa face interne.

2° Angle de la mâchoire et partie voisine de la face externe de la branche verticale.

Rapports. — Couvert par l'aponévrose massétérine, la parotide (en arrière), le canal de Sténon, le nerf facial.

Nerf. — Nerf massétérin du maxillaire inférieur.

Action. — Il élève la mâchoire inférieure.

2° TEMPORAL.

Insertions. — 1° Fosse temporale ; face profonde de l'aponévrose temporale.

2° Apophyse coronoïde.

Rapports. — Couvert par l'aponévrose épicrânienne et les muscles auriculaires, l'aponévrose temporale, dont les 2 feuillets s'attachent à la lèvre externe et à la face interne de l'arcade zygomatique.

Nerfs. — Branches temporales du maxillaire inférieur.

Action. — Il élève la mâchoire inférieure.

3° PTÉRYGOÏDIEN INTERNE (MASSÉTER INTERNE).

Insertions. — 1° Fosse ptérygoïde.

2° Partie interne de l'angle de la mâchoire.

Rapports. — En dehors, avec la branche de la mâchoire, les vaisseaux et nerfs dentaires et le nerf lingual; en dedans, avec le péristaphylin externe et le pharynx.

Nerf. — Branche du maxillaire inférieur.

Action. — Élève la mâchoire inférieure.

4° PTÉRYGOÏDIEN EXTERNE.

Insertions. — 1° Face externe de l'apophyse ptérygoïde ; fosse zygomatique et crête temporo-zygomatique.

2° Partie interne du col du condyle.

Nerf. — Branche du maxillaire inférieur.

Action. — Porte le condyle de la mâchoire en avant (mouvements de latéralité).

CHAPITRE VI. — MUSCLES DU MEMBRE SUPÉRIEUR.

ARTICLE 1er. — MUSCLES DE L'ÉPAULE.

PRÉPARATION. — *Détacher le membre supérieur du tronc en suivant la clavicule. Incision circulaire vers la partie moyenne du bras; faire tomber sur cette incision une incision verticale partant de l'acromion. Le petit rond est souvent confondu avec le sous-épineux.*

3 PLANS.
- *Plan superficiel. — Deltoïde.*
- *Plan moyen. — Sus-épineux, sous-épineux, petit rond, grand rond.*
- *Plan profond. — Sous-scapulaire.*

1° DELTOÏDE

Insertions. — 1° Tiers externe du bord antérieur de la clavicule, bord externe de l'acromion, bord inférieur de l'épine de l'omoplate (vis-à-vis du trapèze).

2° Empreinte deltoïdienne de l'humérus.

Rapports. — Recouvre l'articulation. La veine céphalique est dans l'interstice celluleux qui le sépare du grand pectoral. Entre lui et la grosse tubérosité de l'humérus est la *bourse séreuse sous-deltoïdienne.*

Nerf. — Nerf circonflexe.

Action. — Soulève le bras, porte le bras en avant (fibres antérieures), en arrière (fibres postérieures). Soulève le tronc (action de grimper).

2° SUS-ÉPINEUX.

Insertions. — 1° Deux tiers internes de la fosse sus-épineuse.

2° Facette supérieure de la grosse tubérosité (tendon adhérent à la capsule).

Nerf. — Branche sus-scapulaire du plexus brachial.

Action. — Abducteur et un peu rotateur en dedans de l'humérus. Renforce la capsule.

3° SOUS-ÉPINEUX.

Insertions. — 1° Fosse sous-épineuse.

2° Facette moyenne de la grosse tubérosité (tendon adhérent à la capsule).

Nerf. — Branche sus-scapulaire du plexus brachial.

Action. — Rotateur de l'humérus en arrière et en dehors.

4° PETIT ROND.

Insertions. — 1° Fosse sous-épineuse dans les deux tiers supérieurs de la bande qui longe le bord axillaire.

2° Facette inférieure de la grosse tubérosité (réuni en partie au sous-épineux).

Nerf. — Branche du nerf circonflexe.

Action. — Identique à celle du précédent.

5° GRAND ROND.

Insertions. — 1° Partie inférieure et externe de la fosse sous-épineuse, près de l'angle inférieur.

2° Lèvre postérieure de la coulisse bicipitale.

Rapports. — Le tendon du grand dorsal est d'abord en arrière de lui, puis le contourne et se place en avant; ils sont séparés par une *bourse séreuse.*

Nerf. — Branche sous-scapulaire du plexus brachial.

Action. — Congénère du grand dorsal.

6° SOUS-SCAPULAIRE.

Insertions. — 1° Fosse sous-scapulaire.

2° Petite tubérosité de l'humérus (bourse séreuse entre son tendon et la concavité de l'apophyse coracoïde).

Nerfs. — Branches sous-scapulaires du plexus brachial.

Action. — Rotateur en dedans de l'humérus; il l'abaisse et le porte dans l'adduction.

ARTICLE 2. — MUSCLES DU BRAS.

PRÉPARATION. — *Incision longitudinale sur la face antérieure du bras et du tiers supérieur de l'avant-bras.*

Le tendon de la longue portion du biceps ne peut être vu qu'en ouvrant l'articulation scapulo-humérale.

RÉGION ANTÉRIEURE. { *Plan superficiel.* — *Biceps.*
Plan profond. — *Coraco-brachial, brachial antérieur.*

RÉGION POSTÉRIEURE. — *Triceps.*

1° BICEPS.

Insertions. — 1° Partie supérieure du rebord de la cavité glénoïde (*longue portion* ou *long chef*, par un tendon contenu dans l'articulation et qui passe dans la coulisse bicipitale); sommet de l'apophyse coracoïde (tendon du *court chef*, commun avec le tendon du coraco-brachial).

2° Moitié postérieure de la tubérosité bicipitale (tendon envoyant une expansion à l'aponévrose antibrachiale).

Rapports. — L'artère humérale longe son bord interne. Le tendon du long chef est engaîné dans la coulisse bicipitale par un prolongement de la synoviale articulaire. Bourses séreuses : 1° entre les tendons réunis du biceps et du coraco-brachial, et celui du sous-scapulaire; 2° entre le tendon d'insertion et la moitié antérieure de la tubérosité bicipitale.

Nerf. — Nerf musculo-cutané.

Action. — Supinateur. Fléchit l'avant-bras, élève le bras et le porte en avant. Tenseur de l'aponévrose antibrachiale.

2° CORACO-BRACHIAL.

Insertions. — 1° Sommet de l'apophyse coracoïde (tendon uni au court chef du biceps).

2° Face interne de l'humérus, au niveau du tiers moyen.

Rapports. — Traversé par le nerf musculo-cutané (muscle perforé de Cassérius).

Nerf. — Nerf musculo-cutané.

Action. — Élève le bras ; le porte en avant et en dedans.

3° BRACHIAL ANTÉRIEUR.

Insertions. — 1° Deux faces et bord antérieur de l'humérus, dans leur moitié inférieure.

2° Partie interne et inférieure de l'apophyse coronoïde.

Nerf. — Nerf musculo-cutané.

Action. — Fléchisseur de l'avant-bras.

4° TRICEPS BRACHIAL.

Insertions. — 1° Excavation triangulaire située en haut du bord axillaire de l'omoplate (*long chef* ou *longue portion*); ligne oblique allant de la grosse tubérosité au bord externe de l'humérus au-dessus de la gouttière radiale (*vaste externe*); partie de la face postérieure située au-dessous de la gouttière radiale (*vaste interne*).

2° Partie supérieure et postérieure de l'olécrane.

Rapports. — Couvre le nerf radial et l'artère humérale profonde. Cul-de-sac de la synoviale entre son tendon et la partie supérieure de l'olécrane.

Nerf. — Nerf radial.

Action. — Extenseur de l'avant-bras.

ARTICLE 3. — MUSCLES DE L'AVANT-BRAS.

PRÉPARATION. — *Prolonger l'incision longitudinale faite au bras. Avant d'étudier les fléchisseurs à la paume de la main, étudier l'aponévrose palmaire et le muscle palmaire cutané. Conserver le ligament annu-*

laire antérieur du carpe et en arrière une bandelette du ligament annulaire postérieur. Aux doigts, les tendons fléchisseurs sont contenus dans des gaînes qu'il faut ouvrir.

Région antérieure.

4 PLANS.
- 1er. *Rond pronateur, grand palmaire, palmaire grêle, cubital antérieur.*
- 2e. *Fléchisseur superficiel.*
- 3e. *Long fléchisseur propre du pouce, fléchisseur profond des doigts.*
- 4e. *Carré pronateur.*

1° ROND PRONATEUR.

Insertions. — 1° Épitrochlée et bord interne de l'humérus ; partie interne de l'apophyse coronoïde du cubitus.

2° Empreinte rugueuse du tiers moyen de la face externe du radius.

Rapports. — Traversé par le nerf médian.

Nerf. — Nerf médian.

Action. — Pronateur et fléchisseur de l'avant-bras.

2° GRAND PALMAIRE.

Insertions. — 1° Épitrochlée (tendon commun des muscles épitrochléens).

2° Partie antérieure de la base du 2e métacarpien (tendon passant dans la gouttière du trapèze ; bourse séreuse).

Rapports. — L'artère radiale longe son bord externe.

Nerf. — Nerf médian.

Action. — Fléchit la main et l'incline sur le bord

radial. Accessoirement fléchisseur de l'avant-bras et un peu pronateur.

3° PALMAIRE GRÊLE.

Insertions. — 1° Tendon commun des muscles épitrochléens.

2° Aponévrose palmaire (tendon très-long, aplati).

Nerf. — Nerf médian.

Action. — Tenseur de l'aponévrose palmaire.

4° CUBITAL ANTÉRIEUR.

Insertions. — 1° Épitrochlée; olécrane; arcade fibreuse intermédiaire (sous laquelle passe le nerf cubital); crête du cubitus par l'aponévrose antibrachiale.

2° Pisiforme.

Rapports. — Recouvre l'artère cubitale qui, en bas, longe son bord externe.

Nerf. — Nerf cubital.

Action. — Fléchit la main et l'incline sur le bord cubital. Fléchit l'avant-bras.

5° FLÉCHISSEUR SUPERFICIEL.

Insertions. — 1° Épitrochlée (tendon commun); partie interne de l'apophyse coronoïde du cubitus; interstice de la ligne oblique de la face antérieure du radius (fibres placées sur 2 plans, un superficiel pour le médius et l'annulaire, un profond pour l'index et le petit doigt).

2° Crêtes des bords des 2es phalanges des 4 derniers doigts, par 4 tendons traversés par les tendons du fléchisseur profond. Une bride synoviale les rattache à la 1re phalange.

Rapports. — Les tendons passent sous le ligament annulaire du carpe. Il recouvre le nerf médian et l'artère cubitale.

Nerf. — Nerf médian.

Action. — Il fléchit les 2es phalanges.

6° FLÉCHISSEUR PROFOND DES DOIGTS.

Insertions. — 1° Deux tiers supérieurs des faces interne et antérieure du cubitus, et ligament interosseux.

2° Partie antérieure, rugueuse, de la base de la 3e phalange des 4 derniers doigts, par 4 tendons qui traversent ceux du fléchisseur superficiel. Une bride synoviale les rattache à la 2e phalange.

Lombricaux. — (1er, 2e, 3e, 4e, en allant de l'index au petit doigt.) Annexés aux tendons du fléchisseur profond; vont des tendons au côté externe des 4 derniers doigts en se réunissant aux tendons des interosseux. (Les 1er et 2e naissent du bord radial des tendons de l'index et du médius, le 3e des tendons du médius et de l'annulaire, le 4e de ceux de l'annulaire et du petit doigt.)

Nerf. — Nerf médian et nerf cubital.

Action. — Il fléchit les 3es phalanges. Les lombricaux fléchissent les 1res phalanges et étendent les deux dernières.

7° FLÉCHISSEUR PROPRE DU POUCE.

Insertions. — 1° Trois quarts supérieurs de la face antérieure du radius; apophyse coronoïde du cubitus; aponévrose interosseuse.

2° Deuxième phalange du pouce.

Nerf. — Nerf médian.

Action. — Fléchit la 2e phalange du pouce.

8° CARRÉ PRONATEUR.

Insertions. — 1° Quart inférieur de la face antérieure et du bord interne du cubitus.

2° Quart inférieur du bord externe et de la face antérieure du radius (fibres transversales).

Nerf. — Nerf médian.

Action. — Pronateur.

II. — Région externe.

3 PLANS. { 1er. *Long supinateur.* 2e. 1er *et* 2e *radial externe.* 3e. *Court supinateur.*

Nerfs. — Ils sont tous innervés par le radial.

1° HUMÉRO-RADIAL OU LONG SUPINATEUR.

Insertions. — 1° Tiers inférieur du bord externe de l'humérus.

2° Base de l'apophyse styloïde du radius.

Rapports. — L'artère radiale longe son bord interne.

Action. — Fléchisseur de l'avant-bras. A peine supinateur.

2° PREMIER RADIAL EXTERNE.

Insertions. — 1° Partie inférieure du bord externe de l'humérus.

2° Partie postérieure de la base du 2e métacarpien.

Rapports. — Son tendon passe sous les long abducteur et court extenseur du pouce.

Action. — Étend la main et l'incline sur le bord radial.

3° DEUXIÈME RADIAL EXTERNE.

Insertions. — 1° Épicondyle (tendon commun des muscles épicondyliens).

2° Apophyse postérieure de la base du 3e métacarpien.

Rapports. — Son tendon passe sous les tendons des muscles long abducteur, court et long extenseurs du pouce.

Action. — Étend la main.

4° COURT SUPINATEUR.

Insertions. — 1° Épicondyle, par le ligament latéral externe; bord externe du cubitus; excavation située au-dessous de la petite cavité sigmoïde.

2° Faces postérieure, externe et antérieure du radius (en embrassant l'insertion du biceps) et ligne oblique de la face antérieure du radius.

Rapports. — Traversé par la branche profonde du nerf radial.

Action. — Supinateur.

III. — Région postérieure.

2 PLANS.
- 1er. *Extenseur commun des doigts, extenseur propre du petit doigt, cubital postérieur, anconé.*
- 2e. *Long abducteur, court extenseur et long extenseur du pouce, extenseur propre de l'index.*

Nerfs. — Ils sont tous innervés par le nerf radial.

1° EXTENSEUR COMMUN DES DOIGTS.

Insertions. — 1° Épicondyle (tendon commun).

2° Base de la 1re phalange des 4 derniers doigts (expansion fibreuse); base des 2es phalanges (languette médiane); base des 3es phalanges (languettes latérales réunies) par 4 tendons.

Action. — Étend les 1res phalanges des doigts.

2° EXTENSEUR PROPRE DU PETIT DOIGT.

Insertions. — 1° Tendon commun des muscles épicondyliens.

2° Tendon réuni au tendon de l'extenseur commun.

3° CUBITAL POSTÉRIEUR.

Insertions. — 1° Épicondyle (tendon commun); crête du cubitus (par l'aponévrose antibrachiale).

2° Extrémité supérieure du 5e métacarpien.

Action. — Étend la main et l'incline sur le bord cubital.

4° ANCONÉ.

Insertions. — 1° Épicondyle (tendon distinct).

2° Partie externe de l'olécrane et cinquième supérieur de la face postérieure du cubitus.

Rapports. — Recouvre la synoviale du coude; continuation du triceps.

Action. — Extenseur de l'avant-bras.

5° LONG ABDUCTEUR DU POUCE.

Insertions. — 1° Faces postérieures du cubitus et du radius.

2° Extrémité supérieure du 1er métacarpien.

Rapports. — Son tendon croise les radiaux et passe avec le court extenseur du pouce dans une gouttière du radius.

Action. — Fléchisseur et abducteur du 1er métacarpien et de la main.

6° COURT EXTENSEUR DU POUCE.

Insertions. — 1° Radius et ligament interosseux.

2° Extrémité supérieure de la 1re phalange du pouce.

Rapports. — Situé en dedans du précédent qu'il accompagne.

Action. — Extenseur de la 1re phalange du pouce et abducteur du 1er métacarpien et de la main.

7° LONG EXTENSEUR DU POUCE.

Insertions. — 1° Cubitus et ligament interosseux.

2° Deuxième phalange du pouce.

Rapports. — Son tendon croise les radiaux et passe dans une gouttière oblique du radius. Il limite en dedans un creux, *tabatière anatomique*, limité en dehors par les tendons des court extenseur et long abducteur du pouce.

Action. — Il étend les 2 phalanges du pouce, le 1er métacarpien et la main et porte le 1er métacarpien dans l'abduction.

8° EXTENSEUR PROPRE DE L'INDEX.

Insertions. — 1° Cubitus et ligament interosseux.

2° Tendon qui rejoint celui de l'extenseur commun.

ARTICLE 4. — MUSCLES DE LA MAIN.

		Éminence thénar.	Éminence hypothénar.
5 PLANS.	1er.	. . . .	*Palmaire cutané.*
	2°.	*Court abducteur du pouce.*	*Abducteur du petit doigt.*
		Court fléchisseur du pouce.	*Court fléchisseur du petit doigt.*
	3e.	*Opposant du pouce.*	*Opposant du petit doigt.*
	4e.	*Court adducteur du pouce.*	
	5e.	. . . .	*Interosseux.*

PALMAIRE CUTANÉ.

Insertions. — 1° Partie interne de l'aponévrose palmaire moyenne.

2° Peau du bord cubital de la main.

Nerf. — Nerf cubital.

Action. — Fronce la peau du bord cubital.

a. — *Muscles de l'éminence thénar.*

1° COURT ABDUCTEUR DU POUCE OU SCAPHOÏDO-PHALANGIEN.

Insertions. — 1° Apophyse du scaphoïde, trapèze, gaîne du grand palmaire, ligament annulaire du carpe.

2° Crête transversale externe de l'extrémité supérieure de la 1re phalange.

Nerf. — Nerf médian.

Action. — Fléchit la 1re phalange du pouce. Étend la 2e phalange. Fléchit le 1er métacarpien et le place dans l'adduction (opposition du pouce).

2° COURT FLÉCHISSEUR DU POUCE.

Insertions. — 1° Trapèze et partie inférieure et externe du ligament annulaire du carpe (faisceau superficiel); partie antérieure et interne de la capsule de l'articulation trapézo-métacarpienne (faisceau profond).

2° Os sésamoïde externe (faisceau externe); os sésamoïde interne (faisceau interne confondu en partie avec le court abducteur).

Nerf. — Nerf médian.

Action. — Opposition du pouce (faisceau externe).

3° OPPOSANT DU POUCE OU TRAPÉZO-MÉTACARPIEN.

Insertions. — 1° Partie antérieure du trapèze et ligament annulaire.

2° Bord externe et face antérieure du 1er métacarpien.

Nerf. — Nerf médian.

Action. — Fléchit le 1er métacarpien et le porte dans l'adduction.

4° COURT ADDUCTEUR DU POUCE OU MÉTACARPO-PHALANGIEN.

Insertions. — 1° Grand os, partie antérieure du 3e métacarpien dans toute sa longueur, partie supérieure du 2e métacarpien, ligament transverse du métacarpe.

2° Os sésamoïde interne et tubérosité interne et supérieure de la 1re phalange du pouce.

Nerf. — Nerf cubital.

Action. — Étend la 2e phalange du pouce, fléchit la 1re, porte le 1er métacarpien dans l'adduction.

b. — *Muscles de l'éminence hypothénar.*

1° ABDUCTEUR DU PETIT DOIGT OU PISI-PHALANGIEN.

Insertions. — 1° Pisiforme.

2° Partie supérieure et interne de la 1re phalange.

Nerf. — Nerf cubital.

Action. — Porte le petit doigt dans l'abduction, fléchit sa 1re phalange, étend les 2 dernières.

2° COURT FLÉCHISSEUR DU PETIT DOIGT OU UNCI-PHALANGIEN.

Insertions. — 1° Apophyse de l'os crochu.

2° Partie interne de la 1re phalange.

Rapports. — Séparé de l'abducteur par les branches profondes du nerf cubital et de l'artère.

Nerf. — Nerf cubital.

Action. — Fléchit la 1re phalange, étend les 2 dernières.

3° OPPOSANT DU PETIT DOIGT OU UNCI-MÉTACARPIEN.

Insertions — 1° Apophyse de l'os crochu.

2° Bord interne du 5e métacarpien.

Nerf. — Nerf cubital.

Action. — Porte le 5e métacarpien en avant et en dehors.

c. — *Muscles interosseux.*

1° INTEROSSEUX PALMAIRES.

Au nombre de 3, pour l'index (1er), l'annulaire (2e) et le petit doigt (3e).

Insertions. — 1° A la moitié antérieure de la face latérale du métacarpien qui supporte le doigt qu'ils sont destinés à mouvoir (donc à un seul métacarpien).

2° Au côté de la 1re phalange le plus rapproché de l'axe de la main; le tendon envoie une expansion au bord correspondant du tendon de l'extenseur commun.

Action. — Adducteurs par rapport à l'axe de la main. Fléchisseurs des 1res phalanges, extenseurs des 2 dernières.

2° INTEROSSEUX DORSAUX.

Au nombre de 4, pour l'index (1er), le médian (2e et 3e) et l'annulaire (4e); plus volumineux, surtout celui de l'index; visibles à la face dorsale et à la face palmaire de la main.

Insertions. — 1° Faces latérales des 2 métacarpiens de l'espace qu'ils occupent.

2° Côté de la 1re phalange le plus éloigné de l'axe de la main; expansion fibreuse au tendon de l'extenseur commun.

Action. — Abducteurs par rapport à l'axe de la main. Fléchisseurs des 1res phalanges, extenseurs des 2 dernières.

Nerfs. — Tous les interosseux sont innervés par le cubital.

Aponévroses du membre supérieur.

A. — APONÉVROSES DE L'ÉPAULE.

Plus fortes à la partie postérieure. Gaine pour le deltoïde. Gaines ostéo-fibreuses pour : 1° le sus-épineux; 2° le sous-épineux et le petit rond.

B. — APONÉVROSE BRACHIALE.

2 cloisons intermusculaires, interne et externe, la séparent en 2 gaines : 1° postérieure pour le triceps; 2° antérieure subdivisée en 2 loges secondaires pour le biceps et le coraco-brachial et pour le brachial antérieur.

C. — APONÉVROSE ANTI-BRACHIALE.

Adhérente à la crête du cubitus. 3 grandes loges, 1 antérieure, 1 externe, 1 postérieure. Gaines secondaires distinctes pour les muscles superficiels qui prennent des insertions à sa face profonde. Au poignet, elle s'épaissit en arrière pour former le *ligament annulaire dorsal du carpe* et constitue, avec les os, des gouttières ostéo-fibreuses pour les tendons des muscles.

D. — APONÉVROSES DE LA MAIN.

A. *Aponévrose palmaire.* — 1° *Partie moyenne; aponévrose palmaire moyenne.* Très-forte; formée par des fibres superficielles en éventail et des fibres profondes transversales. Continue en haut avec le tendon du palmaire grêle et le ligament annulaire antérieur du carpe. En bas, elle envoie 4 languettes à la peau de la racine des doigts et profondément se soude aux gaînes des tendons fléchisseurs. — 2° *Aponévrose palmaire externe.* Elle enveloppe les muscles de l'éminence thénar. — 3° *Aponévrose palmaire interne.* Elle enveloppe les muscles de l'éminence hypothénar.

B. *Aponévrose dorsale.* — Continue en haut avec le ligament annulaire dorsal du carpe; se soude aux bords des tendons extenseurs.

C. *Aponévroses interosseuses.* — L'une dorsale, l'autre palmaire; complètent les gaines des interosseux. L'aponévrose antérieure s'épaissit en bas pour former le *ligament transverse du métacarpe.*

E. — GAINES TENDINEUSES DES DOIGTS.

Vont de la base des 1res phalanges à la base des 3es. Formées par les os et par des gouttières fibreuses attachées aux bords des 1res et 2es phalanges. Minces au niveau des articulations.

Gaînes synoviales du poignet et de la main.

PRÉPARATION. — *Les insuffler ou les injecter à l'aide d'un tube très-fin introduit obliquement.*

A. — SYNOVIALES POSTÉRIEURES DU POIGNET.

On trouve en arrière 6 synoviales distinctes :

1° Celle des long abducteur et court extenseur du pouce, bifurquée en bas;

2° Celle des radiaux externes; bifurquée en bas;

3° Celle du long extenseur du pouce;

4° Celle de l'extenseur commun et de l'extenseur propre de l'index;

5° Celle de l'extenseur du petit doigt;

6° Celle du cubital postérieur.

B. — SYNOVIALES ANTÉRIEURES DU POIGNET ET DE LA MAIN.

1° Premier *type*, peu fréquent. 2 synoviales au poignet, l'une, externe, pour le long fléchisseur du pouce; l'autre, interne, pour les tendons des fléchisseurs superficiel et profond. 5 synoviales distinctes pour les doigts; elles entourent les tendons fléchisseurs dans leurs gaînes ostéo-fibreuses.

2° *Second type*. Une seule grande synoviale au poignet (pour le long fléchisseur du pouce et les fléchisseurs superficiel et profond) envoyant 2 prolongements, l'un pour le petit doigt, l'autre pour le pouce. Les gaînes digitales des 3 doigts médians sont seules distinctes.

Formes intermédiaires diverses.

CHAPITRE VII. — MUSCLES DU MEMBRE INFÉRIEUR.

ARTICLE 1er. — MUSCLES DU BASSIN.

Région antérieure.

PSOAS ET ILIAQUE.

PRÉPARATION. — *Ouvrir l'abdomen; enlever les organes qu'il contient ainsi que le péritoine.*

Insertions. — Partie latérale des disques intervertébraux, de la 12e dorsale au sacrum, dans l'intervalle des disques, à des arcades tendineuses, et bord inférieur des apophyses transverses des vertèbres lombaires (*grand psoas*) ; fosse iliaque interne (*iliaque*).

2° Petit trochanter.

Petit psoas (muscle annexe). *Insertions.* — 1° Corps de la 12e vertèbre dorsale.

2° Éminence iléo-pectinée et fascia iliaca.

Rapports. — Répond en avant au rein, au côlon, aux vaisseaux iliaques externes, à l'arcade crurale et au nerf crural. Recouvre l'articulation coxo-fémorale. Le muscle répond, en avant, au cœcum à droite, à l'S iliaque à gauche. Son aponévrose constitue le fascia iliaca.

Entre le muscle et la capsule articulaire est une bourse séreuse; une autre existe entre le tendon et le petit trochanter.

Nerfs. — Plexus lombaire (psoas) et nerf crural (iliaque).

Action. — Fléchisseur de la cuisse et rotateur en dehors. Fléchisseur du bassin et du tronc et rotateur du tronc du côté opposé.

RÉGION POSTÉRIEURE.

PRÉPARATION. — *Placer un billot sous l'abdomen. Incision verticale allant de l'anus aux apophyses épineuses des vertèbres lombaires ; faire tomber dessus 2 incisions, l'une supérieure, horizontale, au niveau de la crête iliaque, l'autre inférieure, oblique, suivant le pli de la fesse. Enlever avec la peau l'aponévrose du grand fessier ; commencer la dissection du moyen fessier par le bord postérieur. Pour voir la partie intra-pelvienne de l'obturateur interne et du pyramidal, faire une coupe verticale antéro-postérieure du bassin, ou désarticuler l'os iliaque du côté opposé à la préparation.*

4 PLANS.
- 1er. *Grand fessier.*
- 2e. *Moyen fessier.*
- 3e. *Petit fessier, pyramidal, obturateur interne et jumeaux, carré crural.*
- 4e. *Obturateur externe.*

1° GRAND FESSIER.

Insertions. — 1° Ligne courbe postérieure de l'os coxal, partie la plus reculée de la fosse iliaque externe, partie externe du sacrum, bords du coccyx, partie postérieure du grand ligament sacro-sciatique.

2° Bifurcation externe de la ligne âpre, du grand trochanter au tiers moyen du fémur (2 bourses séreuses séparent son tendon du grand trochanter et du vaste externe).

Il est recouvert par une aponévrose qui le divise en faisceaux distincts et volumineux.

Nerf. — Nerf fessier inférieur.

Action. — Extenseur et rotateur en dehors de la cuisse. Extenseur du bassin; fait tourner la face antérieure du tronc du côté opposé.

2° MOYEN FESSIER.

Insertions. — 1° Fosse iliaque externe, entre les deux lignes courbes, 3 quarts antérieurs de la lèvre externe de la crête iliaque, épine iliaque antérieure et supérieure.

2° Face externe du grand trochanter suivant une ligne oblique en bas et en avant. (Une bourse séreuse se trouve entre son tendon et le grand trochanter.)

Rapports. — Les vaisseaux et nerfs fessiers supérieurs sortent entre son bord postérieur et le pyramidal.

Nerf. — Nerf fessier supérieur.

Action. — Abducteur de la cuisse par son faisceau moyen; rotateur en dedans et fléchisseur par son faisceau antérieur; rotateur en dehors et extenseur par son faisceau postérieur. En totalité, abducteur et extenseur.

3° PETIT FESSIER.

Insertions. — 1° Partie de la fosse iliaque externe sous-jacente à la ligne courbe antérieure, et partie antérieure de la crête iliaque.

2° Bord antérieur et partie antérieure du bord supérieur du grand trochanter. Son bord antérieur est souvent confondu avec celui du moyen fessier. Une bourse séreuse sépare son tendon du grand trochanter.

Rapports. — Il recouvre la partie supérieure de la capsule coxo-fémorale.

Nerf. — Nerf fessier supérieur.

Action. — Abducteur de la cuisse et rotateur en dedans (fibres antérieures) et en dehors (fibres postérieures).

4° PYRAMIDAL.

Insertions. — 1° Face antérieure du sacrum (par 3 digitations), face antérieure du grand ligament sacro-sciatique et partie supérieure de l'échancrure sciatique.

2° Bord supérieur du grand trochanter, derrière le petit fessier.

Rapports. — Il sort du bassin par la grande échancrure sciatique. Son bord supérieur, contigu au bord postérieur du moyen fessier, en est séparé par les vaisseaux et nerfs fessiers supérieurs. Sous son bord inférieur, contigu à l'obturateur interne, passent le grand nerf sciatique, les vaisseaux et nerfs fessiers inférieurs et honteux internes et le nerf de l'obturateur interne.

Nerf. — Nerf du plexus sacré.

Action. — Abducteur, rotateur en dehors et extenseur de la cuisse.

5° OBTURATEUR INTERNE ET JUMEAUX.

Insertions. — 1° Pourtour du trou obturateur, et face interne de la membrane obturatrice (obturateur interne) ; épine sciatique (jumeau supérieur); partie supérieure de l'ischion (jumeau inférieur).

2° Bord supérieur du grand trochanter, au-dessous du pyramidal.

Rapports. — Il traverse la petite échancrure sciatique et se réfléchit au-dessus de l'ischion où il est reçu dans une gouttière formée par les 2 jumeaux. Il y a une bourse séreuse entre sa face profonde et la gouttière sus-ischiatique, et une autre entre son tendon et les jumeaux.

Nerfs. — Nerf obturateur interne du plexus sacré et branches du nerf crural (jumeau inférieur).

Action. — Rotateur en dehors de la cuisse.

6° CARRÉ CRURAL.

Insertions. — 1° Bord externe de l'ischion, en avant du demi-membraneux.

2° Crête intertrochantérienne.

Rapports. — Bord inférieur contigu au bord supérieur du grand adducteur dont le séparent les vaisseaux circonflexes internes.

Nerf. — Branche du plexus sacré.

Action. — Rotateur en dehors de la cuisse.

7° OBTURATEUR EXTERNE.

Insertions. — 1° Pourtour du trou obturateur et face antérieure de la membrane obturatrice.

2° Cavité digitale du grand trochanter.

Rapports. — Forme une sangle sous le col du fémur et renforce la partie inférieure de la capsule.

Nerf. — Branche du nerf obturateur.

Action. — Rotateur de la cuisse en dehors.

ARTICLE 2. — MUSCLES DE LA CUISSE.

PRÉPARATION. — *Incision longitudinale en avant ou en arrière et la prolonger jusqu'au tiers supérieur de la jambe. En avant, faire une incision oblique dans la direction de l'arcade crurale. Lier la veine crurale et la saphène interne pour n'avoir pas de sang. Pour le tenseur du* fascia lata, *conserver une bande aponévrotique du corps charnu au tibia.*

Région antérieure.

4 PLANS.
- 1er. *Couturier, tenseur du* fascia lata.
- 2e. *Droit antérieur.* } *Triceps fémoral.*
- 3e. *Vaste externe.* } *Triceps fémoral.*
- 4e. *Vaste interne.* } *Triceps fémoral.*

1° COUTURIER.

Insertions. — 1° Épine iliaque antérieure et supérieure et moitié supérieure de l'échancrure sous-jacente.

2° Crête du tibia, sous le ligament rotulien.

Rapports. — Son tendon forme avec ceux du droit interne et du demi-tendineux, qu'il recouvre et dont il est séparé par une bourse séreuse, ce qu'on appelle la *patte d'oie.* Muscle satellite de l'artère fémorale.

Nerfs. — Branches musculo-cutanées du nerf crural.

Action. — Fléchisseur de la jambe sur la cuisse ; rotateur du tibia en dedans. Fléchisseur de la cuisse sur le bassin.

2° TENSEUR DU FASCIA LATA.

Insertions.— 1° Épine iliaque antérieure et supérieure.

2° Tubercule externe de la tubérosité antérieure du tibia par une bandelette, *ligament iléo-fémoral,* confondue avec le fascia lata.

Nerfs. — Branches du nerf fessier supérieur.

Action. — Fléchisseur et rotateur en dedans de la cuisse. Tenseur du fascia lata. Fixateur de la rotule.

3° TRICEPS FÉMORAL.

Insertions. — 1° *Droit antérieur :* Épine iliaque antérieure et inférieure (*tendon direct*); rebord de la cavité cotyloïde (*tendon réfléchi*).

Vaste externe. — Base du grand trochanter, ligne rugueuse allant du grand trochanter à la ligne âpre, lèvre externe de la ligne âpre.

Vaste interne. — Lèvre interne de la ligne âpre (portion interne); trois faces du fémur (muscle crural).

2° Base, bords et faceantérieure de la rotule pour se continuer avec le *tendon rotulien* qui s'attache à la tubérosité antérieure du tibia. Un faisceau distinct (muscle sous-crural) va du tiers moyen de la face antérieure du fémur au cul-de-sac supérieur de la synoviale du genou. Une bourse séreuse, *bourse prérotulienne sous-aponévrotique,* sépare le tendon du triceps de l'aponévrose.

Nerfs. — Branches du nerf crural.

Action. — Étend la jambe sur la cuisse. Le droit antérieur fléchit la cuisse sur le bassin.

Région interne.

3 PLANS.
- 1er *Droit interne, pectiné, moyen adducteur.*
- 2e. *Petit adducteur.*
- 3e. *Grand adducteur.*

1° DROIT INTERNE.

Insertions. — 1° Le long de la symphyse du pubis.

2° Crête du tibia, au-dessus du tendon du demi-tendineux (patte d'oie). Il y a une bourse séreuse entre ces tendons et le tibia, une autre entre eux et le couturier.

Nerf. — Nerf obturateur.

Action. — Adducteur du fémur. Fléchisseur de la jambe et rotateur du tibia en dedans.

2° PECTINÉ.

Insertions. — 1° Crête pectinéale et surface triangulaire située en avant de cette crête.

2° Bifurcation interne de la ligne âpre.

Rapports. — Recouvre l'articulation coxo-fémorale. Forme la paroi interne et postérieure du canal crural.

Nerfs. — Branches du nerf crural et de l'obturateur.

Action. — Fléchisseur, adducteur et rotateur en dehors de la cuisse (action de croiser les jambes).

3° PREMIER OU MOYEN ADDUCTEUR.

Insertions. — 1° Épine du pubis.

2° Tiers moyen de la ligne âpre.

Nerfs. — Branches du nerf obturateur et du nerf crural.

Action. — Fléchisseur, adducteur et rotateur en dehors de la cuisse.

4° DEUXIÈME OU PETIT ADDUCTEUR.

Insertions. — 1° Au-dessous de l'épine du pubis.

2° Tiers moyen de la ligne âpre. Son bord interne est quelquefois peu distinct du grand adducteur.

Nerfs. — Branches du nerf obturateur.

Action. — Identique à celle du moyen adducteur.

5° TROISIÈME OU GRAND ADDUCTEUR.

Insertions. — 1° Tubérosité de l'ischion et sa branche inférieure.

2° Interstice de la ligne âpre (fibres externes); tubercule saillant du condyle interne du fémur (fibres internes).

Au niveau de la bifurcation interne de la ligne âpre, l'aponévrose d'insertion du muscle circonscrit une ouverture ovalaire, *anneau des adducteurs,* par laquelle passent l'artère et la veine fémorales.

Nerfs. — Branches du nerf obturateur; grand nerf sciatique.

Action. — Adducteur de la cuisse et rotateur en dehors (sauf pour sa partie inférieure).

Région postérieure.

	Région interne.	Région externe.
2 PLANS.	1er. *Demi-tendineux.*	*Long chef du biceps.*
	2e. *Demi-membraneux.*	*Court chef du biceps.*

1° DEMI-TENDINEUX.

Insertions.—1° Ischion (tendon commun avec le biceps).

2° Crête du tibia (tendon mince, réfléchi derrière et au-dessous de la tubérosité interne du tibia; s'accole au bord inférieur du tendon du droit interne et forme avec lui et avec celui du couturier la patte d'oie.

Nerfs. — Branches du grand nerf sciatique.

Action. — Extenseur de la cuisse, fléchisseur et rotateur en dedans de la jambe.

2° DEMI-MEMBRANEUX

Insertions. — 1° Ischion, en avant des précédents (tendon creusé en gouttière).

2° Tendon inférieur divisé en 3 portions; l'externe se réfléchit en dehors et en haut pour former le *ligament poplité;* l'antérieure se réfléchit en avant et s'attache à la gouttière de la tubérosité interne du tibia; la moyenne, qui continue la direction du muscle, va à la partie postérieure de la tubérosité du tibia. Entre son tendon antérieur et le tibia est une bourse séreuse.

Nerfs. — Branches du grand nerf sciatique.

Action. — Extenseur de la cuisse, fléchisseur et rotateur en dedans de la jambe.

3° BICEPS CRURAL.

Insertions. — 1° Partie externe de la tubérosité de l'ischion (*long chef*) par un tendon commun avec le demi-tendineux; partie moyenne de la ligne âpre (*court chef*).

2° Tubercule moyen de la tête du péroné (son tendon embrasse le ligament latéral externe du genou).

Bourse séreuse entre son tendon d'origine et celui du demi-membraneux.

Nerfs. — Branches du grand nerf sciatique.

Action. — Extenseur de la cuisse, fléchisseur et rotateur en dehors de la jambe.

ARTICLE 3. — MUSCLES DE LA JAMBE.

PRÉPARATION. — *Incision longitudinale de la rotule à la base du 3e orteil; faire tomber dessus une incision ovalaire passant en avant du cou-de-pied, sous les malléoles, et se terminant à la partie inférieure du talon; faire une incision curviligne à concavité postérieure, suivant sur le dos du pied la racine des 5 orteils. Les tendons qui se trouvent à la plante du pied seront étudiés avec les muscles plantaires. Laisser au niveau du cou-de-pied une bandelette aponévrotique pour maintenir les tendons en place.*

Région antérieure.

2 PLANS. { 1er. *Jambier antérieur, long extenseur commun des orteils.*
2e. *Extenseur propre du gros orteil.* }

1° JAMBIER OU TIBIAL ANTÉRIEUR.

Insertions. — 1° Tubérosité externe du tibia à un tubercule saillant, deux tiers supérieurs de sa face externe; face profonde de l'aponévrose jambière.

2° Partie interne du 1er cunéiforme; expansion au 1er métatarsien.

Rapports. — Les nerfs et les vaisseaux tibiaux antérieurs longent son côté externe. Son tendon est accompagné par une bourse séreuse sous le ligament annulaire du tarse.

Nerfs. — Branches du sciatique poplité externe et du nerf tibial antérieur.

Action. — Fléchit le pied sur la jambe, élève son bord interne, renverse la plante en dedans et porte la pointe du pied dans l'adduction.

2° EXTENSEUR PROPRE DU GROS ORTEIL.

Insertions. — 1° Face interne du péroné et ligament interosseux.

2° Base de la 2e phalange du gros orteil.

Rapports. — Les nerfs et vaisseaux tibiaux antérieurs longent son côté interne. Une bourse séreuse accompagne son tendon.

Nerfs. — Branches du nerf tibial antérieur.

Action. — Extenseur du gros orteil; fléchisseur du pied qu'il porte dans l'adduction.

3° LONG EXTENSEUR COMMUN DES ORTEILS.

Insertions. — 1° Tubérosité externe du tibia; trois quarts supérieurs de la face interne du péroné; membrane interosseuse.

2° Deuxièmes phalanges (languette moyenne); 3es phalanges (languettes latérales réunies) par 4 tendons pour les 4 derniers orteils.

Péronier antérieur (muscle annexe). *Insertions.* — 1° Tiers inférieur de la face interne du péroné.

2° Partie dorsale de la base du 5e métatarsien.

Une bourse séreuse sépare ses tendons de la face profonde du ligament annulaire; une autre les sépare de la capsule articulaire tibio-tarsienne.

Nerfs. — Nerfs du sciatique poplité externe et du tibial antérieur.

Action. — Extenseur des phalanges (spécialement des 1res); fléchisseur et abducteur du pied. Élève le bord externe du pied et dirige sa pointe en dehors.

Région externe.

2 PLANS. { 1er. *Long peronier latéral.*
2e. *Court péronier latéral.*

1° LONG PÉRONIER LATÉRAL.

Insertions. — 1° Tête du péroné; partie voisine de la tubérosité externe du tibia; tiers supérieur de la face externe du péroné; aponévrose.

2° Partie externe de la base du 1er métatarsien.

Rapports. — Son tendon se place derrière la malléole externe dans une coulisse spéciale, puis se dirige en avant et en bas sur la face externe du calcanéum, se place dans la gouttière de la face inférieure du cuboïde et est au pied appliqué profondément contre les os. Il a 2 bourses séreuses pour son tendon, l'une derrière la malléole, l'autre à la plante du pied.

Nerfs. — Branches du nerf musculo-cutané.

Action. — Il abaisse le bord interne du pied, relève le bord externe, renverse la plante en dehors et augmente la courbure transversale de la voûte plantaire. Il tourne la pointe du pied en dehors. Étend le pied sur la jambe.

2° COURT PÉRONIER LATÉRAL.

Insertions. — 1° Deux tiers inférieurs de la face externe du péroné; aponévrose.

2° Apophyse du 5e métatarsien.

Rapports. — Son tendon se place dans la même gouttière que le long péronier latéral, derrière la malléole externe, puis a une gaîne spéciale sur la face externe du calcanéum. Synoviale commune avec celle du long péronier latéral.

Nerfs. — Branches du nerf musculo-cutané.

Action. — Élève le bord externe du pied, tourne sa pointe en dehors, renverse en dehors la plante du pied étend le pied sur la jambe.

Région postérieure.

4 PLANS.
- 1er. *Jumeaux.*
- 2e. *Plantaire grêle.*
- 3e. *Poplité, Solćaire.*
- 4e. *Long fléchisseur commun des orteils, jambier postérieur, fléchisseur propre du gros orteil.*

1° TRICEPS SURAL.

Insertions. — 1° *Jumeaux* ou *gastro-cnémiens. Ju-*

meau interne; terminaison de la bifurcation interne de la ligne âpre, en arrière du tubercule d'insertion du grand adducteur. *Jumeau externe;* au-dessus du condyle externe, au tubercule qui surmonte la dépression où s'insère le poplité.

Soléaire. — Tête et tiers supérieur de la face postérieure du péroné; ligne oblique du tibia et tiers moyen de son bord interne.

2° Moitié inférieure de la face postérieure du calcanéum (*tendon d'Achille*). Bourse séreuse entre la partie supérieure lisse de cette face et ce tendon.

Nerfs. — Branches du nerf sciatique poplité interne.

Action. — Extenseur du pied sur la jambe; renverse la plante du pied en dedans et tourne sa pointe du côté interne. Les jumeaux sont aussi fléchisseurs de la jambe.

2° PLANTAIRE GRÊLE.

Insertions. — 1° Fémur, en dedans du jumeau externe.

2° Partie interne du tendon d'Achille ou calcanéum ou aponévrose profonde.

Nerf. — Branche du nerf sciatique poplité interne.

3° POPLITÉ.

Insertions. — 1° Dépression de la tubérosité externe du fémur.

2° Surface triangulaire de la face postérieure du tibia, au-dessus de la ligne oblique.

Son tendon est enveloppé par un prolongement de la synoviale articulaire.

Nerfs. — Branches du sciatique poplité interne.

Action. — Fléchisseur de la jambe et rotateur du tibia en dedans.

4° LONG FLÉCHISSEUR COMMUN DES ORTEILS.

Insertions. — 1° Ligne oblique et tiers moyen de la face postérieure du tibia.

2° Base des phalanges unguéales des 4 derniers doigts par 4 tendons qui perforent les tendons du court fléchisseur commun.

Rapports. — Le plus interne des muscles profonds de la jambe. Son tendon se place derrière la malléole interne, en arrière du tendon du jambier postérieur, et a là une gaîne synoviale distincte. A la plante du pied il croise, en passant au-dessous, le tendon du long fléchisseur du gros orteil et reçoit par son côté externe l'accessoire du long fléchisseur. Aux doigts, chaque tendon a sa gaîne synoviale.

Nerfs. — Branches du nerf tibial postérieur.

Action. — Fléchisseur des 3es phalanges. Extenseur du pied.

5° JAMBIER OU TIBIAL POSTÉRIEUR.

Insertions. — 1° Ligne oblique du tibia et partie la plus externe de la face postérieure de cet os; partie de la face interne du péroné située en arrière du ligament interosseux (l'artère tibiale antérieure sépare ces 2 insertions).

2° Apophyse du scaphoïde (expansion au 1er cunéiforme).

Rapports. — Son tendon se place derrière la malléole interne, en avant du tendon du long fléchisseur commun, et a là une gaîne synoviale distincte. Au pied, il se place sous le ligament calcanéo-scaphoïdien inférieur.

Nerfs. — Branches du nerf tibial postérieur.

Action. — Extenseur et adducteur du pied. Il élève son bord interne, tourne sa pointe en dedans et excave la voûte plantaire.

6° LONG FLÉCHISSEUR PROPRE DU GROS ORTEIL.

Insertions. — 1° Deux tiers inférieurs de la face postérieure du péroné.

2° Extrémité postérieure de la phalange unguéale du gros orteil.

Rapports. — Situé en dehors du jambier postérieur. Son tendon se place dans une gouttière creusée sur le tibia, puis sur l'astragale, et se réfléchit, en avant, dans la gouttière calcanéenne ; au pied, il croise le tendon du long fléchisseur commun, en passant au-dessus, et se place entre les deux parties du court fléchisseur du gros orteil. Il a 2 bourses synoviales, l'une au niveau de l'articulation tibio-tarsienne, l'autre au niveau du gros orteil.

Nerfs. — Branches du nerf tibial postérieur.

Action. — Fléchisseur du gros orteil et extenseur du pied.

ARTICLE 4. — MUSCLES DU PIED.

Région dorsale.

PÉDIEUX.

Insertions. — 1° Partie antérieure et externe de la face supérieure du calcanéum.

2° Quatre faisceaux allant, l'interne à la 1re phalange du gros orteil (court extenseur du gros orteil), les trois autres au bord externe des tendons extenseurs des 2e, 3e et 4e orteils.

Rapports. — Son bord interne est longé par l'artère pédieuse.

Nerfs. — Branches du nerf tibial antérieur.

Action. — Il redresse l'action oblique de l'extenseur commun.

Région plantaire.

PRÉPARATION. — *Incision partant du calcanéum et aboutissant à la racine du gros orteil en longeant le bord externe du pied et la racine des orteils. Pour mettre à nu les muscles profonds, on peut couper par le milieu les muscles superficiels ; mais il vaut mieux détacher par un trait de scie la partie inférieure du calcanéum à laquelle ils s'insèrent.*

Région plantaire.

	INTERNE.	MOYENNE.	EXTERNE.
4 PLANS.	1er. *Court abducteur du gros orteil.*	*Court fléchisseur commun des orteils.*	*Court abducteur du petit orteil.*
	2e. *Court fléchisseur.*	*Accessoire du long fléchiss.* *Lombricaux.*	*Court fléchisseur du petit orteil.*
	3e. *Adducteur oblique du gros orteil.* *Adducteur transverse du gros orteil.*		*Opposant du petit orteil.*
	4e. *Muscles interosseux.*		

Région plantaire moyenne.

1° COURT FLÉCHISSEUR COMMUN DES ORTEILS.

Insertions. — 1° Tubérosité interne et inférieure du calcanéum, et échancrure qui sépare les 2 tubérosités ; aponévrose plantaire.

2° Bords des 2es phalanges des 4 derniers orteils, par 4 tendons qui sont perforés par les tendons du long fléchisseur commun.

Nerfs. — Branches du nerf plantaire interne.

Action. — Il fléchit les 2es phalanges des 4 derniers orteils.

2° ACCESSOIRE DU LONG FLÉCHISSEUR (*caro quadrata*).

Insertions. — 1° Partie inférieure de la gouttière interne du calcanéum; partie interne de sa face inférieure, et partie postérieure et externe de cette face.

2° Face inférieure et bord externe du tendon du fléchisseur commun.

Nerfs. — Branches du nerf plantaire externe.

Action. — Redresse l'action du long fléchisseur commun.

3° LOMBRICAUX.

Insertions. — 1° Côté interne du tendon du fléchisseur commun du 2e orteil (1er lombrical); angle rentrant des autres tendons (2e, 3e et 4e lombricaux).

2° Côté interne de la face dorsale de la 1re phalange et tendons des extenseurs.

Nerfs. — Nerfs plantaires interne et externe.

Action. — La même que les lombricaux de la main.

Région plantaire interne.

1° COURT ABDUCTEUR DU GROS ORTEIL [1]. (COURT ADDUCTEUR DE QUELQUES AUTEURS.)

Insertions. — 1° Tubérosité interne du calcanéum; ligament annulaire interne, aponévrose plantaire.

[1] Les dénominations usitées ici conviennent mieux que les dénominations données à ces muscles par quelques auteurs. On les considère par rapport à l'axe du pied au lieu de les considérer par rapport à l'axe médian du corps, ce qui a l'avantage de rappeler les muscles homologues de la main.

2° Os sésamoïde interne et partie interne de la base de la 1re phalange.

Nerfs. — Branches du nerf plantaire interne.

Action. — Abducteur du gros orteil par rapport à l'axe du pied. Fléchisseur de la 1re phalange, extenseur de la 2e.

2° COURT FLÉCHISSEUR DU GROS ORTEIL.

Insertions. — 1° Troisième cunéiforme et expansion du tendon du jambier postérieur.

2° Os sésamoïde interne avec le court abducteur (ventre interne); os sésamoïde externe avec l'adducteur oblique (ventre externe).

Nerfs. — Branches du nerf plantaire interne.

Action. — Fléchisseur de la 1re phalange du gros orteil.

3° COURT ADDUCTEUR DU GROS ORTEIL [1]. (COURT ABDUCTEUR DE QUELQUES AUTEURS.)

Insertions. — 1° Bord inférieur du 3e cunéiforme, partie antérieure et interne du cuboïde et base des 3e et 4e métatarsiens (adducteur oblique, abducteur oblique des auteurs); ligaments glénoïdiens des 3 dernières articulations métatarso-phalangiennes (adducteur transverse, abducteur transverse des auteurs).

2° Os sésamoïde externe.

Nerf. — Nerf plantaire externe.

Action. — Adducteur du gros orteil.

(1) Voir la note de la page précédente.

Région plantaire externe.

1° COURT ABDUCTEUR DU PETIT ORTEIL.

Insertions. — 1° Tubérosité externe du calcanéum.

2° Partie externe de la 1re phalange du petit orteil. Expansion à l'apophyse du 5e métatarsien.

Nerf. — Nerf plantaire externe.

Action. — Abducteur du petit orteil.

2° COURT FLÉCHISSEUR DU PETIT ORTEIL.

Insertions. — 1° Gaîne du long péronier latéral et apophyse du 5e métatarsien.

2° Partie externe de la 1re phalange du petit orteil.

Nerf. — Nerf plantaire externe.

Action. — Fléchisseur de la 1re phalange du petit orteil.

3° OPPOSANT DU PETIT ORTEIL.

Ordinairement décrit avec le précédent.

Insertions. — 1° Gaîne du long péronier latéral.

2° Moitié antérieure du bord externe du 5e métatarsien.

Nerf. — Nerf plantaire externe.

Action. — Adducteur du petit orteil.

Interosseux.

Même disposition qu'à la main, seulement l'axe passe par le 2e métatarsien.

Nerfs. — Nerf plantaire externe.

Aponévroses du membre inférieur.

1° APONÉVROSES DE LA HANCHE.

1° *Aponévrose fessière.* — Recouvre les grand et moyen fessiers. Envoie des cloisons fibreuses entre les faisceaux du grand fessier.

2° *Fascia iliaca.* — Recouvre le psoas et iliaque. S'attache, en dedans, au corps des vertèbres lombaires, au détroit supérieur, à l'éminence iléo-pectinée; en dehors, aux apophyses transverses lombaires et à la lèvre interne de la crête iliaque. Uni à la moitié externe de l'arcade crurale.

2° APONÉVROSE DE LA CUISSE OU FASCIA LATA.

S'attache en haut à l'ischion, au pubis, à l'arcade crurale, à l'épine iliaque antérieure et supérieure, à la crête iliaque, au grand trochanter. Cloisons intermusculaires interne et externe allant à la ligne âpre; d'où loge antérieure pour les muscles antérieurs, loge postérieure pour les muscles postérieurs et internes, subdivisée en 2 loges secondaires.

Canal crural. — Pour pénétrer du bassin dans la cuisse, les vaisseaux fémoraux passent sous l'arcade crurale et traversent un orifice triangulaire (*anneau fémoro-vasculaire, anneau crural* de quelques auteurs) limité en avant par l'arcade crurale, en dehors par le fascia iliaca, en dedans par la branche supérieure du pubis; son angle postérieur, obtus, est formé par l'éminence iléo-pectinée, l'interne par le bord concave du ligament de Gimbernat. Les vaisseaux sont contenus dans une gaîne aponévrotique évasée dans son quart supérieur; *dans ses 3 quarts inférieurs*, la paroi postérieure de cette gaîne est constituée par l'aponévrose des adducteurs, sa paroi externe par les insertions du vaste externe, sa paroi antérieure par le feuillet postérieur de l'aponévrose du couturier. *Dans son quart supérieur,* évasé, elle est formée, en arrière et en dehors, par le fascia iliaca, en arrière et en dedans par l'aponévrose du pectiné, en avant par l'aponévrose fémorale. Ce canal contient, en dehors, l'artère, plus en dedans la veine fémorale; en dedans de la veine reste un espace libre, *canal crural proprement dit,* dont l'ouverture supérieure constitue l'*anneau crural* par lequel s'engage l'intestin dans la hernie crurale. L'anneau crural a pour limites: en avant, l'arcade crurale; en arrière, la crête pectinéale; en dedans, le bord concave du ligament de Gimbernat; en dehors, la veine crurale; il est occupé par un ganglion lymphatique et fermé par une lamelle fibreuse, *septum crural* ou *de Cloquet.* Le *canal crural* a pour parois : en arrière et en dedans, l'aponévrose du pectiné; en dehors, la veine crurale; en avant, l'aponévrose fémorale, qui, à ce niveau, est mince et percée de trous, d'où le nom de *fascia cribriformis;* si on enlève ce fascia cribriformis, il reste la partie épaissie de l'aponévrose sous forme de repli concave en dedans, *repli falciforme,* dont la corne inférieure passe sous l'embouchure de la veine saphène interne. Le bord interne du fascia cribriformis se continue avec le tissu cellulaire sous-cutané. Quand on a enlevé ce fascia, il reste une fosse, *fosse ovale,* qui contient des ganglions lymphatiques et de la graisse.

3° APONÉVROSE DE LA JAMBE.

Sa face profonde adhère à la face interne du péroné et envoie 2 cloisons intermusculaires, l'une au bord antérieur, l'autre au bord externe du péroné. Il en résulte 3 gaînes, une antérieure pour les muscles extenseurs et le jambier antérieur, l'une, externe, pour les péroniers latéraux, l'autre, postérieure, pour les muscles postérieurs; une cloison isole les muscles profonds. En passant de la jambe au pied, l'aponévrose s'épaissit et forme les ligaments annulaires antérieur, interne et externe.

4° APONÉVROSES DU PIED.

1° *Aponévroses dorsales.* -- On trouve une aponévrose superficielle, puis l'aponévrose du pédieux, et profondément l'aponévrose interosseuse.

2° *Aponévroses plantaires.* — L'aponévrose plantaire moyenne a une disposition analogue à celle de la main. Il en est de même des apononévroses plantaires interne et externe. Celle-ci présente une bandelette fibreuse épaisse qui recouvre le court abducteur du petit orteil et va à l'apophyse du 5e métatarsien (ligament calcanéo-métatarsien).

Les gaînes digitales du fléchisseur des orteils sont analogues à celles des doigts.

ANGÉIOLOGIE

Elle comprend l'étude des organes de la circulation sanguine et lymphatique, et se divise en quatre sections: 1° cœur, 2° artères, 3° veines, 4° lymphatiques.

PREMIÈRE SECTION

DU COEUR

Muscle creux, placé dans le médiastin antérieur, entre les deux poumons, repose par sa face inférieure sur le centre phrénique, avec lequel son enveloppe fibreuse, le *péricarde*, est soudée ; le cœur se trouve en avant de l'aorte, de l'œsophage et du rachis. — Sa direction est oblique d'arrière en avant, de droite à gauche et un peu de haut en bas. Son poids moyen est de 200 à 250 gr. Il mesure en moyenne : de l'origine de l'aorte à la pointe, $0^m,098$; à la base, du bord gauche au bord droit, $0^m,107$; sa circonférence à la base est de $0^m,238$.

Conformation extérieure. — *Face antérieure.* Sorti de la poitrine avec l'origine des gros vaisseaux auxquels il est appendu, le cœur ne présente en avant que les ventricules ; les vaisseaux cachent les oreillettes. La surface est convexe, séparée en deux portions inégales par un sillon rempli par de la graisse et par les vaisseaux cardiaques antérieurs. Le ventricule droit se continue à la base avec l'infundibulum d'où naît l'artère pulmonaire. En arrière et un peu à droite est l'aorte, dont l'origine est cachée par l'artère pulmonaire. — A la base et latéralement sont les extrémités des *auricules,* dont les bords dentelés, terminés à angle arrondi, embrassent à droite l'origine de l'aorte, tandis que celui de gauche affleure le bord gauche de l'artère pulmonaire. — Le bord droit du cœur est oblique et plus mince que le bord gauche, qui est convexe. — La pointe du cœur appartient au ventricule gauche, qui descend un peu plus bas que le droit. — Après avoir enlevé soigneusement les deux artères à leur point d'origine, l'on aperçoit la face antérieure des oreillettes, qui est concave en avant, sans sillon médian.

Face postérieure. A peu près plane pour les ventricules, convexe pour les oreillettes, elle est divisée par deux sillons : l'un transversal, sillon interauriculo-ventriculaire, rempli par des vaisseaux, l'autre interventriculaire, perpendiculaire au précédent, loge les branches des vaisseaux cardiaques postérieurs ; les oreillettes sont séparées aussi par un sillon interauriculaire qui est concave. Un peu à droite de ce dernier sillon et assez près du sillon interauriculo-ventriculaire est la large ouverture de la veine cave inférieure. Au-dessous d'elle et très-rapprochée de la ligne médiane est l'embouchure de la grande veine coronaire. Sur la partie moyenne de la face supérieure de l'oreillette droite s'ouvre la veine cave supérieure. Sur la même face de l'oreillette gauche s'ouvrent les deux veines pulmonaires supérieures et les deux inférieures. Aux côtés latéraux des oreillettes font suite les auricules, qui se terminent en avant comme nous l'avons dit plus haut.

Conformation intérieure. — *Ventricule droit.* Pyramide triangulaire, dont deux faces sont concaves, l'interne convexe, hérissées de *muscles papillaires,* conoïdes dont les nombreux petits tendons vont s'insérer aux bords de la valvule tricuspide, et de colonnes charnues, les unes détachées de la paroi par leur partie médiane, les autres adhérentes dans toute leur étendue. — A la base, deux ouvertures; l'une *auriculo-ventriculaire,* circulaire, située en arrière et à droite, munie à son pourtour d'une valvule, *tricuspide,* dont un bord est fixé sur l'anneau fibreux du pourtour, dont l'autre, divisé en 4 pointes (et non en 3) irrégulièrement festonnées, est libre et donne attache aux tendons des muscles papillaires; la seconde ouverture, *orifice pulmonaire,* située en avant et à gauche, plus haut que la précédente, dont elle est séparée par une saillie musculaire, limite de l'infundibulum, est circulaire et munie des trois *valvules sigmoïdes* dont le bord inférieur est adhérent à l'artère suivant une ligne courbe à concavité supérieure, tandis que le bord supérieur libre contient en son milieu la *nodule* fibro-cartilagineuse *de Morgagni.* Il en résulte trois petites poches comparées à trois nids de pigeons.

Ventricule gauche. Très-épaisses ($0^m,015$), ses parois sont plus puissantes que celles du ventricule droit. Sa forme est ovoïde, ses faces sont concaves et garnies de nombreuses colonnes charnues et de deux muscles papillaires avec des tendons multiples. — Deux orifices, l'un, *auriculo-ventriculaire,* arrondi avec *valvule mitrale* à deux pointes seulement; l'autre, *aortique,* garni de *valvules sigmoïdes* analogues à celles du cœur droit; les deux orifices sont situés à la même hauteur et contigus.

Oreillette droite. Ovoïde obliquement dirigé de haut en bas et d'avant en arrière. Son extrémité supéro-antérieure se continue avec la cavité triangulaire de l'auricule garnie de colonnes charnues. Son extrémité inféro-postérieure dilatée se continue avec le *sinus de la veine cave inférieure,* dont la demi-circonférence inférieure est entourée d'une valvule incomplète, *valvule d'Eustache,* semi-lunaire, dirigée en dedans vers l'anneau du trou de Botal, avec lequel elle se continue par son extrémité interne. Au-dessous et un peu en dedans d'elle se voit la *valvule de Thébésius* qui ferme incomplètement l'ouverture de la *grande veine coronaire.* La face interne de l'oreillette droite est formée par la cloison interauriculaire; sur sa partie moyenne est la *fosse ovale,* vestige du *trou de Botal* du fœtus, garnie à son pourtour d'un anneau musculeux dit *de Vieussens,* qui se continue en avant et en bas avec la valvule d'Eustache. En haut et en avant de la fosse ovale les deux lames qui l'oblitèrent ne sont souvent pas soudées mais simplement adossées, ce qui permet de passer obliquement, avec le manche du scalpel, d'une oreillette dans l'autre, sans que cependant le sang puisse normalement suivre cette voie. La face antéro-inférieure de l'oreillette présente l'orifice auriculo-ventriculaire.

Oreillette gauche. — Cubique, un peu plus petite que l'oreillette droite; sur sa face inférieure on voit l'orifice auriculo-ventriculaire; par sa face externe et en avant l'on pénètre dans l'auricule gauche ; sur sa face interne existe la fosse ovale et le relief de l'anneau de Vieussens; sa face supérieure présente les quatre ouvertures des veines pulmonaires disposées deux par deux; elles n'ont pas de valvules.

Texture du cœur. — Muscle creux formé de fibres striées ramifiées et anastomosées entre elles. Ces fibres ont toutes un même point d'attache, les anneaux fibro-cartilagineux du cœur, dont deux sont postérieurs, situés dans un même plan transversal et adossés par leurs bords internes, anneaux auriculo-ventriculaires ; le 3e, aortique, se trouve en avant et dans l'écartement de ces derniers; le 4e, anneau de l'artère pulmonaire, est au-devant du 3e et un peu plus haut que lui. Les valvules cardiaques s'y insèrent par leurs bords adhérents. Les fibres musculaires des ventricules parties des anneaux fibreux sont, les unes superficielles, les autres profondes; les 1res décrivent une spirale de droite à gauche et de haut en bas, gagnent la pointe, y forment un tourbillon et remontent par la cloison, où elles forment les colonnes charnues et les muscles papillaires du ventricule gauche. Les fibres profondes, au contraire, appartiennent à chaque ventricule séparément et après des enroulements en spires contribuent à la cloison et surtout aux colonnes charnues du ventricule droit. — Les fibres musculaires des oreillettes sont disposées en anses et non plus en spires, elles partent également des anneaux fibreux; il en est de profondes qui vont constituer la cloison et surtout l'anneau de Vieussens, où leur anse est très-serrée et constitue presque un cercle complet.

Pour les vaisseaux du cœur, voir plus loin.

Les nerfs du cœur viennent du pneumo-gastrique et des ganglions cervicaux du grand sympathique; leurs filets forment le *plexus* ou le *ganglion de Wrisberg*, situé au-dessous de la crosse aortique. De là partent des rameaux qui longent les vaisseaux et dont un certain nombre se rendent à 3 ganglions cardiaques, l'un, de *Remak*, à l'embouchure de la veine cave inférieure; l'autre, de *Bidder*, adossé à la valvule auriculo-ventriculaire gauche; le 3e, de *Ludwig*, dans la paroi de l'oreillette droite.

DU PÉRICARDE.

Poche fibro-séreuse enveloppant le cœur de toutes parts; elle se dédouble en s'appliquant sur les vaisseaux à peu de distance de leur origine; sa lame externe, fibreuse, se continue avec leur tunique externe; sa lame interne, séreuse, se réfléchit sur le cœur et adhère plus ou moins aux fibres musculaires, dont elle est souvent séparée par de la graisse. Contrairement au cœur, la poche péricardique a la forme d'un cône dont la base est en bas soudée sur le centre phrénique, et le sommet tronqué en haut sur les gros vaisseaux. Les nerfs phréniques et les artères diaphragmatiques supérieures longent la face externe du péricarde; en arrière il est en rapport avec l'œsophage, l'aorte, la veine azygos, le canal thoracique.

Les artérioles du péricarde viennent des diaphragmatiques supérieures, des bronchiques et des médiastines. Les nerfs sont fournis par les phréniques, les récurrents et le sympathique.

Le péricarde est constitué par du tissu connectif dense entremêlé de fibres élastiques: ce que l'on est convenu d'appeler son feuillet séreux n'est formé que par quelques couches d'épithélium qui en tapissent la face interne. Ce sont ces couches épithéliales, recouvrant une mince lamelle de fibres connectives, qui se réfléchissent sur l'origine des gros vaisseaux et entourent le cœur.

ENDOCARDES.

Membrane mince, transparente, opaline, qui tapisse les quatre cavités du cœur et les valvules, pour se continuer avec la tunique interne des artères et des veines. Les endocardes sont constitués par un substratum connectif tapissé d'une couche d'épithélium pavimenteux.

DEUXIÈME SECTION

ARTÈRES

Les artères sont des canaux membraneux, élastiques, contractiles qui partent des ventricules et vont se continuer par des ramifications successives jusque dans les capillaires. Il n'y a en réalité que deux troncs artériels, l'artère pulmonaire et l'aorte, dont tous les autres sont des divisions auxquelles on donne, suivant leur diamètre, les noms de troncs, branches, rameaux et ramuscules. Le diamètre d'un tronc est toujours inférieur à la somme des diamètres de ses branches, d'où résulte une disposition idéale de cône ayant son sommet au ventricule et sa base aux capillaires. C'est au niveau des différents segments du corps et des articulations des membres que se font normalement les grandes divisions artérielles. Sur son trajet une artère émet des branches latérales destinées aux organes voisins et une ou plusieurs branches terminales qui continuent la direction primitive du tronc. Les divisions latérales partent du tronc à angle droit, à angle aigu ou même à angle obtus; dans le second cas, au niveau du point de division, se voit un éperon dont le tranchant est dirigé vers le cœur, il sert à diviser le courant sanguin. Cylindriques sur le vivant, les artères sont aplaties après la mort, mais reprennent leur forme normale dès que l'air peut s'y introduire. Elles sont régulièrement calibrées, et n'ont ni dilatation ni étranglement sur leur trajet, sauf la carotide primitive qui se dilate en un petit sinus avant sa division. Rectilignes d'ordinaire, elles deviennent flexueuses suivant la délicatesse ou les alternatives de dilatation et de resserrement des parties ou organes auxquels elles sont destinées. Chez le vieillard, elles sont flexueuses par l'altération sénile de leurs parois. Les artères sont d'ordinaire situées profondément; dans les membres elles se placent toujours du côté de la flexion des articulations pour échapper aux causes d'élongation (trajet spiroïde de la fémorale autour du fémur pour gagner le creux poplité).

Rapports généraux des artères. — Elles sont d'ordinaire séparées des os par une couche musculaire, mais quelquefois elles croisent les os ou sont en contact avec eux [crurale, sous-clavière (compression), radiale (pouls)] et déterminent une empreinte sur la surface osseuse; dans le crâne elles traversent quelquefois des canaux osseux, il en est de même pour les artères nourricières des os. Très-nombreuses autour des articulations où elles forment des cercles artériels, ainsi qu'aux extrémités des membres et dans tous les points où le refroidissement des parties peut être à craindre, les artères cheminent dans les interstices musculaires et longent souvent un seul muscle qui est leur satellite. Quand elles traversent des aponévroses d'insertion, ces dernières leur présentent un anneau fibreux au-dessous duquel passe le vaisseau et sur le bord duquel s'insèrent les fibres musculaires; l'artère n'est donc pas comprimée entre ces fibres au moment de leur contraction (anneau de la crurale, artères perforantes, etc.). Les artères sont accompagnées par les veines et quelquefois par les nerfs, d'où *paquet vasculo-nerveux* logé dans une loge aponévrotique spéciale, feuillet détaché des aponévroses d'enveloppes des muscles voisins; les nerfs sont souvent dans une autre gaîne que les vaisseaux (crural), quelquefois dans le même (pneumo-gastrique au cou). Quand il existe une seule veine satellite aux membres, elle est toujours plus externe par rapport à l'axe des membres et plus interne par rapport à la ligne médiane du corps que l'artère; quand il en existe deux, l'artère est entre elles. Au tronc, le long de la colonne, l'aorte est à gauche, et les grosses veines à droite du rachis; les branches artérielles latérales droites parties de l'aorte sont donc plus longues que les gauches. Des filets sympathiques sont accolés aux artères avec lesquelles ils cheminent (vaso-moteurs et peut-être nerfs trophiques).

Les branches artérielles communiquent entre elles par des *anastomoses* qui assurent la circulation des organes par voie indirecte quand la voie directe est interrompue ou gênée (principe sur lequel reposent les opérations de ligature). 1° *Anastomoses par inosculation ;* deux branches s'unissent bout à bout (intercostales et branches de la mammaire interne) ; elles se font aussi en *arcades* (artères coliques). 2° *Anastomoses par convergence angulaire ;* deux branches se rejoignent pour en former une troisième unique (vertébrales et tronc basilaire). 3° *Anastomoses par communication transversale ;* deux vaisseaux parallèles sont réunis par une branche perpendiculaire à leur axe (cérébrales antérieures et communicante antérieure); 4° *Anastomoses composées ;* une branche se divise en deux qui communiquent avec un rameau situé au-dessus et au-dessous (perforantes à la cuisse, cercle artériel de l'iris). Dans les organes soumis à des alternatives de dilatation et de rétraction, les ramifications artérielles sont disposées en forme de tire-bouchon, artères hélicines (corps caverneux, vasa vasorum).

Structure des artères. — L'épaisseur de leurs parois est en général proportionnelle à leur diamètre. 3 tuniques la composent. 1° *Tunique interne*, continuation de l'endocarde; elle est constituée par une couche épithéliale à éléments fusiformes avec un noyau volumineux; cette couche est supportée par un feuillet amorphe contenant des fibres élastiques, percé d'ouvertures nombreuses de formes et de diamètres variés, *lame fenêtrée*. Enfin, en dehors est une gaîne plus ou moins grande de tissu connectif avec des fibres élastiques longitudinales. 2° *Tunique moyenne*, de beaucoup la plus épaisse, jaune dans les gros vaisseaux, rougeâtre dans les autres, composée de fibres musculaires lisses, circulaires, sous plusieurs couches entremêlées de fibres élastiques. Les éléments élastiques sont d'autant plus nombreux que l'artère est plus grosse; on ne trouve guère qu'eux dans l'aorte; ils disparaissent dans les vaisseaux de 1 à 2 millimètres de diamètre. Dans les artérioles de $^1/_{20}$ à $^1/_{30}$ de millimètre, la fibre lisse est remplacée par des faisceaux isolés et très-courts, état embryonnaire de la fibre musculaire. 3° *Tunique externe*, formée de tissu connectif avec des fibres élastiques fines; elle est d'autant plus dense qu'elle se rapproche davantage de la tunique moyenne; en dehors, elle se continue avec le tissu connectif lâche ambiant. En se rapprochant des capillaires, la tunique moyenne, qui n'était plus que musculaire, tend à disparaître, il ne reste qu'une membrane amorphe garnie de noyaux ovales, probablement contractiles, qui deviennent d'autant plus rares que le vaisseau diminue de calibre. La structure des artères varie d'après la région à laquelle elles se rendent, en ce sens que la tunique moyenne peut contenir plus ou moins de fibres musculaires ou de fibres élastiques, être plus ou moins épaisse alors même que deux artères ont le même diamètre. Les artères cérébrales, par exemple, sont très-riches en éléments musculaires; dans les artères des organes splanchniques, ce sont les éléments élastiques qui dominent et la tunique externe est très-épaisse. Les petites artérioles du cerveau sont entourées par une gaîne accessoire distante de 1 à 3 millimètres du vaisseau et dans laquelle chemine de la lymphe.

— Les parois artérielles reçoivent elles-mêmes des ramuscules qui les nourrissent et qui forment, dans l'épaisseur de la tunique externe, des réseaux dont les branches s'enroulent en hélices, d'où partent des capillaires allant à la tunique moyenne. — Les nerfs vasomoteurs accompagnent les ramifications artérielles et émettent des filets qui se terminent dans la couche musculaire du vaisseau. En certains points ces filets nerveux se rendent dans des ganglions d'où partent de nouvelles divisions qui aboutissent aux extrémités artérielles.

CHAPITRE Ier. — ARTÈRE PULMONAIRE.

Va du cœur au poumon et y conduit le sang à hématoser. Part de l'infundibulum du ventricule droit, remonte en se portant un peu en arrière, embrasse d'abord l'origine de l'aorte, longe son bord gauche, et se divise en 2 branches dans la concavité de la crosse aortique. La *branche droite*, d'environ $0^m,01$ plus longue que la gauche, longe le bord inférieur de la bronche droite, entre celle-ci et l'oreillette du même côté, en arrière de l'aorte et de la veine cave supérieure. La *branche gauche* croise la branche correspondante et est croisée d'avant en arrière par la crosse aortique. — On trouve chez l'adulte un cordon fibreux étendu de l'artère pulmonaire à la face inférieure de la crosse de l'aorte, c'est le vestige du canal artériel du fœtus; il est situé un peu au delà de l'origine des carotide et sous-clavière gauches.

CHAPITRE II. — ARTÈRE AORTE.

Elle s'étend du ventricule gauche jusqu'au niveau de la 4e lombaire, où elle se divise; contourne l'artère pulmonaire pour se placer à sa droite, remonte, se porte, enformant la *crosse de l'aorte,* de droite à gauche et d'avant en arrière pour gagner la face latérale gauche de la 3e vertèbre dorsale, longe le même côté des vertèbres dorsales, se rapproche peu à peu de la ligne médiane pour passer dans l'anneau des piliers du diaphragme.

1° *Crosse de l'aorte.* — Dans sa partie ascendante elle est située à droite de l'artère pulmonaire, à gauche de la veine cave supérieure au-devant des oreillettes; au niveau du point où l'artère pulmonaire s'engage sous elle, le feuillet séreux du péricarde se réfléchit sur l'aorte; dans sa partie recourbée, l'aorte passe au-dessus de la bronche gauche, et de la branche gauche de l'artère pulmonaire; elle croise successivement la terminaison de la trachée, l'œsophage et la colonne vertébrale. Le nerf phrénique gauche la croise en avant; elle est embrassée par le nerf récurrent gauche qui se réfléchit au-dessous d'elle.

2° *Aorte thoracique.* — Répond en dedans au rachis, est croisée au niveau de la 4e vertèbre dorsale par le canal horacique, qui passe en arrière d'elle. L'œsophage, situé en haut en dedans, passe plus bas en avant de l'artère.

3° *Aorte abdominale.* — A partir des piliers du diaphragme, est placée au-devant des vertèbres lombaires, croise en arrière le pancréas et la 3e partie du duodénum, est recouverte par les circonvolutions de l'intestin grêle, longée à droite par la veine cave inférieure. Peut chez les sujets maigres être comprimée sur le corps des 3e ou 4e lombaires. Se divise en *iliaques primitives* au niveau de la 4e lombaire et se continue chez l'homme par une branche grêle *sacrée moyenne* (aorte caudale de certains animaux).

Les branches fournies par l'aorte sont successivement en partant du cœur :

1° *Artères cardiaques ;* 2° *artères bronchiques ;* 3° *tronc brachio-céphalique ;* 4° *carotide gauche ;* 5° *sous-clavière gauche ;* 6° *artères œsophagiennes* et *médiastines postérieures ;* 7° *série des intercostales ;* 8° *diaphragmatiques inférieures ;* 9° *tronc cœliaque ;* 10° *mésentérique supérieure ;* 11° *capsulaires moyennes ;* 12° *rénales ;* 13° *spermatiques ;* 14° *mésentérique inférieure ;* 15° successivement la *série des lombaires ;* 16° *iliaques primitives ;* 17° *sacrée moyenne.*

Décrivons d'abord celles qui se rendent au tronc et aux organes y contenus, puis celles de la tête et des membres supérieurs, et enfin celles des membres inférieurs. Pour le tronc, on les divise en sus- et en sous-diaphragmatiques, qui, elles-mêmes, sont ou viscérales ou pariétales. Les branches pariétales, intercostales et lombaires, seront étudiées ensemble, leur trajet et leurs rapports étant analogues.

BRANCHES SUS-DIAPHRAGMATIQUES VISCÉRALES.

1° **Artères cardiaques ou coronaires du cœur.** — Au nombre de 2 ; naissent immédiatement au-dessus des valvules sigmoïdes, entourent le cœur, par leurs divisions, de deux grands cercles, l'un dans le sillon interauriculo-ventriculaire, l'autre dans les sillons interventriculaires postérieur et antérieur. — L'artère *cardiaque gauche* naît entre l'extrémité de l'auricule gauche et l'infundibulum, donne sa branche interauriculo-ventriculaire qui va à gauche, contourne ce sillon et s'anastomose avec la branche analogue de la cardiaque droite; le tronc du vaisseau se place dans le sillon interventriculaire antérieur, gagne la pointe du cœur et s'anastomose avec la branche analogue de la cardiaque droite. Rameaux auriculaires et ventriculaires fournis par les deux branches. — La *cardiaque droite* ou *postérieure* naît à droite de l'aorte, se place dans le sillon auriculo-ventriculaire droit, donne une petite branche qui va compléter, en s'anastomosant, le cercle de la base du cœur, s'infléchit dans le sillon ventriculaire postérieur et s'anastomose à la pointe avec la terminaison de la branche correspondante de la cardiaque gauche. Rameaux auriculaires et ventriculaires partis de ces branches.

2° **Artères bronchiques.** — 2 ou 3 et même 4; naissent de la concavité de la crosse aortique, une droite, une gauche; sont très-petites. Rameaux aux bronches, à l'œsophage, au péricarde et au médiastin; accompagnent les divisions bronchiques, mais ne vont pas aux lobules pulmonaires.

3° **Artères œsophagiennes.** — De 3 à 6, nées de la partie antérieure de l'aorte; elles sont destinées à l'œsophage; anastomoses composées; la supérieure s'anastomose avec des rameaux de la thyroïdienne inférieure, l'inférieure avec des rameaux de la coronaire stomachique.

Les *médiastines postérieures*, très-grêles, viennent de l'aorte thoracique, vont au médiastin, anastomosées avec les médiastines antérieures de la mammaire interne.

BRANCHES SOUS-DIAPHRAGMATIQUES VISCÉRALES.

1° **Artères diaphragmatiques inférieures.** — Naissent isolément ou par un tronc commun de l'aorte au-dessous de l'anneau du diaphragme, s'appliquent sur les piliers, vont en dehors, en haut et en avant; chacune donne deux branches, l'une, interne, autour de l'anneau œsophagien, s'anastomose avec sa congénère, l'autre, externe, à la partie externe du muscle; rameaux anastomosés avec les intercostales et la diaphragmatique supérieure. Elles fournissent à la capsule surrénale la *capsulaire supérieure.*

2° **Artère tronc cœliaque.** — Très-près des précédentes, tronc unique, perpendiculaire à l'axe de l'aorte, très-court, divisé en 3 branches: coronaire stomachique, hépatique, splénique.

A. *Artère coronaire stomachique.* — (La moins volumineuse.) Gagne le cardia, se recourbe le long de la petite courbure de l'estomac, s'anastomose avec la pylorique, est logée entre les feuillets de l'épiploon gastro-hépatique. Rameaux au cardia, au grand cul-de-sac anastomosés avec les vaisseaux courts, aux deux faces de l'estomac anastomosés avec les branches gastro-épiploïques.

B. *Artère hépatique.* — De gauche à droite, de bas en haut, dans l'épiploon gastro-hépatique; va au sillon transverse du foie, et se divise en deux pour les deux lobes, répond au lobule de Spigel, se place en arrière de la veine porte et du canal cholédoque. Elle donne : 1° *artère pylorique* grêle, gagne le pylore, longe la petite courbure et s'anastomose avec la coronaire stomachique; 2° *gastro-épiploïque droite,* croise en arrière l'origine du duodénum, longe la grande courbure de l'estomac, s'anastomose avec sa congénère du côté gauche et donne des rameaux aux deux faces de l'organe, et des *rameaux épiploïques* qui glissent entre les deux feuillets antérieurs du grand épiploon, se recourbent à son extrémité, passent entre les deux feuillets postérieurs et vont au côlon transverse. Cette branche de l'hépatique donne elle-même, avant d'arriver à la grande courbure, la *pancréatico-duodénale* qui longe la tête du pancréas, suit la concavité de la 2e portion du duodénum et s'anastomose avec une branche de la mésentérique supérieure. Rameaux pancréatiques et duodénaux. 3° *Cystique;* vient souvent de la branche terminale droite de l'hépatique, va aux deux faces de la vésicule biliaire.

C. *Artère splénique.* — (La plus volumineuse.) En arrière de l'estomac, longe le bord supérieur du pancréas, passe entre les feuillets de l'épiploon gastro-splénique, gagne la scissure de la rate et s'y divise en 5 ou 6 branches. Donne : 1° *gastro-épiploïque gauche,* naît au niveau de la grande courbure de l'estomac qu'elle longe pour s'anastomoser avec sa congénère droite et se distribuer comme elle; 2° *vaisseaux courts* aux deux faces du grand cul-de-sac de l'estomac, anastomosés avec la coronaire stomachique.

3° **Artère mésentérique supérieure.** — Naît très-près du tronc cœliaque, derrière le pancréas, qu'elle croise perpendiculairement, passe entre le bord inférieur de cette glande et la 3e portion du duodénum dont elle croise ensuite la face antérieure, donne les *rameaux pancréatiques* et une petite branche qui s'anastomose avec la pancréatico-duodénale, s'avance dans le mésentère en décrivant une courbe à convexité dirigée à gauche. De la convexité partent de 15 à 20 branches qui s'anastomosent deux à deux et constituent les *arcades,* de la convexité desquelles partent deux ou trois nouveaux rameaux qui forment les *arcades secondaires,* qui, à leur tour, se divisent et forment les *arcades tertiaires,* d'où partent enfin des ramifications terminales qui se rendent aux deux faces de l'intestin. De la concavité de la courbe décrite par le tronc de la mésentérique partent 2 ou 3 branches, dites *coliques droites*, qui cheminent dans le mésocôlon ascendant : la 1re ou *supérieure* se divise en 2 branches dont la descendante s'anastomose avec la branche ascendante de la colique droite moyenne, tandis que l'ascendante s'anastomose avec la branche correspondante de la première colique gauche (mésentérique inférieure) en constituant l'*arcade de Riolan*; la 2e colique droite ou *moyenne* se divise en 2 branches dont la descendante communique avec l'ascendante de la 3e colique droite ou *inférieure*, qui s'anastomose par sa branche descendante avec les branches terminales du tronc de la mésentérique supérieure. Elle fournit le sang artériel à tout l'intestin grêle à partir de la 2e partie du duodénum, au cœcum, au côlon ascendant et jusqu'au milieu du côlon transverse.

4° **Artère capsulaire moyenne.** — Une de chaque côté, grêle; va en dehors sur les deux faces de la capsule surrénale, s'anastomose avec la capsulaire supérieure (diaphragmatique inférieure) et avec la capsulaire inférieure (rénale).

5° **Artère rénale.** — Une de chaque côté, volumineuse, transversale; naît au niveau de la 2e lombaire; la droite, plus longue que la gauche, est croisée par le tronc de la veine cave inférieure; se termine au hile du rein après s'être divisée en plusieurs branches dont l'une passe en arrière du bassinet.

6° **Artère spermatique.** — Une de chaque côté, grêle; naît au-dessous de la rénale; son trajet est très-long. Dirigée de haut en bas et de dedans en dehors, croise l'uretère, passe au-devant du psoas. Celle de droite croise en avant le tronc de la veine cave inférieure. Elle est accompagnée par la veine spermatique et gagne l'anneau inguinal qu'elle traverse avec le canal déférent, entre dans le scrotum et gagne le testicule, se divise en deux branches; la postérieure va à l'épididyme et s'anastomose avec la déférentielle (vésicale), l'antérieure pénètre dans le testicule par le corps d'Higmore. — Chez la femme elle prend le nom d'*utéro-ovarienne*, ne gagne pas l'anneau inguinal, mais se porte à l'ovaire et à la trompe, puis à l'angle de l'utérus, où ses rameaux s'anastomosent avec l'utérine (hypogastrique).

7° **Artère mésentérique inférieure.** — Unique, plus petite que la supérieure; naît sur le côté gauche de l'aorte, se dirige en bas et un peu à gauche entre les feuillets du mésocôlon descendant et se termine sur les côtés du rectum par les *hémorrhoïdales supérieures,* qui s'anastomosent par leurs rameaux avec les hémorrhoïdales moyennes (hypogastriques). — Entre les feuillets du mésocôlon, elle donne les 3 *coliques gauches supérieure, moyenne* et *inférieure,* qui se comportent comme les coliques droites (la branche ascendante de la supérieure participe à l'arcade de Riolan). Elles donnent à la moitié gauche du côlon transverse, au côlon descendant, à l'S iliaque.

BRANCHES PARIÉTALES DE L'AORTE.

Artères intercostales aortiques et artères lombaires. — A partir du 3e espace intercostal jusqu'à la 4e lombaire, ces artères occupent les espaces intercostaux où les espaces analogues idéaux que produiraient les apophyses costiformes des vertèbres lombaires. Elles forment de chaque côté des demi-ceintures qui s'anastomosent à la ligne médiane. Les intercostales droites sont plus longues que les gauches jusqu'au moment où l'aorte a regagné le plan médian.

Les *intercostales* sont logées dans la gouttière du bord inférieur de la côte, passent entre les deux muscles intercostaux, donnent une branche qui longe le bord supérieur de la côte située au-dessous, quittent la gouttière costale, communiquent avec les rameaux de la mammaire interne, de l'épigastrique, de la mammaire externe et de la diaphragmatique inférieure.

Les *lombaires* sont, à leur origine, en arrière des piliers du diaphragme et des arcades du psoas, puis entre le péritoine et le muscle transverse, puis entre lui et le petit oblique, et vont s'anastomoser avec des rameaux de l'épigastrique, des intercostales et de la circonflexe iliaque.

Ces artères pariétales donnent toutes, très-près de leur origine, au niveau du bord interne du ligament transverso-costal supérieur, une branche, *branche dorso-spinale,* qui se divise en deux rameaux, l'un, *dorsal,* va en arrière aux muscles des gouttières vertébrales; l'autre, *spinal*, pénètre par le trou de conjugaison, donne un ramuscule aux corps vertébraux et un autre qui longe les racines nerveuses et va à la moelle, où il s'anastomose par branche ascendante et branche descendante, avec les artérioles situées au-dessus et au-dessous.

BRANCHES ASCENDANTES DE L'AORTE.

TRONC BRACHIO-CÉPHALIQUE.

Naît le premier de la convexité de la crosse aortique, très-près de la carotide gauche, se porte en haut et à droite vers l'articulation sterno-claviculaire et se divise en carotide et sous-clavière droites; il croise obliquement la trachée et est croisé en avant transversalement par le tronc veineux brachio-céphalique droit.

ARTÈRES CAROTIDES PRIMITIVES.

Naissent à droite du tronc précédent, à gauche de

la crosse de l'aorte; la droite, plus courte par conséquent, est sur un plan un peu antérieur à la gauche. Depuis la base du cou jusqu'au niveau du bord supérieur du cartilage thyroïde, où elles se divisent, elles ont les mêmes rapports. De son origine jusqu'à la base du cou, la carotide gauche, dirigée en haut et en dehors, est parallèle à la sous-clavière gauche, croise obliquement la trachée, répond en avant au tronc veineux brachio-céphalique gauche, qui la sépare de l'articulation sterno-claviculaire de ce côté, et limite avec le tronc artériel brachio-céphalique un angle à base supérieure dans l'ouverture duquel est la trachée. — Les carotides primitives montent ensuite sur les côtés du cou, d'abord derrière le chef sternal du sterno-mastoïdien, puis derrière le bord interne de ce muscle. La veine jugulaire interne est en dehors d'elles ; dans l'angle curviligne fourni par l'adossement de ces deux vaisseaux se trouve en arrière le nerf vague, le sympathique est en arrière. L'anse de l'hypoglosse croise la carotide en avant. La carotide primitive se divise en *carotides externe* et *interne*.

1° **Carotide externe.** — N'est recouverte à l'origine que par la peau, le peaucier et l'aponévrose d'insertion faciale du sterno-mastoïdien, passe ensuite derrière le ventre postérieur du digastrique, puis derrière la glande parotide entre la branche de la mâchoire et le conduit auditif, et se termine par l'artère *temporale superficielle* et la *maxillaire interne*. — Très-près de son origine, elle donne successivement :

A. *Thyroïdienne supérieure.* — Se dirige en dedans, s'infléchit et descend derrière le sterno-hyoïdien, arrive au bord supérieur du corps thyroïde, où elle se divise en s'anastomosant avec l'artère du côté opposé et la thyroïdienne inférieure; elle donne: 1° une branche très-grêle au sterno-mastoïdien; 2° la *laryngée supérieure*, qui passe sous le thyro-hyoïdien, gagne la membrane de ce nom et pénètre dans le larynx auquel elle se distribue; 3° la *laryngée inférieure* ou *crico-thyroïdienne* sur la membrane de ce nom qui s'anastomose avec celle du côté opposé et fournit des ramuscules à l'intérieur du larynx.

B. *Artère linguale.* — Flexueuse, longe la grande corne de l'os hyoïde entre le constricteur moyen et l'hyo-glosse, gagne la face inférieure de la langue jusqu'à la pointe; elle est alors entre le génio-glosse et le lingual inférieur; elle se termine par la *ranine*, qui s'anastomose avec celle du côté opposé et donne à la muqueuse et aux muscles de la langue. — Au niveau de la grande corne de l'os hyoïde naît la *dorsale de la langue*, qui se distribue au dos de l'organe et à l'épiglotte; plus loin naît la *sublinguale*, qui passe entre le génio-glosse et le mylo-hyoïdien, se ramifie dans la glande sublinguale, les muscles et la muqueuse.

C. *Artère faciale.* — Monte derrière le ventre postérieur du digastrique et le stylo-hyoïdien, est croisée par le nerf grand hypoglosse, passe dans une gouttière de la face externe de la glande sous-maxillaire, à laquelle elle fournit des rameaux, contourne le maxillaire inférieur au-devant du masséter, se dirige vers l'angle des lèvres, se recourbe pour gagner l'angle interne de l'œil et s'anastomose avec la *nasale* (ophthalmique).

Elle donne : 1° la *palatine ascendante* ou *inférieure*, qui passe entre les muscles styliens, gagne les côtés du pharynx et se termine au voile du palais, à l'amygdale et à la trompe d'Eustache; s'anastomose avec la palatine supérieure (maxillaire interne); 2° la *sous-mentale*; longe la face interne de la mâchoire sur la face externe du mylo-hyoïdien, arrive sur la face antérieure de la symphyse du menton et s'y anastomose avec les rameaux de la dentaire inférieure (maxillaire interne); 3° la *coronaire labiale inférieure*; longe le bord de la lèvre inférieure et s'anastomose avec celle du côté opposé; 4° la *coronaire labiale supérieure*; suit le bord de la lèvre supérieure, s'anastomose avec sa congénère; de cette réunion partent des rameaux pour la cloison et la pointe du nez; 5° la *naso-lobaire*; va au lobe et au dos du nez.

D. *Artère occipitale.* — Longe la face interne du ventre postérieur du digastrique, s'infléchit en arrière au niveau de l'apophyse mastoïde, passe entre le splénius et les petit oblique et grand complexus, s'incurve à angle droit et devient sous-cutanée, remonte sur le crâne et s'anastomose par ses branches avec sa congénère et avec la temporale superficielle. Elle donne des rameaux aux muscles de la région, au sterno-mastoïdien, et une *artère mastoïdienne*, qui va à la dure-mère en pénétrant par le trou mastoïdien.

E. *Artère auriculaire postérieure.* — En dedans de la parotide; gagne le sillon auriculo-mastoïdien et devient superficielle; donne des rameaux au digastrique, à la parotide, et se distribue sur l'apophyse mastoïde et dans la partie postérieure du pavillon de l'oreille. Elle fournit la *stylo-mastoïdienne* (peut aussi provenir de l'occipitale), qui pénètre dans le tympan et dans le labyrinthe en traversant le trou de ce nom.

F. *Artère pharyngienne inférieure.* — Située d'abord entre les carotides interne et externe, remonte le long du pharynx, s'infléchit en avant sur l'apophyse basilaire, donne à la muqueuse pharyngienne, à la trompe d'Eustache et s'anastomose avec les palatines et la ptérygo-palatine (maxillaire interne). Elle donne des rameaux méningiens qui vont à la dure-mère par les deux trous déchirés.

Des deux branches terminales de la carotide externe, l'une, *artère temporale superficielle*, continue le trajet primitif, gagne l'intervalle entre l'articulation temporo-maxillaire et le conduit auditif, devient superficielle et se divise en branches *frontales* et branches *pariétales* qui se distribuent aux régions correspondantes et s'anastomosent entre elles, avec leurs congénères et avec les branches de l'ophthalmique en avant et de l'occipitale en arrière. — Elle donne : 1° des rameaux *parotidiens ;* 2° la *transverse de la face*, qui longe le bord supérieur du canal de Sténon et s'anastomose avec la faciale ; 3° des rameaux *auriculaires antérieurs ;* 4° la *temporale moyenne ;* née au-dessus de l'arcade zygomatique, elle va à travers l'aponévrose du muscle temporal et s'anastomose avec les temporales profondes. — L'autre, *artère maxillaire interne*, née en dedans du col du condyle, s'infléchit en avant, est flexueuse, va en avant, en dedans et un peu en haut, aboutir au trou sphéno-palatin, par où elle s'engage dans les fosses nasales sous le nom d'artère *sphéno-palatine ;* passe entre les deux ptérygoïdiens et plus haut entre les deux faisceaux du ptérygoïdien externe. — Elle donne : 1° la *tympanique ;* va à la caisse du tympan par la scissure de Glaser; 2° la *petite méningée* à la dure-mère par le trou ovale; 3° la *méningée moyenne* ou *sphéno-épineuse ;* passe par le trou petit rond, va à la dure-mère. Ses branches correspondent aux sillons osseux dits de la feuille de figuier : l'une, *antérieure*, va à la partie correspondante de la dure-mère et donne des rameaux à l'orbite à travers la fente sphénoïdale; l'autre, *postérieure*, à la dure-mère; 4° la *temporale profonde postérieure* à la face profonde du muscle temporal; 5° la *temporale profonde antérieure*, destinée au même muscle; elles s'anastomosent toutes deux avec la temporale moyenne; 6° la *dentaire inférieure;* va en bas et en dehors du canal dentaire, le parcourt, sort par le trou mentonnier et s'anastomose avec la sous-mentale et la coronaire labiale inférieure. Elle fournit : *a*) le rameau *mylo-hyoïdien*, né avant l'entrée du canal dentaire, longe la gouttière du même nom et se termine dans le muscle mylo-hyoïdien et le ventre antérieur du digastrique; *b*) les rameaux *dentaires inférieurs*; *c*) avant le trou mentonnier, un rameau, *incisif*, destiné aux dents incisives inférieures; 7° la *massétérine;* passe dans l'échancrure sigmoïde du maxillaire et va à la face profonde du masséter; 8° la *buccale;* croise le ptérygoïdien interne, va au buccinateur et s'anastomose avec la faciale; 9° les *ptérygoïdiennes*, de nombre variable; vont aux muscles de ce nom; 10° l'*alvéolaire;* serpente sur la tubérosité du maxillaire supérieur, donne des rameaux aux dents, à la muqueuse du sinus maxillaire, aux gencives, et s'anastomose avec la faciale et la sous-orbitaire; 11° la *sous-orbitaire;* née au niveau de la fente sphéno-maxillaire, donne un rameau *orbitaire*, qui s'anastomose avec la lacrymale, gagne le canal sous-orbitaire, donne un rameau, *dentaire antérieur*, aux incisives et aux canines, sort dans la fosse canine et s'anastomose avec la coronaire labiale supérieure, la nasale, la naso-lobaire et la transverse de la face; 12° la *palatine descendante;* se porte vers le canal palatin postérieur, donne deux ou trois branches qui, par des canaux osseux spéciaux, vont au voile du palais; à l'extrémité inférieure du canal palatin postérieur, elle s'infléchit à angle droit, va en avant le long de la voûte palatine et s'anastomose avec la terminaison de la sphéno-palatine; 13° la *vidienne;* va d'avant en arrière, à travers le canal vidien, au pharynx et à la trompe d'Eustache; 14° la *pharyngienne supérieure* ou *ptérygo-palatine;* passe par le canal ptérygo-palatin, va au pharynx; 15° la branche terminale de la maxillaire interne ou *sphéno-palatine;* entre dans les fosses nasales et se divise en deux branches : l'une, *interne*, va à la cloison, son extrémité passe par le canal palatin antérieur et s'anastomose avec la palatine descendante; l'autre, *externe*, va aux cornets, aux méats et au sinus; ces deux branches communiquent en avant avec les terminaisons de la nasale antérieure.

Carotide interne. — Située d'abord en arrière et en dehors de la carotide externe, elle se dirige ensuite légèrement en dedans et en avant, puis remonte verticalement jusqu'au canal inflexe du rocher. Elle passe en arrière des muscles styliens et du ptérygoïdien interne, en avant des parois du pharynx, est en rapport, en arrière, avec le nerf vague, le ganglion cervical supérieur, en dehors avec la jugulaire interne. Au sortir du canal carotidien, elle pénètre dans le sinus caverneux, se recourbe à angle obtus, marche d'arrière en avant, gagne l'apophyse clinoïde antérieure, traverse la dure-mère près du bord externe des nerfs optiques, et se divise, au niveau de la scissure de Sylvius, en :

A. *Artère cérébrale antérieure.*— Va en avant et en dedans, en avant du chiasma jusqu'à la scissure interhémisphérique, est réunie à sa congénère par une branche transversale, *communicante antérieure*, chemine entre les deux lobes frontaux, se réfléchit sur le bec du corps calleux, dont elle suit la face supérieure; donne des rameaux cérébraux et calleux.

B. *Artère cérébrale moyenne* ou *sylvienne.* — Va à la scissure de Sylvius qu'elle parcourt; rameaux au lobe moyen, au lobe antérieur, à l'insula, et ramuscules au corps strié par la substance perforée antérieure.

C. *Artère communicante postérieure.* — Va en arrière et s'anastomose à plein canal avec la cérébrale postérieure (tronc basilaire).

D. *Artère du plexus choroïde.* — Très-grêle, pénètre par la fente de Bichat et va dans le ventricule latéral au plexus choroïde.

Au niveau du point où la carotide interne contourne l'apophyse clinoïde antérieure, elle donne :

E. *Artère ophthalmique.* — Pénètre dans l'orbite par le trou optique; placée en dehors du nerf de la vision, elle croise le nerf optique de dehors en dedans, passe entre lui et le grand oblique, et au niveau de la poulie se divise en : α) *artère nasale*, qui passe au-dessus du tendon de l'orbiculaire et s'anastomose avec la terminaison de la faciale, en donnant à la racine du nez, au sac lacrymal; — β) *artère frontale interne;* remonte obliquement sur le front, donne aux téguments, et s'anastomose avec la sus-orbitaire.

Dans son trajet l'ophthalmique donne : 1° la *lacrymale;* naît au niveau du trou optique, donne des rameaux anastomosés avec la méningée moyenne, chemine entre la paroi et le muscle droit externe, va à la glande lacrymale ; 2° la *centrale de la rétine;* pénètre dans le nerf optique et se distribue à la rétine ; 3° la *sus-orbitaire ;* se loge entre l'orbite et le muscle élévateur et la paupière supérieure, arrive au trou sus-orbitaire, remonte sur le front, donne aux téguments, s'anastomose avec la frontale interne et la temporale superficielle; fournit quelquefois les *ciliaires antérieures*, qui vont au cercle de l'iris après avoir perforé la sclérotique près de la cornée; 4° les *ciliaires courtes* ou *choroïdiennes*, d'ordinaire 2 troncs d'où partent de 15 à 20 branches; entourent le nerf optique, traversent la sclérotique et vont à la choroïde; 5° les *ciliaires longues* ou *iriennes*, une en dehors, l'autre en dedans; passent entre la sclérotique et la choroïde, arrivent sur les côtés latéraux de l'iris et s'y distribuent en formant par leurs deux branches ascendante et descendante un cercle complet; 6° la *musculaire supérieure;* va aux muscles de l'œil; 7° la *musculaire inférieure*, aux muscles également, donne quelquefois les *ciliaires antérieures;* 8° l'*ethmoïdale postérieure;* va au trou orbitaire interne postérieur et à la dure-mère, donne des rameaux à la pituitaire par les trous de la lame criblée; 9° l'*ethmoïdale antérieure;* passe par le trou orbitaire interne antérieur, arrive sur les côtés de l'apophyse crista-galli, pénètre dans les fosses nasales et se divise en 2 branches anastomosées avec la sphéno-épineuse, l'une à la cloison, l'autre aux cornets; 10° la *palpébrale inférieure;* passe sous le tendon de l'orbiculaire, va à la paupière inférieure, s'anastomose avec la faciale et la sous-orbitaire; 11° la *palpébrale supérieure;* passe au-dessus du tendon de l'orbculaire, va à la paupière supérieure, s'y anastomose avecun rameau de la temporale superficielle.

ARTÈRE SOUS-CLAVIÈRE.

Vient à gauche de la crosse aortique, à droite du tronc brachio-céphalique; cette dernière est donc plus courte que sa congénère. Elle forme une courbure à convexité supérieure, se dirige d'abord en haut et en dehors, en dépassant un peu le bord supérieur de la clavicule, puis elle se porte en dehors et enfin en bas et en dehors en contournant la face supérieure de la 1re côte, entre les deux muscles scalènes, elle passe ensuite en arrière du peaucier et du sous-clavier jusqu'au niveau du bord inférieur de la clavicule, où elle prend le nom d'*artère axillaire*. Le sommet du poumon est compris dans la courbure qu'elle décrit ; elle répond en avant aux nerfs vague, phrénique et grand sympathique, celle du côté droit est embrassée par le récurrent ; la veine sous-clavière la croise en avant. — Elle fournit 7 branches dont 2 supérieures, *vertébrale* et *thyroïdienne inférieure*, 2 inférieures, *mammaire interne* et *intercostale supérieure*, et 3 externes, *cervicale transverse*, *sus-scapulaire* et *cervicale profonde*.

A. **Artère vertébrale.** — Naît en dedans des scalènes, gagne le trou de l'apophyse transverse de la 6e vertèbre cervicale et remonte dans le canal formé par ces trous, en donnant dans chaque espace intervertébral des rameaux *spinaux* qui vont à la moelle par les trous de conjugaison. Au niveau du trou de l'axis, qui est percé de bas en haut et de dedans en dehors, l'artère décrit une courbe analogue, franchit le trou de l'atlas, contourne en arrière et en dedans la partie postérieure de la masse latérale de l'atlas, pénètre dans le crâne par le trou occipital en se dirigeant en haut, en avant et en dedans sur le côté du bulbe et s'unit angulairement à sa congénère pour constituer un tronc unique, le *tronc basilaire*, au niveau du bord postérieur de la protubérance. Elle fournit : 1° *artère méningée postérieure* à la dure-mère occipitale ; 2° *artère spinale postérieure* ; descend sur la face postérieure de la moelle, s'anastomose avec celle du côté opposé par branches transversales et avec les spinales cervicales et dorsales ; 3° *artère spinale antérieure*, sur la face antérieure de la moelle, forme un tronc unique et médian par son union avec sa congénère ; ce tronc va jusqu'à l'extrémité de la moelle, renforcé par les anastomoses des spinales cervicales, dorsales lombaires ;

4° *artère cérébelleuse inférieure* et *postérieure*, va en dehors, contourne le bulbe et se distribue sur la face inférieure du cervelet.

Tronc basilaire. — Réunion des deux vertébrales, longe la face inférieure de la protubérance et se divise au niveau de son bord antérieur en deux *artères cérébrales postérieures* qui s'infléchissent en dehors, reçoivent la *communicante postérieure* (carotide interne), contournent le pédoncule cérébral pour se porter en arrière et se distribuer au lobe occipital du cerveau. — Le tronc basilaire donne dans son trajet successivement : 1° la *cérébelleuse inférieure* et *antérieure*, qui va en dehors sur la partie antérieure de la face inférieure du cervelet; 2° des rameaux à la protubérance dont l'un accompagne le nerf acoustique dans l'oreille interne; 3° la *cérébelleuse supérieure*, née très-près des cérébrales postérieures, contourne le pédoncule cérébral et va à la face supérieure du cervelet.

Les artères de la base du cerveau forment un *heptagone* qui inscrit le chiasma, la tige pituitaire, le tuber cinéreum et les corps mamillaires. L'heptagone de Willis est formé par : 1° l'artère cérébrale postérieure droite ; 2° la communicante postérieure droite ; 3° la cérébrale antérieure droite ; 4° la communicante antérieure ; 5° la cérébrale antérieure gauche ; 6° la communicante postérieure gauche ; 7° la cérébrale postérieure gauche.

B. Artère thyroïdienne inférieure. — Naît à côté et en dehors de la vertébrale, remonte, décrit une courbe à convexité supérieure d'où part une branche *cervicale ascendante* pour les muscles prévertébraux, passe ensuite derrière la carotide primitive et se rend à la glande thyroïde, où elle s'anastomose avec sa congénère et avec les thyroïdiennes supérieures.

C. **Artère mammaire interne.** — Naît de la face inférieure de la sous-clavière, se porte vers le sternum, descend verticalement derrière les cartilages costaux et les muscles intercostaux internes à un demi-centimètre du bord du sternum, donne à chaque espace intercostal une branche qui s'anastomose avec la branche intercostale aortique correspondante. La mammaire se divise, au niveau de l'appendice xiphoïde, en deux branches dont l'une pénètre dans la gaîne du muscle droit de l'abdomen et s'anastomose avec l'épigastrique, tandis que l'autre, *musculo-phrénique*, longe les cartilages des fausses côtes, donne des rameaux à leurs espaces et au diaphragme. — La mammaire donne, sur son trajet, la *diaphragmatique supérieure*, grêle, descend le long du péricarde avec le nerf phrénique et va au diaphragme; s'anastomose avec la diaphragmatique inférieure.

D. **Artère intercostale supérieure.** — Vient du bord inférieur de la sous-clavière, croise le col de la 1re côte et donne aux deux premiers espaces intercostaux.

E. **Artère sus-scapulaire.** — Va en arrière et en dehors de la clavicule, passe sous le trapèze, puis pardessus le ligament coracoïdien, s'engage sous le muscle sus-épineux, lui fournit, contourne la base de l'acromion, va sous le muscle sous-épineux, auquel elle donne, et s'anastomose avec la scapulaire inférieure (axillaire).

F. **Artère cervicale transverse.** — Va en dehors, croise les nerfs du plexus brachial, passe sous le trapèze et l'angulaire, longe le bord interne de l'omoplate au-devant du rhomboïde, à l'angle duquel elle s'anastomose avec la scapulaire inférieure (axillaire). Donne des branches musculaires à la nuque et au cou.

G. **Artère cervicale profonde.** — Moins volumineuse que les précédentes, vient de la face postérieure de la sous-clavière, va en haut, passe entre le col de la 1re côte et l'apophyse transverse de la 6e cervicale, se distribue aux muscles du cou et de la nuque en s'anastomosant avec la cervicale ascendante.

ARTÈRE AXILLAIRE.

S'étend du bord antérieur de la clavicule jusqu'au bord inférieur du grand pectoral, où elle devient *artère brachiale*. Parcourt le creux de l'aisselle; recouverte par le grand et le petit pectoral, elle répond plus bas au bord interne du coraco-brachial et du biceps. La veine axillaire est au côté interne de l'artère, les nerfs du plexus brachial l'entourent en haut, puis les deux racines du médian se réunissent au-devant d'elle, et enfin le médian est au-devant de l'artère, le cubital en dedans, le musculo-cutané en dehors et le radial en arrière et en dehors. Elle fournit 5 branches : acromio-thoracique, grande thoracique, sous-scapulaire, circonflexes postérieure et antérieure.

A. *Artère acromio-thoracique.* — Naît au-dessus du petit pectoral, va en dehors, et se divise en : 1° *branches acromiales*, qui vont s'anastomoser autour de l'acromion avec la sous-scapulaire; 2° *branches thoraciques*, qui vont aux muscles pectoraux et à la glande mammaire.

B. *Artère grande thoracique* ou *mammaire externe.* — Descend sur le grand dentelé, donne des rameaux à ce muscle, au grand pectoral et à la glande mammaire, où ils s'anastomosent avec l'acromio-thoracique.

C. *Artère sous-scapulaire.* Volumineuse, naît au niveau du bord inférieur du sous-scapulaire, entre le grand dentelé et le grand dorsal, se divise en 2 branches dont l'une va à l'angle de l'omoplate s'anastomoser avec les autres scapulaires venues de la sous-clavière, et dont l'autre donne des rameaux aux grand et petit ronds, au long chef du triceps, au-devant duquel elle passe, et va se ramifier dans la fosse sous-épineuse, où elle communique avec les autres scapulaires. C'est par cette artère que, dans le cas de ligature de l'axillaire, la circulation se rétablit.

D. *Artère circonflexe postérieure.* Passe entre les grand et petit ronds au-dessus du tendon du long chef du triceps, contourne la face postérieure de l'humérus, donne des rameaux aux muscles précédents, à la face profonde du deltoïde, et s'anastomose avec la circonflexe antérieure.

E. *Artère circonflexe antérieure,* plus petite; passe sous le coraco-brachial et le court chef du biceps et va s'anastomoser avec la précédente après avoir contourné la face antérieure de l'humérus et donné un rameau qui remonte dans la coulisse bicipitale et se distribue à l'articulation.

ARTÈRE HUMÉRALE.

Du bord inférieur du tendon du grand pectoral jusqu'au pli du coude, où elle se divise en *radiale* et *cubitale.* Elle longe le bord interne du biceps, entre les deux veines brachiales. Le nerf médian lui est d'abord un peu externe, puis il la croise en avant et lui devient interne un peu au-dessus du pli du coude. Outre des branches musculaires, elle donne : 1° *artère humérale externe* ou *collatérale externe,* née au-dessous du tendon du grand rond, passe avec le nerf radial dans la coulisse de torsion de l'humérus, donne au triceps, et va jusqu'à l'épicondyle s'anastomoser avec la collatérale interne et les récurrentes radiales; 2° *artère collatérale interne,* part du tiers inférieur de l'humérale, va en dedans sur les deux faces de la cloison intermusculaire, donne aux muscles voisins, et s'anastomose, près de l'épitrochlée, avec les récurrentes cubitales et la collatérale externe.

1° **Artère radiale.** — Se dirige d'abord du pli du coude à l'extrémité de l'apophyse styloïde du radius. Elle longe le bord interne du long supinateur et est, en haut, entre ce muscle, le rond pronateur et le grand palmaire ; en bas, elle est sous-cutanée, la branche antérieure du nerf radial longe son côté externe. A partir de l'extrémité du radius, l'artère s'incline en dehors et en arrière, passe dans le fond de la tabatière anatomique, gagne le premier espace interosseux et pénètre dans la paume de la main, où elle décrit l'*arcade palmaire profonde* située au-dessous des tendons fléchisseurs, en avant des muscles interossseux, et va s'anastomoser avec une branche de la cubitale. — Dans ce trajet, la radiale fournit : 1° la *récurrente radiale antérieure,* qui va profondément en dehors et en haut, entre le long supinateur et le brachial antérieur, auxquels elle donne ainsi qu'aux radiaux externes, et se termine sur l'épicondyle en s'anastomosant avec la collatérale externe (humérale) et la récurrente radiale postérieure (cubitale); 2° la *transverse antérieure du carpe,* qui longe le bord inférieur du carré pronateur et s'anastomose avec un rameau analogue de la cubitale; 3° la *radio-palmaire* naît au niveau de l'apophyse styloïde du radius, descend dans le muscle court abducteur du pouce, et communique avec l'extrémité de la cubitale en complétant l'arcade palmaire superficielle; 4° la *dorsale du pouce* grêle se porte sur le dos du premier métacarpien et s'anastomose avec la collatérale externe du pouce; 5° l'*artère transverse dorsale du carpe* passe au-dessous des tendons des radiaux externes appliquée sur les os du carpe, et s'anastomose avec une branche analogue de la cubitale, d'où l'*arcade dorsale du* *carpe* de laquelle partent les *rameaux interosseux dorsaux* qui, aux deux extrémités de l'espace interosseux, communiquent avec les perforantes venues de l'arcade palmaire profonde et donnent des branches aux muscles interosseux, aux articulations et à la peau des doigts; 6° l'*interosseuse du premier espace* passe entre l'abducteur de l'index et celui du pouce, ou bien sous la peau du dos de cet espace, et donne les *collatérales interne du pouce* et *externe de l'index*; 7° la *collatérale externe du pouce* gagne entre les muscles de l'éminence thénar le bord externe du pouce en s'anastomosant avec la dorsale du pouce.

De l'*arcade palmaire profonde* partent : 1° quatre *perforantes supérieures* qui communiquent avec les interosseuses dorsales; 2° les *interosseuses palmaires*, qui longent les muscles interosseux, leur donnent ainsi qu'à l'abducteur du pouce et aux lombricaux, émettent chacune une *perforante inférieure* anastomosée avec les interosseuses dorsales et communiquent avec les branches terminales de l'arcade palmaire superficielle.

2° **Artère cubitale.** — Dirigée d'abord en dedans et en bas, entre les deux muscles fléchisseurs des doigts, jusqu'au niveau du bord externe du cubital antérieur, décrit un coude et descend verticalement jusqu'au poignet; elle est croisée, en haut et en avant, par le médian. Au niveau de son coude, le nerf cubital vient se placer à son côté interne. Au poignet, elle passe en dehors du pisiforme, gagne la paume de la main, se place entre les tendons et l'aponévrose palmaire, et décrit l'*arcade palmaire superficielle.* La cubitale fournit : 1° la *récurrente cubitale antérieure ;* naît au-dessous de l'apophyse coronoïde du cubitus, va en haut et en dedans gagner l'épitrochlée, et s'anastomose avec la collatérale interne; 2° la *récurrente cubitale postérieure ;* naît d'ordinaire par un tronc commun avec la précédente, gagne l'épitrochlée en passant au-dessous des muscles épitrochléens et s'anastomose avec les récurrentes radiales et cubitales antérieures; 3° le *tronc commun des interosseuses;* naît au niveau de la tubérosité bicipitale du radius, se porte vers le ligament interosseux et se divise en : α) *interosseuse antérieure,* qui longe la face antérieure du ligament interosseux, passe par l'ouverture inférieure de ce ligament pour aller sur le dos du poignet s'anastomoser avec l'arcade dorsale; β) *interosseuse postérieure,* qui passe à travers l'ouverture supérieure du ligament interosseux, se place entre les deux couches des muscles postérieurs de l'avant-bras, et se termine au poignet en s'anastomosant avec l'interosseuse antérieure. Elle donne la *récurrente radiale postérieure,* qui gagne profondément l'épicondyle et s'y anastomose avec les récurrentes cubitales et radiales antérieures et l'humérale profonde; 4° l'*artère dorsale cubitale du carpe;* contourne le cubitus et sur le dos du poignet s'anastomose avec la dorsale radiale et constitue l'arcade dorsale; 5° l'*artère transverse antérieure du carpe;* longe le bord inférieur du carré pronateur et s'anastomose avec celle venue de la radiale; 6° l'*artère cubitale palmaire profonde;* naît au niveau du pisiforme, plonge dans la paume de la main et complète l'arcade palmaire profonde.

De l'*arcade palmaire superficielle* naissent 4 ou 5 *branches métacarpiennes* placées au-devant des tendons, elles vont jusqu'à la racine des doigts et fournissent : la plus interne, la *collatérale interne du petit doigt;* la suivante, les *collatérales externe du petit doigt* et *interne de l'annulaire*; la 3e, les *collatérales externe de l'annulaire* et *interne du médius;* la 4e, les *collatérales externe du médius* et *interne de l'index,* et la 5e, quand elle existe, les *collatérales externe de l'index* et *interne du pouce*. Toutes ces collatérales longent les bords des doigts et vont former par leurs rameaux des arcades anastomotiques dans la pulpe de la troisième phalange.

BRANCHES TERMINALES DE L'AORTE.

ARTÈRE SACRÉE MOYENNE.

Grêle, continue le tronc de l'aorte jusqu'au coccyx, où elle se divise en deux branches recourbées en dehors et anastomosées avec les sacrées latérales; elle donne la dernière lombaire et les artérioles sacrées.

ARTÈRES ILIAQUES PRIMITIVES.

Bifurcation de l'aorte, elles descendent en bas et en dehors, longent le psoas et se divisent, près de l'articulation sacro-vertébrale, en *iliaque interne* et *iliaque externe,* destinées l'une au bassin et aux organes y contenus, l'autre au membre inférieur. Les uretères et les vaisseaux spermatiques les croisent en avant, les veines iliaques sont en arrière d'elles, celle de gauche se porte à droite et croise en arrière l'artère du côté droit pour constituer la veine cave inférieure.

ARTÈRE ILIAQUE INTERNE OU HYPOGASTRIQUE.

S'enfonce dans l'excavation pelvienne et après un court trajet se divise en 9 branches chez l'homme et en 11 chez la femme, qui naissent isolément ou de deux ou trois grosses divisions. Ces branches sont *intrapelviennes viscérales, intrapelviennes pariétales* et *extrapelviennes.*

Branches intrapelviennes viscérales. — 1° *Artère ombilicale,* n'est plus perméable chez l'adulte que dans une petite portion, se dirige vers les côtés latéraux de la vessie, se réfléchit et gagne l'ombilic. De sa partie perméable partent une ou deux branches *vésicales*. 2° *Artère vésico-prostatique*, gagne, entre le rectum et la vessie, les vésicules séminales et de là la prostate et la vessie. 3° *Artère hémorrhoïdale moyenne*, va aux côtés latéraux du rectum et s'anastomose avec les hémorrhoïdales supérieures (mésentérique inférieure) et inférieures (honteuse interne). Elle donne des branches au bas-fond de la vessie et la *déférentielle*, qui longe le canal déférent et s'anastomose sur l'épididyme avec la spermatique. 4° Chez la femme, *artère utérine*, passe entre le ligament large et va à l'utérus, s'anastomose avec l'utéro-ovarienne venue de l'aorte. 5° Chez la femme, *artère vaginale*, gagne les côtés latéraux du vagin, fournit une vésicale, se divise au vagin et au bulbe du vagin.

Branches intrapelviennes pariétales. — 1° *Artère iléo-lombaire*, née la première de l'hypogastrique, elle remonte en dehors et en arrière, donne au psoas et au carré lombaire un rameau spinal et une branche externe qui va au muscle iliaque et s'anastomose avec la circonflexe iliaque (iliaque externe).

2° *Artère sacrée latérale*, se porte en bas et en dedans sur le côté de la face antérieure du sacrum au-devant des trous sacrés, envoie des branches spinales sacrées et s'anastomose par des rameaux transversaux et en arcade par son extrémité avec la sacrée moyenne.

Branches extrapelviennes. — 1° *Artère obturatrice*, se dirige sur la face interne de l'aponévrose du muscle obturateur interne vers le canal sous-pubien (trou obturateur), se place entre les deux muscles obturateurs auxquels elle fournit, envoie un petit rameau à la tête du fémur par l'échancrure cotyloïde et le ligament rond, et se termine dans les muscles pectiné et adducteurs.

Avant de pénétrer dans le canal sous-pubien, elle donne un rameau anastomotique à l'épigastrique [1].

2° *Artère fessière* volumineuse, se dirige en bas et en dehors, sort par la partie supérieure de la grande échancrure sciatique au-dessus du bord supérieur du muscle pyramidal, se divise en branches situées entre le grand et le moyen fessier et en branches situées entre le moyen et le petit fessier, s'anastomose avec la circonflexe antérieure (crurale) et l'ischiatique.

3° *Artère ischiatique*, se dirige en bas et en dehors, sort par la partie inférieure de la grande échancrure sciatique au-dessous du bord inférieur du muscle pyramidal entre la honteuse interne et le grand nerf sciatique, donne au grand et au petit fessier et aux muscles voisins, s'anastomose avec la circonflexe interne et avec la première perforante (crurale).

4° *Artère honteuse interne*, va en bas et en dehors, sort par la partie inférieure de la grande échancrure sciatique, contourne l'épine sciatique et rentre dans le bassin par la petite échancrure, longe le muscle obturateur interne et remonte le long de la face interne de la branche montante de l'ischion jusqu'au pubis; se divise en deux branches terminales, l'une, *caverneuse*, va au corps caverneux, l'autre, *dorsale de la verge*, passe à côté du ligament suspenseur, chemine sous la peau sur le dos du pénis, jusqu'à la base du gland, s'anastomose avec sa congénère et constitue une couronne artérielle, d'où partent des rameaux pour le gland et le prépuce. La *honteuse in-*

(1) L'*obturatrice* naît souvent par un tronc commun avec l'épigastrique, d'autres fois elle vient de l'iliaque externe, ou même de la fémorale. Les rapports sont importants pour l'opération de la hernie étranglée. (Voir, pour les détails, nos *Nouveaux Éléments d'anatomie descriptive*, 2e édition.)

terne donne dans son trajet: α) au niveau de la tubérosité de l'ischion, les *hémorrhoïdales inférieures,* qui vont à l'anus s'anastomoser avec les hémorrhoïdales moyennes (hypogastrique); β) un peu plus loin, l'*artère périnéale superficielle,* passe au-dessous du muscle transverse, donne aux muscles voisins et va au scrotum; au dartos et à la cloison; γ) un peu plus en avant du muscle transverse, l'*artère transverse du périnée* ou *bulbeuse,* se dirige en dedans et un peu en avant et va au bulbe de l'urèthre.

Chez la femme, la périnéale superficielle va aux grandes lèvres, la bulbeuse au bulbe du vagin, la caverneuse au corps caverneux du clitoris, et la dorsale de la verge prend le nom de *clitoridienne.*

ARTÈRE ILIAQUE EXTERNE.

S'étend jusqu'à l'arcade crurale, où elle prend le nom de *fémorale*; oblique en bas et en dehors; la veine iliaque est à son côté interne; elle fournit:

1° L'*artère épigastrique;* naît à très-peu de distance de l'arcade crurale, se dirige en bas et en dedans, puis se recourbe en haut en embrassant le canal déférent, gagne le bord externe, puis la face postérieure du muscle grand droit, et remonte verticalement dans l'intérieur de ce muscle jusqu'au niveau de l'ombilic, où elle s'anastomose avec la mammaire interne (sous-clavière); elle donne: α) le *rameau funiculaire,* qui s'accole au cordon chez l'homme et au ligament rond chez la femme; β) un *rameau anastomotique à l'obturatrice.*

2° L'*artère circonflexe iliaque;* née au niveau de la précédente, se porte en dehors, gagne la crête iliaque dont elle va longer la lèvre interne, donne aux muscles grand et petit obliques, puis à l'iliaque, où elle s'anastomose avec l'iléo-lombaire (hypogastrique), et se termine dans les muscles petit oblique et transverse.

ARTÈRE FÉMORALE OU CRURALE.

S'étend de l'arcade crurale jusqu'au-dessous de l'anneau du 3e adducteur, où elle devient l'artère *poplitée.* Elle passe d'abord dans le triangle de Scarpa, comme une perpendiculaire abaissée de la base au sommet, puis dans la gouttière que forment entre eux le vaste interne et les adducteurs, pour gagner l'anneau fibreux du 3e adducteur. Le couturier est placé en haut, en dehors de l'artère, puis il la croise en avant, et enfin il lui devient interne. La veine crurale est d'abord en dedans et plus bas en arrière de l'artère. Le nerf crural est au niveau de l'arcade crurale en dehors et logé dans la gaîne du psoas iliaque, le nerf saphène interne longe plus loin l'artère et ne s'en sépare que dans l'anneau des adducteurs.

Elle fournit : 1° l'*artère tégumenteuse abdominale;* très-près de l'arcade crurale, remonte dans la couche sous-cutanée de l'abdomen, s'anastomose avec l'épigastrique et la circonflexe iliaque.

2° Les *honteuses externes* (d'ordinaire deux); vont en dedans dans le scrotum et dans les téguments du pubis; chez la femme, dans les grandes lèvres.

3° L'*artère grande musculaire* ou *du triceps;* va en dehors et en bas aux trois chefs du triceps crural.

4° L'*artère fémorale profonde;* naît à peu de distance audessous de l'arcade crurale, se porte en bas et en arrière entre les adducteurs, traverse le troisième adducteur et va au biceps et au demi-membraneux; s'anastomose par sa terminaison avec les articulaires supérieures. Elle fournit les 3 *artères perforantes* (dont la 1re est la plus supérieure), qui vont aux muscles internes de la cuisse en traversant des arcades fibreuses d'insertion du grand adducteur, et se divisent chacune en une branche ascendante et une branche descendante anastomosées entre elles, en haut avec la circonflexe interne et l'ischiatique, et en bas avec les rameaux terminaux de la fémorale profonde.

5° L'*artère circonflexe interne ;* naît souvent de la profonde, contourne le fémur entre le pectiné et le psoas, donne aux muscles, un rameau à la cavité cotyloïde, et se divise en *branches ascendantes,* destinées aux muscles pelvi-trochantériens et anastomosées avec la première perforante, la circonflexe externe et l'obturatrice, et en *branches descendantes,* qui donnent aux adducteurs, au carré, à l'obturateur externe, et s'anastomosent avec la circonflexe externe, la première perforante et l'obturatrice.

6° L'*artère circonflexe externe ;* naît très-souvent de la profonde, va en dehors entre le tendon du psoas et le droit antérieur de la cuisse, contourne le grand trochanter, va aux muscles fessiers et tenseur du fascia lata, et s'anastomose avec la circonflexe interne et l'ischiatique.

7° L'*artère grande anastomotique ;* naît de la partie inférieure de la fémorale, traverse l'anneau des adducteurs et se divise en deux branches dont l'une passe au-devant du fémur et s'anastomose avec les articulaires supérieures, dont l'autre passe en arrière du fémur et s'anastomose avec les articulaires et la récurrente tibiale.

Artère poplitée. — S'étend de l'anneau des adducteurs jusqu'à l'arcade du soléaire, où elle se divise en *artère tibiale antérieure* et tronc tibio-péronier ; elle parcourt l'espace poplité, d'abord un peu oblique en bas et en dehors, puis verticale et médiane entre les saillies musculaires externe et interne du jarret, recouverte par la veine poplitée et le nerf sciatique poplité interne. Elle fournit :

1° Les *artères jumelles externe et interne ;* vont en bas dans les muscles jumeaux, soléaire et plantaire grêle.

2° Les *artères articulaires supérieures externe et interne ;* contournent les condyles fémoraux, donnent des rameaux superficiels et profonds anastomosés entre eux, avec la grande anastomotique et avec les articulaires inférieures.

3° Les *artères articulaires inférieures externe et interne ;* contournent l'articulation en passant sous les ligaments latéraux correspondants et s'anastomosent entre elles, avec les articulaires supérieures et avec la récurrente tibiale.

4° L'*artère articulaire moyenne ;* donne des rameaux à la partie postérieure de l'articulation et y pénètre pour se distribuer à la masse graisseuse de l'échancrure intercondylienne.

A. **Artère tibiale antérieure.** — Bifurcation antérieure de la poplitée, s'étend jusqu'au ligament annulaire du tarse, où elle prend le nom de *pédieuse.* Elle traverse l'ouverture supérieure du ligament interrosseux, descend ensuite verticalement entre le jambier antérieur et l'extenseur commun des orteils en haut, puis, plus bas, entre le premier et l'extenseur propre du gros orteil. Outre beaucoup de rameaux musculaires, elle donne :

1° L'*artère récurrente tibiale antérieure ;* naît dès que la tibiale antérieure a franchi l'ouverture supérieure du ligament interrosseux, monte sur la tubérosité antérieure du tibia et communique avec les articulaires.

2° Les *artères malléolaires externe et interne,* qui vont obliquement se ramifier sur les malléoles et l'articulation, en communiquant avec la pédieuse, la péronière, la plantaire externe et la dorsale du tarse.

Artère pédieuse. — Continuation de la tibiale antérieure, s'étend du ligament annulaire du tarse à l'extrémité postérieure du premier espace interosseux, où elle s'enfonce à angle droit pour aller dans la plante communiquer avec la terminaison de la plantaire externe ; elle se trouve entre le bord interne du premier chef du pédieux et le tendon de l'extenseur propre du gros orteil. Elle fournit : 1° l'*artère dorsale du tarse* (une ou deux), oblique en bas et en dehors, recouverte par le muscle pédieux; va à l'articulation et s'anastomose avec la malléolaire externe et la dorsale du métatarse ; 2° l'*artère dorsale du métatarse ;* forme une arcade dirigée en dehors près des articulations tarso-métatarsiennes; il en naît les *trois interosseuses dorsales,* qui communiquent aux deux extrémités de l'espace interosseux avec les perforantes (arcade plantaire) et se divisent en *collatérales dorsales des orteils ;* 3° l'*artère interosseuse dorsale du premier espace;* naît au niveau du point où la pédieuse s'enfonce dans la plante et se comporte comme les autres interosseuses dorsales.

B. **Tronc tibio-péronier.** — Division postérieure de la poplitée, se divise, après un court trajet, en *artère tibiale postérieure* et *artère péronière.*

1° **Artère péronière.** — Longe le côté interne du péroné, recouverte par le long fléchisseur du gros orteil, et arrive jusqu'à la malléole externe où elle se divise en : α) *péronière antérieure,* qui, à travers le ligament interosseux, gagne le dos du pied, s'anastomose avec la malléolaire externe et se distribue aux os et aux articulations ; β) *péronière postérieure,* qui descend derrière la malléole externe jusqu'au calcanéum, fournit à toute la partie externe et postérieure du pied, et s'anastomose avec les malléolaire externe, dorsale du tarse, péronière antérieure et plantaire externe.

2° **Artère tibiale postérieure.** — Descend dans la jambe entre les deux couches des muscles postérieurs, contourne la malléole interne, entre les tendons du fléchisseur commun et du fléchisseur propre, arrive sous la voûte du calcanéum et se divise en : α) *plantaire interne*, qui se porte en avant entre l'adducteur et le court fléchisseur du gros orteil, se termine dans les muscles ou constitue d'autres fois la collatérale interne du gros orteil; β) *plantaire externe*, qui va en dehors et en avant entre le court fléchisseur commun des orteils et l'accessoire du long fléchisseur, s'infléchit ensuite en dedans en constituant l'*arcade plantaire*, à convexité antérieure, et s'anastomose, au niveau du 1er espace interosseux, avec la terminaison de la pédieuse.

L'arcade plantaire donne : des *perforantes postérieures* anastomosées avec les interosseuses dorsales; la *collatérale externe du 5e orteil*, et les 4 *interosseuses plantaires*, qui donnent les *perforantes antérieures* anastomosées avec les interosseuses dorsales, et se divisent en *collatérales des orteils* analogues aux collatérales des doigts.

TROISIÈME SECTION.

VEINES.

Les veines sont des canaux membraneux qui partent des capillaires et dont les branches, par des réunions successives, constituent des gros troncs qui ramènent aux oreillettes le sang de la périphérie. Comme pour les artères, il existe deux grands systèmes veineux, l'un de la circulation générale, l'autre de la circulation pulmo-

-llaire; mais dans l'abdomen se présente un troisième système, annexe du système veineux général, formé par la réunion de toutes les veines de l'appareil digestif en un seul tronc, *veine porte*, qui, une fois formé, se divise à son tour dans le foie, s'y capillarise, se réunit en nouveaux troncs qui aboutissent en définitive dans la veine cave inférieure, l'un des gros troncs de la circulation veineuse générale. Ces trois systèmes, quoique indépendants en général, communiquent entre eux par de fines anastomoses (veines bronchiques d'une part, veines des parois abdominales de l'autre). Dans les artères, les troncs et les branches principales sont longs et les rameaux relativement courts, c'est l'inverse dans le système veineux. Le nombre des veines est bien plus considérable que celui des artères; ce n'est qu'à la racine des membres que les troncs artériels ne sont accompagnés que par une veine satellite, plus loin il existe toujours deux veines; de plus, aux membres, il y a toujours deux plans veineux, l'un superficiel, l'autre profond, qui communiquent à la racine des membres où le tronc commun des veines superficielles traverse l'aponévrose pour aller se jeter dans le plan profond. — En général, les veines sont moins sinueuses que les artères, d'où différence de longueur dans les deux systèmes, ce qui favorise le retour du sang vers le cœur. — La forme des veines est cylindrique, mais noueuse, ce qui tient à la présence de valvules dans leur intérieur; les systèmes pulmonaire et abdominal en sont dépourvus, aussi ces veines sont-elles cylindriques dans toute leur longueur. — Chaque fois qu'une artère est accompagnée de deux veines, elle est entre ces deux dernières; quand il n'y a qu'une seule veine satellite, il est impossible de formuler une loi précise pour le rapport de ces deux vaisseaux. En général, cependant, la veine est plus superficielle que l'artère. — Outre les veines superficielles, il en est d'autres encore qui, quoique profondes, ne suivent pas les artères, sinus de la dure-mère, plexus rachidiens, veines de l'œil, veine azygos, etc. — Les veines superficielles sont plongées dans le tissu cellulaire sous-cutané, d'où leur facile mobilité. — Les veines sont souvent en rapport avec les nerfs, et alors le nerf est d'ordinaire plus superficiel encore que la veine. — Les veines profondes sont, surtout à la racine des membres, enlacées par des vaisseaux lymphatiques nombreux. Au cou et au voisinage du thorax, les veines contractent des rapports particuliers avec les aponévroses, et sont contenues dans un dédoublement de ces membranes fibreuses, de manière à faciliter le cours du sang dans les mouvements d'inspiration. — Les anastomoses veineuses sont très-nombreuses, elles se font aussi bien entre les troncs qu'entre les rameaux; elles sont, comme dans le système artériel, en *arcades*, par *convergence*, par *communication transversale* ou *oblique*, et de plus par *communication longitudinale* spéciale au système veineux. Ce dernier cas est très-fréquent dans les veines superficielles des membres, deux troncs communiquant par un troisième qui reste plus ou moins longtemps parallèle aux deux premiers, ou encore d'un tronc part une branche qui lui reste parallèle un certain temps et va s'y ouvrir plus loin. — Les anastomoses *mixtes* ou *composées* forment dans le système veineux des réseaux compliqués qui prennent le nom de *plexus*; ils existent surtout aux endroits où la circulation de retour peut être gênée.

Structure des veines. — Leurs parois minces sont composées de trois tuniques : 1° une *interne* constituée par des épithéliums en une couche supportée par des fibres élastiques longitudinales ; 2° une *tunique moyenne*, assez mince d'ordinaire, fait à peu près défaut dans certaines veines ; elle se compose de fibres élastiques et musculaires lisses, mais avec une proportion plus grande de tissu connectif que dans les artères; 3° une *tunique externe* connective dont l'épaisseur varie suivant la grosseur des veines. Dans toutes les veines, sauf les petites, le tissu connectif de cette tunique contient des fibres musculaires lisses, longitudinales, et des fibres élastiques. Les veines du cerveau ne contiennent pas de tissu musculaire. — Les *sinus de la dure-mère* sont formés par un dédoublement de la dure-mère tapissé en dedans par un épithélium pavimenteux.

Les *valvules des veines* s'ouvrent du côté de l'oreillette; elles sont de forme parabolique, disposées tantôt par paires et tantôt isolées, d'autres fois, mais rarement, on en trouve trois à l'instar des valvules sigmoïdes. Nombreuses partout où la circulation de retour est entravée par la pesanteur, elles font défaut dans les veines caves, pulmonaires, porte, et dans les branches qui font communiquer les plans veineux superficiel et profond. Elles sont formées par un prolongement des tuniques interne et moyenne et revêtues de l'épithélium propre à la tunique interne. On n'y a pas trouvé de fibres musculaires. Les veines ont des *vasa vasorum* et reçoivent des filets nerveux comme les artères [1].

VEINES PULMONAIRES.

Au nombre de quatre, deux pour chaque poumon, gagnent l'oreillette gauche ; les inférieures sont horizon-

[1] Dans la description, chaque fois que le trajet des veines sera analogue à celui des artères ou de leurs branches, nous nous bornerons à une simple indication.

tales, les supérieures obliques en bas et en dehors, en rapport avec les bronches et les divisions de l'artère pulmonaire. Le péricarde leur envoie une demi-gaîne qui les entoure en avant, celles de droite sont croisées en avant par la veine cave supérieure, celles de gauche par l'artère pulmonaire.

VEINES CARDIAQUES.

1° *Grande veine coronaire.* — La plus considérable des veines cardiaques s'ouvre dans l'oreillette, près de la cloison interauriculaire et du sillon interauriculo-ventriculaire.

2° *Veines de Galien.* — Viennent du ventricule droit et s'ouvrent isolément dans la partie antérieure de l'oreillette droite.

VEINE CAVE SUPÉRIEURE.

Formée par les deux troncs veineux brachio-céphaliques, s'étend depuis le cartilage de la 1re côte jusqu'à l'oreillette, répond au bord droit du sternum, reçoit l'azygos.

Troncs veineux brachio-céphaliques. — Un droit et un gauche formés par la réunion des veines des bras et de la tête, répondent tous deux à la face postérieure de la clavicule et à l'articulation sterno-claviculaire; celui de gauche est presque horizontal, il croise en avant l'origine des trois troncs artériels partis de la crosse aortique. Ils reçoivent, outre les jugulaires internes et les sous-clavières qui les constituent par leur réunion:

1° La *jugulaire postérieure*, qui vient des plexus extra-rachidiens supérieurs, naît entre l'atlas et l'occipital, descend profondément sur les côtés de la colonne cervicale, et vient s'ouvrir dans le tronc brachio-céphalique, derrière la vertébrale;

2° La *vertébrale,* logée dans le canal des apophyses transverses, sort par le trou de la septième;

3° La *thyroïdienne inférieure,* souvent double, passe devant la trachée et les gros vaisseaux artériels;

4° Les *mammaires internes,* doubles;

5° Les *diaphragmatiques supérieures,* doubles;

6° Les *thymiques, péricardiques, médiastines,* très-grêles.

Veine sous-clavière. — Passe au-devant du scalène antérieur, séparée de la clavicule par le muscle sous-clavier, reçoit les veines du membre supérieur, mais pas celles du cou; les jugulaires antérieure et externe s'y abouchent d'ordinaire.

A. — *Veines superficielles du membre supérieur.*

Très-développées à la face dorsale de la main, très-grêles dans la paume, forment une espèce d'arcade dorsale dont les rameaux externes vont dans la *veine céphalique du pouce;* les plus internes dans la *veine salvatelle* venue du petit doigt. Toutes ces veines forment en dehors les *veines radiales,* en dedans les *veines cubitales,* qui longent les bords de la face antérieure de l'avant-bras, et la *veine médiane,* souvent double ou triple. La *médiane,* arrivée au pli du coude, se divise en *médiane basilique* interne et *médiane céphalique* externe, et communique avec les veines profondes. Les *veines radiales,* réunies à la médiane céphalique, vont constituer, au niveau du pli du coude, un seul tronc, la *veine céphalique,* qui, sus-aponévrotique, longe le côté externe du biceps, traverse l'aponévrose et passe dans l'espace celluleux qui sépare le deltoïde d'avec le grand pectoral, pour s'ouvrir dans l'axillaire. Les *veines cubitales,* réunies à la médiane basilique, forment au même niveau la *veine basilique*, qui traverse l'aponévrose vers le milieu du bras et se jette dans une des humérales. Un rapport important au point du vue de la saignée : la médiane basilique est parallèle à l'artère humérale au pli du coude et n'en est séparée que par l'expansion aponévrotique du tendon du biceps.

B. — *Veines profondes du membre supérieur.*

Il n'y a pas d'arcade veineuse palmaire superficielle, toutes les autres artères sont accompagnées de deux veines, sauf l'axillaire qui n'en a qu'une seule.

Veines de la tête et du cou. — Elles aboutissent toutes aux *veines jugulaires antérieure, externe, interne* et *postérieure*, et comprennent les veines des cavités et organes encéphaliques, des parois du crâne et du cou.

A. — *Veines des cavités et organes encéphaliques.*

Sinus de la dure-mère. Ces sinus, dont la structure est décrite plus haut, sont de forme prismatique et triangulaire, toujours béants; ils communiquent avec les veines des parois crâniennes par les *veines émissaires de Santorini*, qui traversent des trous osseux, avec les veines rachidiennes, et s'ouvrent tous par les sinus latéraux dans la jugulaire interne. — Les veines du cerveau sont, les unes, superficielles et logées dans la pie-mère, les autres, profondes et logées dans les plexus ou la toile choroïdienne, vont par les *veines de Galien* au sinus droit.

Sinus longitudinal supérieur. Situé le long du bord convexe de la faux du cerveau, effilé à son origine, large à son embouchure dans le pressoir d'Hérophile; au niveau de la protubérance occipitale interne, il reçoit les veines cérébrales supérieures, des veines diploïques, et communique avec le dehors par les veines pariétales.

Sinus longitudinal inférieur. Le long du bord concave de la faux du cerveau, se termine dans le sinus droit, reçoit des veines hémisphériques internes.

Sinus droit. Sur le milieu de la tente du cervelet, le long de la faux, oblique en bas et en arrière; il reçoit en avant le sinus précédent et les veines de Galien, puis une veine cérébelleuse et des veinules du lobe occipital du cerveau. En arrière, au niveau de la protubérance occipitale interne, il reçoit le sinus longitudinal supérieur et constitue le *pressoir d'Hérophile,* d'où partent les sinus latéraux.

Sinus latéraux. Un de chaque côté, vont en dehors le long du bord adhérent de la tente, puis en bas et en dedans et aboutissent au trou déchiré postérieur pour se continuer avec la jugulaire interne; ils reçoivent tous les sinus de la face inférieure de la cavité crânienne, et communiquent avec les veines des parois par la *veine mastoïdienne,* qui traverse le trou osseux de ce nom.

Sinus caverneux. Un de chaque côté, sur les côtés latéraux de la selle turcique; communiquent par le sinus de Ridley. La carotide interne, le nerf oculo-moteur externe parcourent le sinus caverneux; dans sa paroi externe sont logés les nerfs pathétique, oculo-moteur commun et ophthalmique de Willis. Il reçoit : 1° la *veine ophthalmique,* dont les divisions suivent en général celles de l'artère, mais dont les branches ciliaires constituent quatre groupes distincts qui forment quatre tourbillons, *vasa vorticosa,* anastomosés entre eux et terminés chacun par une branche unique qui traverse la sclérotique; la veine ophthalmique passe par la fente sphénoïdale; 2° la *veine méningée moyenne;* 3° les veines de la face inférieure du cerveau.

Sinus circulaire de la selle turcique ou de Ridley.

Entoure la glande pituitaire, va de chaque côté au sinus caverneux.

Sinus transverse de la selle turcique. Transversal, en arrière des apophyses clinoïdes postérieures, fait communiquer les sinus pétreux inférieurs et les sinus caverneux.

Sinus pétreux supérieurs. Font communiquer les sinus caverneux et les sinus transverses, sont situés de chaque côté sur le bord supérieur du rocher.

Sinus pétreux inférieurs. Plus larges que les précédents, mais plus courts, font communiquer les sinus caverneux avec les sinus latéraux, longent le bord inférieur et postérieur du rocher.

Sinus circulaire du trou occipital. Autour du trou occipital, communique en bas avec les sinus rachidiens, latéralement avec les sinus occipitaux antérieurs, et en arrière avec les sinus occipitaux postérieurs.

Sinus occipitaux antérieurs. Vont du sinus précédent au sinus pétreux-inférieur. Existence inconstante.

Sinus occipitaux postérieurs. Vont du sinus droit au sinus transverse.

On donne le nom de *veines diploïques* à des canaux veineux creusés dans les os du crâne; on distingue de chaque côté : une *veine diploïque frontale,* une *temporale antérieure,* une *temporale postérieure* et *une occipitale;* elles vont toutes se jeter dans les sinus de la dure-mère.

B. — *Veines des parois du crâne et du cou.*

Veine jugulaire antérieure. Descend superficiellement le long du bord antérieur du sterno-mastoïdien; à la base du cou, elle s'infléchit en dehors, derrière les deux chefs du sterno-mastoïdien, et va à la sous-clavière; s'unit par une branche transversale à celle du côté opposé.

Veine jugulaire externe. Formée par la réunion de la

temporale avec la maxillaire interne; elle passe sous la parotide, devient superficielle, recouverte par le peaucier, croise le sterno-mastoïdien et va s'unir à la sous-clavière dans le creux sus-claviculaire. Elle reçoit souvent la faciale. — La *temporale* suit l'artère, la *maxillaire interne* égalcment, sauf les branches les plus profondes et l'alvéolaire, qui constituent un plexus dans l'intérieur du muscle ptérygoïdien externe. — La *veine faciale* se jette aussi souvent dans la jugulaire interne que dans l'externe, naît sur le front sous le nom de *veine préparate*, communique à la racine du nez avec celle du côté opposé, puis avec l'ophthalmique au grand angle de l'œil, prend le nom de *veine angulaire* jusqu'à l'aile du nez, suit ensuite l'artère faciale, et va dans la jugulaire interne au-dessous de la glande sous-maxillaire, ou bien continue son trajet en croisant le sterno-mastoïdien, et va à la jugulaire externe.

Veine jugulaire interne. — Naît au trou déchiré postérieur et aboutit au tronc brachio-céphalique; très-considérable, verticale; en rapport en haut avec la carotide interne, et dans ses deux tiers inférieurs avec la carotide primitive, en dehors et un peu en arrière de laquelle elle se trouve; reçoit en haut la *condylienne antérieure*, puis l'*occipitale*, puis les *linguales dorsales* et *inférieures* ou *ranines*; plus loin la *pharyngienne* formée par le plexus pharyngien, et enfin les *thyroïdiennes supérieures*. — Pour la jugulaire postérieure, voir plus haut, page 231.

VEINES DES PAROIS DU TRONC ET VEINES RACHIDIENNES.

1° *Grande veine azygos.* — Impaire; placée sur le côté droit des vertèbres lombaires et dorsales. Représente le tronc commun des veines intercostales droites.

Naît par la veine *lombaire ascendante*, qui vient de l'iliaque primitive et à laquelle se rendent les lombaires droites, traverse le diaphragme avec l'aorte, remonte, forme une crosse par-dessus la bronche droite et s'ouvre dans la veine cave supérieure; reçoit, outre les intercostales droites, la demi-azygos et le tronc des intercostales supérieures gauches.

2° *Veine demi-azygos.* — Naît comme la précédente, mais à gauche; reçoit les lombaires et les 5 ou 6 dernières intercostales gauches, croise le corps de la 7e ou 6e vertèbre dorsale, et va dans l'azygos.

3° *Veines intercostales supérieures gauches.* — Forment un tronc commun qui vient se jeter dans la grande azygos vers la 5e vertèbre dorsale, ou quelquefois dans la terminaison de la demi-azygos placée au-dessous.

4° *Veines intercostales supérieures droites.*— Forment d'ordinaire deux troncs, dont l'un va à la crosse de la grande azygos, l'autre dans la veine cave supérieure.

Les *intercostales* et *lombaires* accompagnent les artères; leurs rameaux dorso-spinaux forment des *plexus extrarachidiens* qui enlacent par des branches verticales et transversales les apophyses des vertèbres. Le plexus de la région cervicale se déverse dans les jugulaires postérieures.

Les *veines sacrées latérales et sacrée moyenne* forment un plexus au-devant du sacrum et communiquent avec les veines intrarachidiennes.

Plexus intrarachidiens. — Tout le pourtour du canal rachidien est tapissé par des plexus veineux; on peut y distinguer 2 *veines longitudinales antérieures* et 2 *postérieures* réunies entre elles par des branches transversales; au niveau du trou de conjugaison, ces plexus envoient des rameaux au plexus extrarachidien, et par là aux intercostales; en haut, ils communiquent, par les veines condyliennes antérieures, avec les jugulaires internes. Ils reçoivent le sang des *veines spinales*, qui forment un plexus tout autour de la moelle, et des *veines diploïques vertébrales*.

VEINE CAVE INFÉRIEURE.

Formée par la réunion des deux iliaques primitives, elle reçoit toutes les veines sous-diaphragmatiques et le système de la veine porte par l'intermédiaire des veines sus-hépatiques. Elle traverse le centre phrénique et va à l'oreillette droite. S'y ouvrent: la *veine spermatique droite* (la gauche va à la veine rénale); avant de se réunir en un seul tronc, les veines spermatiques de chaque côté constituent dans les bourses le *plexus spermatique*, et dans l'abdomen le *plexus pampiniforme ;* les *veines rénales*, les *veines capsulaires moyennes*, les *diaphragmatiques inférieures*, les *veines sus-hépatiques*. Ces dernières viennent des lobules du foie et ramènent le sang de la veine porte et de l'artère hépatique. Elles forment deux ou trois troncs qui se jettent dans la veine cave inférieure, immédiatement au-dessous du diaphragme.

Veine porte. — Ramène au foie le sang des organes digestifs et de la rate; son tronc est formé par la réunion de la grande *mésaraïque* ou *mésentérique supérieure* et de la *splénique,* elle va au sillon transverse du foie et s'y divise en deux branches qui se ramifient dans le foie, s'y capillarisent, se reconstituent et forment les veines sus-hépatiques. — La *grande mésaraïque* suit l'artère mésentérique supérieure. — La *splénique* suit l'artère de ce nom et reçoit la *petite mésaraïque* ou *mésentérique inférieure*, qui naît des *plexus hémorrhoïdaux*.

VEINE ILIAQUE POSTÉRIEURE.

Formée par les iliaques interne et externe; celle du côté gauche croise la 4e vertèbre lombaire en passant au-dessous de l'artère iliaque droite.

A. **Veine iliaque interne ou hypogastrique.** — Ses branches et son tronc accompagnent les artères correspondantes. Les veines *vésicales* forment un vaste plexus qui communique avec les plexus hémorrhoïdaux et les veines obturatrices, ischiatique et honteuse interne. Ce plexus entoure le col et le bas-fond de la vessie, la prostate et les vésicules séminales. — Chez la femme, les veines vaginales forment un plexus très-serré autour du vagin et constituent le *bulbe du vagin.* — La *veine honteuse interne* et ses branches suivent les artères, mais il n'y a qu'une seule *veine dorsale de la verge*, impaire et médiane, qui reçoit les veines profondes des corps caverneux, de la portion spongieuse de l'urèthre, et va à travers le ligament suspenseur de la verge au plexus vésico-prostatique.

B. **Veine iliaque externe.** — Suit l'artère de ce nom, reçoit les *épigastrique* et *circonflexe iliaque*.

Veines du membre inférieur. — 1° *Veines profondes*; sont satellites des artères, uniques pour la fémorale et la poplitée, doubles pour toutes les autres; 2° *veines superficielles*. Les veines des orteils se ramassent sur le dos du pied en formant une arcade d'où part la *veine saphène interne*, qui longe le premier métatarsien, passe devant la malléole interne, longe le côté antérieur et interne de la jambe, contourne le côté interne du genou, remonte au côté interne de la cuisse et va se jeter dans la crurale en passant par-dessus le repli falciforme de l'aponévrose crurale.

La *veine saphène externe* vient de l'arcade veineuse dorsale, longe le bord externe du pied, passe derrière la malléoie externe, et gagne le milieu de la face postérieure de la jambe pour s'ouvrir dans la poplitée. Les deux saphènes communiquent au niveau des malléoles avec les veines profondes.

QUATRIÈME SECTION.

LYMPHATIQUES.

Canaux membraneux, petits et étroits, mais très-nombreux; étendus depuis l'intimité des tissus jusqu'aux troncs veineux brachio-céphaliques et ramenant à la circulation veineuse la *lymphe* ou le *chyle*, les lymphatiques rencontrent toujours sur leur trajet une ou plusieurs fois les glandes dites *ganglions lymphatiques*, dont ils forment les vaisseaux *afférents* et d'où partent des *efférents*, toujours moins nombreux que les vaisseaux afférents. Les lymphatiques naissent, soit de réseaux, soit de culs-de-sac; les réseaux sont beaucoup plus nombreux : on les trouve surtout sur la peau, les muqueuses, les séreuses, dans les glandes; les culs-de-sac se trouvent dans les villosités intestinales, les papilles de la peau et de la langue. Les troncules nés de ces réseaux marchent les uns profondément, les autres sous la peau; les premiers accompagnent les vaisseaux sanguins, les seconds les veines superficielles; ils sont en général rectilignes et s'anastomosent peu entre eux avant leur entrée dans les ganglions, mais comme les efférents sont toujours moins nombreux que les afférents, il en résulte qu'en dernière analyse les lymphatiques se groupent tous en deux troncs avant de se déverser dans le système veineux. Les lymphatiques sont noueux à l'instar des roseaux ou des bambous, ce qui tient à la présence de valvules à leur intérieur, toujours disposées par paires. Leur *structure* se rapproche de celle des vaisseaux sanguins : 1° une tunique interne avec un épithélium; 2° une tunique moyenne à fibres lisses transversales et quelques fibres élastiques; 3° une tunique externe connective avec fibres lisses longitudinales et fibres élastiques. Leurs *radicules* se trouvent dans les lacunes du tissu connectif, où elles n'ont pas de paroi propre, mais où les lacunes sont tapissées d'une couche endothéliale. — Les *ganglions* ont une structure compliquée; on peut les comparer à une agrégation de follicules clos, ayant une couche corticale et une portion médullaire formées, chacune, d'*alvéoles* nombreux, communiquant entre eux et prenant, dans la portion médullaire, le nom de *cordons médullaires*, parce qu'ils s'y rétrécissent et s'y allongent. Ces alvéoles ont chacun à leur périphérie des loges plus grandes, dites *sinus lymphatiques*, et, au centre, des mailles très-petites, dites *pulpe centrale*. Sinus lymphatiques et pulpe centrale des alvéoles et des cordons médullaires sont tous remplis par des noyaux auxquels on donne le nom de *globules lymphatiques*. C'est dans cette pulpe centrale qu'aboutissent les vaisseaux afférents et d'où naissent les efférents, tandis que les artérioles se rendent aux alvéoles et aux cordons médullaires. Toutes les cloisons de ces espaces sont formées par du tissu connectif entremêlé de fibres musculaires lisses, qui constituent la charpente du ganglion et prennent leur point d'appui extérieur sur la coque fibreuse de la glande. Il existe des ganglions moins compliqués et qui ne paraissent être qu'un enroulement des lymphatiques, *fausses glandes de Gerber*.

Les lymphatiques se terminent tous par deux troncs distincts dans le confluent des veines sous-clavière et jugulaire interne. Le *canal thoracique* réunit les lymphatiques de la partie sous-diaphragmatique du corps, de la moitié gauche du diaphragme, du cœur, du poumon gauche, du membre supérieur gauche, de la moitié gauche du thorax, du cou et de la tête, et va se jeter dans la veine du côté gauche. La *grande veine lymphatique droite* reçoit les lymphatiques de la moitié droite du thorax, du poumon, de la moitié de la tête et du cou du même côté, ainsi que de la moitié correspondante du diaphragme; elle se jette dans la sous-clavière droite. Chacun de ces deux troncs est situé le long du rachis, le canal thoracique étant de beaucoup le plus long, et reçoit trois branches principales, l'une antérieure, *branche mammaire*, l'autre externe, *brachiale*, et la troisième descendante, *jugulaire*.

1° *Ganglions de la tête et du cou, et lymphatiques qui s'y rendent.* — Ces ganglions forment une grande chaîne le long des vaisseaux veineux du cou; ils s'étendent : en avant, sous le nom de *ganglions sous-maxillaires*; en arrière, *ganglions sous-occipitaux*; en haut, *ganglions parotidiens*. Ils reçoivent les lymphatiques des téguments et des organes de la face, du crâne et du cou. Les réseaux des téguments du crâne, des muqueuses nasale, buccale, linguale, oculo-palpébrale, laryngienne, etc., sont très-serrés et très-développés; il en est de même du pavillon de l'oreille. Les vaisseaux efférents partis de ces ganglions vont à droite à la grande veine lymphatique, et à gauche au canal thoracique.

2° *Ganglions axillaires, et lymphatiques qui s'y rendent.* — Logés surtout dans le creux de l'aisselle, où ils sont en rapport avec les vaisseaux et les nerfs du plexus brachial, ils se relient en avant aux *ganglions thoraciques*, en haut aux *sous-claviculaires*, en arrière aux *sous-scapulaires*. Ils reçoivent les lymphatiques des parties latérales du thorax, de la mamelle et ceux du membre supérieur. Ces derniers sont disposés sur deux plans, superficiel et profond : les profonds accompagnent les vaisseaux ; les superficiels longent les bords latéraux des doigts, gagnent le dos de la main, de là la face antérieure de l'avant-bras, où ils se divisent en trois groupes dont deux accompagnent les veines radiales et cubitales, et un groupe médian ; les internes rencontrent le *ganglion épitrochléen ;* ils se portent sur la face interne du bras et vont aux ganglions axillaires.

3° *Ganglions sternaux et médiastinaux antérieurs ; lymphatiques qui s'y rendent.* — Quelques ganglions le long de l'artère mammaire interne, reliés à d'autres situés dans le médiastin antérieur au-devant du péricarde. Ils reçoivent les lymphatiques mammaires, ceux de la partie antérieure de la face convexe du foie, du péricarde, du cœur, du thymus.

4° *Ganglions médiastinaux postérieurs et bronchiques, et lymphatiques qui s'y rendent.* — Les premiers, logés le long de l'œsophage et de l'aorte, sont réunis à de petits ganglions situés dans les espaces intercostaux près de la colonne vertébrale, et aux ganglions bronchiques nombreux et volumineux placés dans la bifurcation de la trachée et le long de la racine des bronches. Ils reçoivent les lymphatiques intercostaux, œsophagiens, pulmonaires. Ceux de droite vont à la grande veine lymphatique, ceux de gauche au canal thoracique.

5° *Ganglions sus-aortiques, et lymphatiques qui s'y rendent.* — Situés devant l'aorte abdominale dans tout son trajet; ils se relient aux ganglions placés près de chaque organe ou annexe du tube digestif, entre les lames de l'épiploon, *ganglions stomachaux, spléniques, mésentériques;* ils reçoivent les lymphatiques de ces organes; ceux de l'intestin portent le nom de *chylifères* et naissent en partie des culs-de-sac contenus dans les villosités. — Les efférents de ces ganglions vont au canal thoracique ou à la citerne de Pecquet.

6° *Ganglions lombaires, et lymphatiques qui s'y rendent.* — Situés devant le psoas en dehors de l'aorte et de la veine cave inférieure, ils reçoivent les lymphatiques de l'utérus, de la trompe, de l'ovaire, du testicule, du rein et des capsules surrénales. Leurs efférents vont à la citerne de Pecquet.

7° *Ganglions pelviens, et lymphatiques qui s'y rendent.* — Se trouvent dans l'excavation pelvienne, se composent de deux groupes, l'un *hypogastrique,* latéral; l'autre *sacré,* médian; se relient en haut aux ganglions lombaires, en dehors et en bas aux ganglions iliaques externes. Ils reçoivent les lymphatiques du rectum, de la vessie, des vésicules séminales, du vagin, les lymphatiques fessiers, ischiatiques et obturateurs. — Leurs efférents forment autour des artères hypogastrique et iliaque primitives un *plexus iliaque interne* qui va aux ganglions lombaires.

8° *Ganglions inguinaux, et lymphatiques qui s'y rendent.* — Groupe important à la racine de la cuisse, composé des *ganglions iliaques externes,* des *ganglions inguinaux superficiels* et *profonds.* Les premiers entourent l'artère iliaque externe; l'un d'entre eux contribue à fermer l'ouverture interne du canal crural. Les ganglions inguinaux superficiels sont situés au niveau du repli falciforme de l'aponévrose crurale; les profonds sont au-dessous du *fascia cribriformis*. Ils reçoivent les lymphatiques de la moitié sous-ombilicale des parois de l'abdomen, des téguments des fesses et du périnée, des organes génitaux, qui sont très-nombreux sur le scrotum, sur le gland et sur le prépuce (filet du prépuce).

Lymphatiques du membre inférieur. — Profonds et superficiels; les profonds accompagnent les vaisseaux et rencontrent les *ganglions poplités;* les superficiels naissent des téguments, se comportent aux orteils comme ceux des doigts, forment un plexus sur le dos du pied, et se groupent en deux séries qui accompagnent les veines saphènes. Les internes longent la face antérieure et interne de la jambe et de la cuisse et vont aux ganglions inguinaux; les externes longent la face postérieure de la jambe et vont, les uns aux ganglions poplités, les autres aux lymphatiques internes. — Les efférents des ganglions inguinaux superficiels vont aux profonds à travers le *fascia cribriformis*. — Ceux des profonds vont aux ganglions iliaques externes, lesquels en fournissent à leur tour qui vont aux ganglions lombaires en formant un *plexus iliaque externe* qui entoure l'artère.

Grande veine lymphatique droite. — Très-courte, formée comme nous l'avons dit plus haut; s'abouche au confluent des veines sous-clavière et jugulaire droites.

Canal thoracique. — Naît au niveau des premières vertèbres lombaires par trois racines principales, deux ascendantes venues des ganglions inguinaux, pelviens et lombaires, et une antérieure venue des ganglions sus-aortiques; il présente à ce niveau un élargissement, *citerne de Pecquet*, se rétrécit, monte sur le milieu de la colonne vertébrale, s'infléchit à gauche en remontant toujours et en restant appliqué sur les corps vertébraux, en arrière de l'œsophage et de la crosse aortique, décrit une courbure au niveau de la 6e cervicale, et se jette dans le confluent des veines sous-clavière et jugulaire interne gauches. Il est souvent dilaté en ampoule à son embouchure dans le système veineux.

NÉVROLOGIE

Elle comprend l'étude des *centres nerveux* et des *nerfs*.

Les centres nerveux se divisent en : 1° *moelle* et *bulbe*; 2° *encéphale* (cerveau, cervelet, isthme de l'encéphale).

Ces centres sont entourés par des membranes protectrices, *méninges*, qui se continuent dans le crâne et dans le canal rachidien, mais que l'on divise néanmoins en *méninges crâniennes* et *méninges rachidiennes*. Les unes et les autres sont au nombre de trois : l'une fibreuse, extérieure, *dure-mère*; l'autre interne, cellulo-vasculaire, *pie-mère*, et une troisième séreuse, interposée entre les précédentes, *arachnoïde*.

PREMIÈRE SECTION.

DES MÉNINGES.

CHAPITRE Ier. — DURE-MÈRE.

Membrane fibreuse résistante; adhère à la face interne des os du crâne, surtout au niveau des sutures, des parties saillantes et des trous osseux; fournit aux nerfs crâniens une gaîne fibreuse qui se continue avec le névrilèmme et avec le péricrâne, enveloppe les vaisseaux et se prolonge dans le canal rachidien sous le nom de dure-mère rachidienne.

La surface interne de la dure-mère est tapissée par une couche épithéliale, feuillet interne de l'arachnoïde. Sur divers points de cette surface, et surtout le long du sinus longitudinal supérieur, on trouve de petits corps jaunâtres, granuleux, réunis souvent en groupes, auxquels on donne le nom de *granulations de Pacchioni*; elles se développent avec l'âge et usent les os.

La dure-mère présente 4 prolongements qui isolent les parties de l'encéphale.

1° *Faux du cerveau.*— Cloison falciforme entre les hémisphères, qu'elle maintient en position; s'insère en avant par une extrémité effilée sur l'apophyse *crista-galli*, en haut par un bord convexe qui forme le sinus longitudinal supérieur à la partie médiane de la voûte crânienne, en arrière par sa base sur le milieu de la tente du cervelet; le sinus droit y est renfermé; son bord inférieur, concave, est libre et contient le sinus longitudinal inférieur.

2° *Tente du cervelet.* — Tendue entre les lobes postérieurs du cerveau et le cervelet, légèrement soulevée dans son milieu par la base de la faux du cerveau; sa circonférence postérieure, plus étendue que l'antérieure, s'insère aux gouttières latérales, sur la crête du rocher, passe au-dessus du trijumeau, et se termine à l'apophyse clinoïde postérieure; elle contient les sinus latéraux et pétreux supérieurs. Sa circonférence antérieure est concave; libre dans sa partie moyenne, elle s'insère à la crête du rocher et de là à l'apophyse clinoïde antérieure, en croisant l'extrémité de la circonférence postérieure; elle circonscrit avec l'apophyse basilaire une ouverture ovalaire où passe la protubérance annulaire.

3° *Faux du cervelet.* — Petit repli triangulaire situé entre les hémisphères du cervelet; sa base est insérée sur le milieu de la face inférieure de la tente, son sommet se bifurque et entoure le trou occipital, son bord postérieur est inséré sur la crête occipitale interne, son bord antérieur est libre.

4° *Repli pituitaire* ou *diaphragme de l'hypophyse.* — Ce repli, en forme de cloison horizontale, passe au-dessus de la selle turcique et constitue une loge complète à la glande pituitaire; il ne présente qu'une ouverture médiane par laquelle passe la tige pituitaire.

La dure-mère rachidienne ne tapisse pas directement les os, dont elle est séparée par de la graisse et des veines; s'étend jusqu'au coccyx. Sa cavité présente, comme le canal rachidien, un renflement cervical et lombaire; elle se dilate en ampoule autour des nerfs de la queue de cheval. Elle envoie des gaînes sur les nerfs rachidiens; sa surface interne est tapissée par le feuillet pariétal de l'arachnoïde. — La dure-mère reçoit des artères et des nerfs; ses veines vont aux sinus.

CHAPITRE II. — ARACHNOÏDE.

Membrane séreuse placée entre la dure-mère et la pie-mère; entoure le cerveau et se continue avec l'arachnoïde rachidienne. On la décompose en feuillet pariétal, simple couche épithéliale qui tapisse la dure-mère et avec laquelle se continue le feuillet viscéral quand, après avoir fourni des gaînes plus ou moins longues aux nerfs et vaisseaux crâniens, il quitte ces organes pour se réfléchir. — Le feuillet viscéral passe comme un pont au-dessus des anfractuosités des circonvolutions et de la base du cerveau, et constitue ainsi, au-dessous de lui, de véritables canaux et espaces sous-arachnoïdiens qui communiquent avec l'espace sous-arachnoïdien rachidien, et dans lequel circule le liquide céphalo-rachidien. Les veines de Galien sont entourées par une gaîne arachnoïdienne qui, sectionnée, a fait croire, à tort, à un canal faisant communiquer la cavité de l'arachnoïde avec les ventricules cérébraux. La gaîne arachnoïdienne qui accompagne les nerfs auditif et facial, s'étend jusqu'au fond du conduit auditif interne.

L'arachnoïde rachidienne reste à une certaine distance de la pie-mère et constitue ainsi un canal sous-arachnoïdien qui forme une ampoule autour de la queue de cheval.

CHAPITRE III. — PIE-MÈRE.

Appliquée directement sur les centres nerveux dans les anfractuosités desquels elle pénètre; c'est une membrane cellulo-vasculaire. Au niveau de la grande fente de Bichat, elle pénètre dans les ventricules et constitue la toile choroïdienne et les plexus choroïdes.

La pie-mère rachidienne est plus dense, contient moins de vaisseaux, se termine à la partie inférieure de la moelle par un prolongement fin et arrondi, *filum terminale,* qui va s'insérer à la base du coccyx. Latéralement et dans toute l'étendue de la moelle, elle émet des languettes triangulaires situées entre deux paires rachidiennes; leur base est à la pie-mère, leur sommet à la dure-mère : ce sont les *ligaments dentelés de la moelle,* qui sont entourés d'une gaîne arachnoïdienne. Ils fixent la moelle dans une position stable.

CHAPITRE IV. — ÉPENDYME.

Les cavités encéphaliques et le canal central de la moelle sont tapissés par une membrane très-mince constituée par un *substratum* connectif fin, recouvert par un épithélium cylindrique (vibratile sur le vivant). Cette membrane porte le nom d'*épendyme*.

DEUXIÈME SECTION

DES CENTRES NERVEUX

CHAPITRE Ier. — MOELLE ÉPINIÈRE ET BULBE RACHIDIEN.

MOELLE ÉPINIÈRE.

S'étend depuis le collet du bulbe jusqu'au niveau de la première lombaire, où elle se termine en pointe; elle est cylindrique, un peu aplatie d'avant en arrière, présente deux renflements, un *cervical*, de la 4e à la 6e vertèbre du cou, d'où naissent les nerfs du plexus brachial; l'autre *lombaire*, au niveau des dernières vertèbres dorsales, d'où partent les nerfs des plexus crural et sciatique qui, à partir de ce point, remplissent le canal rachidien en formant un faisceau de nerfs disposés en éventail, appelé *queue de cheval*, au milieu duquel se trouve le *filum terminale*. — La moelle épinière est divisée en deux moitiés latérales par deux *sillons* médians, l'un, *antérieur*, qui ne pénètre que le tiers du diamètre de la moelle et au fond duquel on voit une lame blanche transversale, *commissure blanche antérieure;* le sillon *postérieur* est plus profond que le précédent et présente dans sa profondeur la *commissure grise postérieure.* — Chacune de ces moitiés latérales est subdivisée elle-même en trois cordons par les deux lignes d'insertion des racines antérieures et postérieures des nerfs rachidiens. A la partie cervicale on voit un nouveau sillon très-rapproché du sillon médian postérieur; il se perd au niveau des premières vertèbres dorsales et est appelé *sillon postérieur intermédiaire.* La moelle est donc divisée de chaque côté en cordons antérieur, latéral et postérieur, plus, à la région cervicale, un petit cordon très-rapproché de la scissure médiane postérieure, cordon des pyramides postérieures. — A la section, la moelle présente une partie blanche périphérique entourant une partie grise centrale, transversale, ayant la forme d'un carré long renflé à ses quatre angles et constituant ainsi, pour chaque moitié de la moelle, une *corne antérieure* et une *corne postérieure* d'où partent les racines nerveuses. L'aspect de cette partie grise centrale varie un peu suivant les régions de la moelle. Au centre même de la moelle, l'on voit à la loupe une ouverture centrale, *canal central de la moelle*, tapissé par l'épendyme. — L'extrémité des cordons postérieurs est recouverte par une substance molle, jaunâtre, dite *substance gélatineuse de Rolando* De même que dans tous les centres nerveux, la substance blanche est formée par des fibres nerveuses, et la substance grise par des cellules nerveuses entremêlées de fibres. Tous ces éléments sont supportés par une trame connective des plus fines, *névroglie,* reliée en dehors à la pie-mère et en dedans à l'épendyme.

BULBE RACHIDIEN.

Se continue en bas avec la moelle au niveau du collet du bulbe, en haut avec la protubérance annulaire, dont elle est séparée nettement par un sillon. Le bulbe est placé sur la gouttière basilaire et forme un angle obtus avec la moelle. Sur sa face antérieure se trouve un sillon médian, continuation de celui de la moelle, et terminé en haut par une fossette, *trou borgne de Vicq d'Azyr*. Il sépare deux cordons blancs renflés en haut, qui s'envoient latéralement, dans le tiers inférieur du bulbe, des faisceaux qui s'entre-croisent de manière à ce que ceux d'un côté vont au côté opposé, *entre-croisement* ou *décussation des pyramides antérieures*.

En dehors des pyramides et dans la partie supérieure du bulbe se trouvent les *olives*, éminences elliptiques, blanches en dehors, contenant un noyau grisâtre frangé, *corps rhomboïdal de l'olive*, du milieu duquel partent de nouvelles fibres blanches. Entre le bord de la protubérance et le sommet de l'olive est la *fossette sus-olivaire*. L'olive présente à sa surface des fibres blanches *arciformes* tranversales.

En dehors de l'olive et des pyramides antérieures, jusqu'à la ligne d'émergence des nerfs glosso-pharyngien et pneumo-gastrique, *sillon latéral du bulbe*, qui continue la ligne des racines postérieures de la moelle, existe un faisceau blanc, *faisceau latéral* ou *intermédiaire du bulbe*, séparé du bord de la protubérance par la *fossette latérale du bulbe*.

La face postérieure du bulbe comprise entre le sillon latéral et le sillon médian postérieur est formée de chaque côté par deux cordons, l'un, externe, volumineux; l'autre, interne, plus petit, séparés en bas par le sillon médian postérieur; les deux moitiés de la face postérieure s'écartent en haut angulairement l'une de l'autre, en laissant à découvert la partie grise centrale du bulbe qui fait partie du plancher du 4e ventricule. L'angle de séparation forme le *bec du calamus scriptorius*. Des deux cordons postérieurs. qui constituent de chaque côté la moitié du bulbe, l'un, le plus externe, continue le cordon postérieur de la moelle et prend le nom de *corps restiforme;* l'autre, interne, petit, séparé du précédent par le sillon postérieur intermédiaire, se renfle en un petit mamelon au niveau du bec du calamus, *pyramide postérieure*, et va se perdre dans le corps restiforme correspondant.

CHAPITRE II. — ENCÉPHALE.

Avant de décrire les détails de chaque partie de l'encéphale, je vais en donner une idée générale schématique (1).

Le cerveau est formé de deux parties latérales réunies entre elles, il en est de même du cervelet. Cerveau et cervelet sont de plus réunis entre eux et à la moelle allongée.

Les cordons postérieurs de la moelle se sont écartés dans le bulbe et ont laissé à découvert la partie grise centrale; les cordons antérieurs passent au contraire sous la protubérance, ne s'écartent qu'après l'avoir dé-

(1) Je n'entends aucunement préjuger dans cette description les relations des parties de l'encéphale entre elles; ces relations ne sont pas encore connues. Je ne cherche qu'à faire comprendre la forme générale des parties.

passée et vont chacun, sous le nom de pédoncule cérébral, à une moitié du cerveau; ils laissent à leur tour à découvert la partie centrale grise, étendue à la base du cerveau entre les deux lobes cérébraux.

Le pédoncule cérébral aboutit à un amas gris divisé en deux parties et situé dans l'hémisphère correspondant. Cet amas (corps strié et couche optique) forme le noyau central de l'hémisphère. De ce noyau central partent des fibres blanches qui vont en éventail à la substance grise corticale des circonvolutions. Supposons toutes les circonvolutions étalées, elles formeront une grande lame semi-circulaire pour chaque hémisphère, grise à la périphérie, grise à son centre formé par le noyau central, et blanche dans tout l'espace intermédiaire. Cette lame étalée, très-étendue en surface, doit se loger dans le crâne et se moule sur lui; elle se replie en tous sens et forme les circonvolutions. Or, la base du crâne présente trois fosses, frontale, sphénoïdale ou moyenne, et occipitale (abstraction faite du cervelet); les circonvolutions et leurs fibres blanches entoureront donc le noyau central de toutes parts en se repliant autour de lui, mais elles n'y adhéreront que par le point d'où les fibres rayonnent vers la périphérie; il restera ainsi une solution de continuité, une fente, un espace libre entre le noyau central et les parties enveloppantes, sauf au niveau de l'émergence des fibres blanches. Cette fente, cet espace libre sera le ventricule latéral avec ses trois prolongements occipital, sphénoïdal et frontal, nécessités par la forme même de la surface intérieure de la base du crâne. Pour que le lecteur se rende bien compte de cette disposition, qu'il suppose un morceau de pâte massif à son centre et étalé en lame semi-circulaire à la périphérie, qu'il tente de rabattre cette lame en la plissant autour du noyau central, la lame plissée ne se continuera avec la masse centrale que par les points dont elle émane, tandis que dans toute la partie repliée elle en restera séparée par un espace plus ou moins large, suivant que les replis auront été plus ou moins rapprochés du noyau central.

Les deux hémisphères sont réunis l'un à l'autre par une lame blanche, corps calleux, qui passe de l'un à l'autre, par-dessus le noyau central de chaque hémisphère, sans adhérer à sa face supérieure; elle forme donc la paroi des deux ventricules latéraux.

Le canal central de la moelle, élargi dans le bulbe par suite de l'écartement des cordons postérieurs, constitue le 4e ventricule, se reforme en passant sous le pont de Varole, prend le nom d'*aqueduc de Sylvius,* mais les cordons antérieurs s'écartent à leur tour, et la lame grise centrale s'étale en surface entre les deux hémisphères qu'elle réunit à la base, comme le corps calleux les réunit en haut; ces deux lames n'étant pas appliquées l'une contre l'autre, il en résulte un espace libre médian, ventricule moyen, qui sépare latéralement les deux noyaux centraux l'un de l'autre. Ce ventricule communiquerait largement en avant avec l'extrémité antérieure des deux ventricules latéraux si de nouvelles parties ne s'interposaient, *voûte à 3 piliers,* et comme le ventricule moyen ne s'étend pas aussi loin en avant que les prolongements frontaux des ventricules latéraux, en raison de la courbure brusque des piliers de la voûte, il faut une nouvelle lame pour séparer en avant les ventricules latéraux, *cloison transparente.* Il reste cependant une ouverture qui fait communiquer les ventricules latéraux avec le ventricule moyen, *trou de Monro.*

Les hémisphères cérébraux sont donc unis entre eux par le corps calleux et par la lame grise de la base, continuation de la lame grise centrale de la moelle. Ils sont unis au bulbe par les pédoncules cérébraux.

Le cervelet, lui aussi, est constitué par deux lobes, moins bien isolés toutefois que ceux du cerveau; chacun de ces lobes est uni : 1° au bulbe par le pédoncule cérébelleux inférieur, qui n'est autre que le prolongement des corps restiformes (cordons postérieurs de la moelle); 2° au cerveau par les pédoncules cérébelleux supérieurs qui sortent angulairement du cervelet, se rapprochent et forment les bords antérieurs du losange du 4e ventricule, dont les corps restiformes forment en s'écartant les bords postérieurs ; 3° à celui du côté opposé par les pédoncules cérébelleux moyens qui constituent en grande partie la protubérance annulaire, le pont de Varole, embrassant comme un lien les pédoncules cérébraux.

A. — CERVEAU.

Le cerveau se trouve en avant et au-dessus du cervelet, en avant de l'isthme de l'encéphale. Il est constitué par deux hémisphères réunis entre eux, dans leur tiers moyen, par deux lames transversales, l'une, supérieure, blanche, *corps calleux;* l'autre, inférieure, très-mince, grise, qui fait partie de la base du cerveau. La périphérie des hémisphères cérébraux est formée par des circonvolutions grises à leur extérieur, blanches dans leur centre.

Conformation extérieure du cerveau. — La face supérieure du cerveau est formée par des circonvolutions séparées dans leur milieu par la fente interhémisphérique qui s'étend depuis la fosse frontale du crâne jusqu'à la protubérance occipitale interne. Dans ses deux tiers extrêmes, elle occupe toute l'épaisseur du cerveau; dans son tiers moyen, elle est limitée verticalement par le corps calleux. Le long de cette commissure blanche se voit une circonvolution fixe, circonvolution de l'ourlet, toujours la même, qui commence en avant, longe la face supérieure du corps calleux, se recourbe avec lui et se continue en arrière et en bas avec l'extrémité du pied d'hippocampe. On la voit facilement en écartant légèrement les deux hémisphères l'un de l'autre. — Quand le cerveau est renversé sur sa face convexe et se présente par sa face inférieure, on distingue nettement les trois lobes de chaque hémisphère, le lobe antérieur ou frontal, séparé de celui du côté opposé par la scissure interhémisphérique ; le lobe moyen ou sphénoïdal, qui fait une saillie séparée du précédent par une scissure profonde, *scissure de Sylvius,* au fond de laquelle, en l'écartant, on trouve un lobule mamelonné formé par un groupe de circonvolutions distinctes, *lobule de l'insula* ou *du corps strié,* et enfin en arrière, caché par le cervelet, le lobe postérieur ou occipital, séparé, comme le lobe frontal, de celui du côté opposé par la scissure interhémisphérique. Dans la partie moyenne, les deux lobes sphénoïdaux sont réunis l'un à l'autre par une lame grise qui présente à étudier d'avant en arrière :

1° *L'extrémité antérieure du corps calleux, genou du corps calleux.* — Continuation de cette commissure, se divise latéralement en deux lamelles, *pédoncules du corps calleux,* qui vont en dehors, jusque près de la scissure de Sylvius, se perdre dans la substance blanche des circonvolutions ;

2° *L'espace perforé antérieur.* — Quadrilatère allongé de couleur grise, traversé par un grand nombre de petits vaisseaux sanguins ;

3° *Le chiasma des nerfs optiques.* — Petit carré allongé transversalement, reçoit par ses angles postérieurs les bandelettes optiques, émet par ses angles antérieurs les nerfs optiques. Une partie des fibres des nerfs optiques s'y entre-croise, une autre partie reste libre, et enfin une autre partie établit une commissure entre les nerfs des deux côtés. En soulevant légèrement le chiasma, on trouve, entre les pédoncules du corps calleux, une lamelle grise qui pénètre dans le chiasma et en forme la racine grise, au centre de laquelle est un point très-aminci qui est souvent déchiré sur les cerveaux extraits du crâne et qui conduit dans le ventricule moyen. — La bandelette optique naît des corps genouillés, contourne le pédoncule cérébral; aplatie d'abord, elle s'arrondit et, sous forme de cordon, aboutit au chiasma;

4° *Le tuber cinereum.* — Triangle gris compris entre le chiasma, les deux bandelettes optiques et les tubercules mamillaires, au centre duquel on trouve :

5° *La tige pituitaire.* — Petit prolongement conique dont le sommet répond au *corps pituitaire*, ou *hypophyse*, qui y est appendu et est logé dans la selle turcique, où il est fixé par une lame fibreuse ; il semble formé de deux lobes dont l'un, antérieur, paraît être une glande vasculaire sanguine; l'autre, postérieur, une masse nerveuse;

6° *Les tubercules mamillaires.* — Au nombre de deux adossés en dedans, blancs à l'extérieur, gris en dedans ; ils sont au-devant de

7° *L'espace interpédonculaire.* — Triangulaire, à base antérieure, de couleur grise, perforé par des vaisseaux nombreux ;

8° *Les pédoncules cérébraux.* — Faisceaux blancs volumineux qui sortent de la protubérance, s'écartent et vont chacun à la couche optique correspondante ;

9° En arrière et caché par le cervelet et l'isthme de l'encéphale, on voit le *bourrelet* ou l'*extrémité postérieure du corps calleux*, beaucoup plus large que le genou de ce corps. Il se continue latéralement dans la substance blanche des lobes postérieurs du cerveau.

Au delà on voit la partie postérieure de la scissure inter-hémisphérique libre dans tout le reste de son étendue.

La face inférieure du bourrelet du corps calleux est libre; elle constitue latéralement, avec le bord interne de la partie correspondante des hémisphères, une grande fente en forme de fer à cheval, à concavité antérieure, qui embrasse les pédoncules cérébraux et par laquelle les ventricules cérébraux communiquent avec l'extérieur. Cette fente, dite *grande fente de Bichat*, livre passage à la pie-mère, qui va constituer dans les ventricules les plexus choroïdes et la toile choroïdienne.

La lame grise qui unit les deux hémisphères à leur base étant étudiée avec les différentes parties qu'elle présente, étudions la commissure supérieure blanche, le *corps calleux*.

Le *corps calleux* étant mis à nu dans son entier par une section portant le long du *sinus du corps calleux*, petit espace compris entre la circonvolution de l'ourlet et la face supérieure du corps calleux, on trouve une large surface blanche arrivant jusqu'au bord gris des circonvolutions, c'est le *centre ovale;* sur la face supérieure du corps calleux et très-près l'un de l'autre, on voit de chaque côté un petit tractus de fibres antéro-postérieures blanches, étendues depuis le bourrelet jusqu'au genou du corps calleux, ce sont les *nerfs de Lancisi* ou *tractus longitudinaux*, sur les côtés desquels les fibres sont transversales. Le genou du corps calleux se prolonge latéralement en avant dans les lobes frontaux, le bourrelet se prolonge de même en arrière dans les lobes occipitaux. Le corps calleux constitue la paroi supérieure, le plafond des ventricules cérébraux; sa partie antérieure, qui recouvre le prolongement frontal du ventricule latéral, prend le nom de *corne frontale du corps calleux ;* sa partie postérieure se divise en deux (ce qui ne se voit que quand le corps calleux est incisé suivant un plan vertical divisant en deux parties égales le ventricule latéral), une partie qui recouvre le prolongement occipital du ventricule, *forceps major,* une autre qui recouvre, en se recourbant en bas, le prolongement sphénoïdal : c'est la *corne sphénoïdale du corps calleux* ou *tapetum.*

Sur la face inférieure du corps calleux se trouvent accolés :

1° En arrière, le *trigone cérébral* ou *voûte à trois piliers,* lame blanche triangulaire, à base postérieure, dont les angles postérieurs se recourbent en dehors et en bas pour se continuer avec la corne d'Ammon, partie du prolongement sphénoïdal du ventricule latéral. L'aire du triangle est formée latéralement de fibres antéro-postérieures, et dans son milieu de fibres transversales, d'où la forme et le nom de *lyre, corpus psalloïdes, psalterium.* Dans sa partie antérieure, le trigone se détache de la face inférieure du corps calleux, se recourbe en bas et en avant et forme deux petites bandes adossées qui se séparent et constituent les piliers antérieurs de la voûte qui embrassent en anse les tubercules mamillaires et se perdent dans la couche optique. Ce sont ces piliers antérieurs qui ferment en avant le 3e ventricule.

2° En avant, la *cloison transparente, septum lucidum,* lame grise, verticale, insinuée entre la voûte et la face inférieure du corps calleux, à partir du point où ces deux lames blanches se séparent l'une de l'autre. La cloison est formée de deux lamelles adossées latéralement, mais laissant entre elles un petit espace libre, *ventricule de la cloison;* elle sépare l'une de l'autre les parties antérieures des deux ventricules latéraux.

Au-dessous du trigone, sans adhérence avec lui et étendue par-dessus le 3e ventricule, se trouve une toile vasculaire, triangulaire, *toile choroïdienne,* dans laquelle cheminent les *veines de Galien,* qui reçoivent toutes les veinules de l'intérieur du cerveau. Cette toile est formée de deux lames distinctes, surtout à sa base qui est en arrière, et entre lesquelles se trouve la *glande pinéale, conarium,* de forme conique, dirigée en arrière et en bas, placée entre les deux tubercules quadrijumeaux antérieurs; on y trouve des cellules nerveuses, beaucoup de tissu connectif et de capillaires sanguins, et souvent des cristaux de sels calcaires ou de cholestérine. De la glande pinéale partent des prolongements blancs supérieurs, *rênes de la glande pinéale,* des pédoncules inférieurs et un pédoncule transversal ou moyen.

Au centre de chaque hémisphère se trouve le noyau cérébral, point de départ des fibres blanches rayonnant vers les circonvolutions. Ce noyau est constitué par deux masses grises :

1° *Couche optique.* — C'est elle qui reçoit le pédoncule cérébral; elle est ovoïde, dirigée en avant et en dedans; les deux couches optiques sont séparées en avant l'une de l'autre par les piliers de la voûte, et en arrière, entre elles, se trouvent les tubercules quadrijumeaux. En dedans, et faisant saillie dans le ventricule moyen, se voit sur la face interne de la couche optique un mamelon, *corpus subrotundum;* en arrière, sur la face inférieure de la couche optique, se trouvent les *corps genouillés externe* et *interne,* reliés par des cordons blancs aux tubercules quadrijumeaux. Ces cordons sont l'origine de la bandelette optique.

2° *Corps strié.* — Situé au-devant et un peu en dehors de la couche optique et séparé d'elle par une petite dépression ; la face inférieure du corps strié répond aux circonvolutions de l'insula. Le corps strié est composé, dans son intérieur, de deux noyaux gris, entre lesquels se trouvent des faisceaux de fibres blanches qui pénètrent et feuillettent ces amas gris, d'où une apparence striée.

Dans le sillon qui sépare le corps strié d'avec la couche optique on trouve :

1° La *lame cornée,* bandelette dure, épendymaire ;

2° La *veine du corps strié ;*

3° La *bandelette semi-circulaire, tænia semi-circularis,* blanche, commençant en avant, près du 3e ventricule et se terminant en arrière sur la corne d'Ammon; elle entoure donc en partie l'espace circumpédonculaire.

Il ne reste plus qu'à étudier les ventricules, espaces libres circonscrits par les parties du cerveau que nous venons de décrire.

Ventricule moyen ou 3e *ventricule,* comparé à un entonnoir aplati, dont le sommet est en bas constitué par la tige pituitaire ; les faces latérales sont formées par la face interne des couches optiques ; la voûte à piliers et la toile choroïdienne constituent la base du triangle ; le bord antérieur est formé par les piliers antérieurs du trigone et par les parties grises de la racine grise du chiasma et du *tuber cinereum ;* le bord postérieur est constitué successivement par la glande pinéale, la *commissure blanche postérieure* (bandelette transversale étendue entre les deux couches optiques), la lame grise interpédonculaire, la base des tubercules mamillaires et le tuber cinereum jusqu'à la tige pituitaire. — On trouve dans le ventricule moyen, en arrière, au-dessous de la commissure blanche postérieure, l'ouverture antérieure de l'*aqueduc de Sylvius* ou *anus;* dans le milieu, entre les deux couches optiques, une lamelle transversale grise, *commissure grise;* en avant, entre les deux piliers antérieurs du trigone, une bandelette blanche transversale, *commissure blanche antérieure,* au-dessous de laquelle est une dépression, *vulve,* que l'on croyait conduire dans le ventricule de la cloison. — Latéralement et en avant, entre l'extrémité antérieure de la couche optique et le pilier antérieur correspondant, est une ouverture arrondie, *trou de Monro,* par où passent les plexus choroïdes; elle fait communiquer le ventricule moyen avec le ventricule latéral.

Ventricules latéraux. — Ainsi que nous l'avons dit plus haut, ils entourent le pédoncule cérébral et les noyaux centraux de l'hémisphère cérébral correspondant. Ils offrent chacun trois prolongements en rapport avec les trois lobes de l'hémisphère : un antérieur ou frontal, recourbé en dehors, appelé *corne frontale;* un inférieur, réfléchi, *corne inférieure* ou *sphénoïdale,* sur la paroi inférieure duquel on trouve une saillie ovoïde blanche, circonvolution retournée dont la partie grise est au centre et la partie blanche à la périphérie, c'est la *corne d'Ammon* ou *pied d'hippocampe.* Dans la concavité de la corne d'Ammon se voit le *corps bordant,* bandelette blanche qui se continue avec le pilier postérieur du trigone. En soulevant cette bandelette, on trouve en dessous une lamelle grise, festonnée, *corps godronné* ou *dentelé.* Le troisième prolongement, *corne occipitale, cavité ancyroïde,* se porte en arrière et en dedans en se recourbant; on y trouve une saillie blanche, circonvolution retournée de grandeur variable, *ergot de Morand.* Le ventricule latéral communique avec le dehors, en arrière, par la fente de Bichat, en avant avec le ventricule moyen par le trou de Monro. — Dans les ventricules latéraux sont de petits cordons rougeâtres, *plexus choroïdes*, formés par l'enroulement de la pie-mère et contenant des artérioles et des veinules.

B. — CERVELET.

Placé au-dessous du lobe occipital du cerveau, dont il est séparé par la tente du cervelet.

Conformation extérieure. — *Face supérieure* convexe, un peu aplatie sur ses côtés latéraux, avec une saillie médiane, *vermis superior*.

Face inférieure. — Sa partie moyenne recouvre le bulbe et présente une scissure profonde qui sépare les deux hémisphères cérébelleux; au fond de cette scissure on voit une saillie qui réunit les deux lobes, *vermis inferior*. L'extrémité antérieure de ce vermis forme un petit mamelon gris qui proémine dans le 4e ventricule, et a, par comparaison, pris le nom de *luette du cervelet*. La luette est, de chaque côté, reliée latéralement au lobule du pneumo-gastrique par une bandelette blanche dont le bord antérieur est libre : ce sont les *valvules de Tarin*, que l'on a comparées au bord inférieur libre du voile du palais.

Circonférence du cervelet. — De forme ovalaire, échancrée en avant et en arrière sur la ligne médiane. Le cervelet est formé de *lames* et de *lamelles* séparées entre elles par des *sillons*. Ces lamelles, très-nombreuses, sont grises à la superficie et blanches à l'intérieur. On trouve sur le cervelet des saillies composées aussi de lamelles reliées latéralement à leurs voisines; ces saillies prennent le nom de *lobules*; sur la face inférieure, de chaque côté du bulbe, l'on voit un lobule saillant, *tonsille* ou *amygdale*, qui cache la valvule de Tarin correspondante. En dehors et sur les côtés du pédoncule cérébelleux moyen est le *lobule du pneumo-gastrique.*

Conformation intérieure. — Les lames et les lamelles forment des replis groupés autour d'un axe central blanc, d'où à la section transversale un aspect arborescent, *arbre de vie.* Tous les axes centraux aboutissent à une masse considérable de substance blanche, occupant la partie moyenne du cervelet, d'où partent, en haut et en avant, les *pédoncules cérébelleux supérieurs,* qui unissent le cervelet au cerveau ; les *pédoncules cérébelleux moyens,* qui forment la partie superficielle de la protubérance et réunissent les deux lobes du cervelet entre eux, et les *pédoncules cérébelleux inférieurs,* qui unissent le cervelet au bulbe. Au niveau du point de départ des pédoncules cérébelleux supérieurs se voit dans la masse blanche une ligne sinueuse, jaunâtre, circonscrivant un noyau ovoïde blanc; cette ligne est interrompue en avant et en dedans. Cet ensemble prend le nom de *corps rhomboïdal* ou *olive cérébelleuse.*

C. — ISTHME DE L'ENCÉPHALE.

Les parties encéphaliques intermédiaires entre le cerveau, le cervelet et le bulbe forment l'*isthme de l'encéphale* ou *moelle allongée.* On peut lui considérer deux étages séparés par le *sillon latéral de l'isthme.* L'étage inférieur est constitué par la *protubérance annulaire,* avec les *pédoncules cérébelleux moyens* et les *pédoncules cérébraux;* l'étage supérieur l'est par les *pédoncules cérébelleux supérieurs,* la *valvule de Vieussens,* le *ruban de Reil* et les *tubercules quadrijumeaux.*

Protubérance annulaire et pédoncules cérébelleux moyens. — La *protubérance annulaire, pont de Varole,* est blanche, quadrilatère, située entre le bulbe et l'écartement des pédoncules cérébraux. Sa face inférieure, convexe, avec un sillon médian pour l'artère basilaire, présente l'origine du trijumeau; sa face supérieure fait partie du plancher du 4e ventricule et se continue avec le bulbe; ses bords antérieur et postérieur sont épais et transversaux. Toute la partie latérale blanche est comprise sous le nom de *pédoncule cérébelleux moyen*. Blanche à sa surface, la protubérance contient dans son épaisseur des masses grises entrecoupées de fibres blanches.

Pédoncules cérébraux. — Gros cordons blancs, arrondis, qui se dégagent de la protubérance et s'écartent angulairement en laissant entre eux l'espace interpédonculaire; on trouve dans leur épaisseur, sur les côtés de l'espace interpédonculaire, un amas de couleur gris noirâtre formé de cellules nerveuses, *locus niger*.

Pédoncules cérébelleux supérieurs. — Cordons blancs, étendus de chaque côté depuis le corps rhomboïdal du cervelet jusqu'à la couche optique; écartés en arrière, ils se rapprochent plus loin et s'adossent; leur face supérieure supporte les tubercules quadrijumeaux et le ruban de Reil; leur face inférieure fait partie du plafond du 4e ventricule; entre leurs bords internes se voit la valvule de Vieussens. Composés de fibres blanches, on trouve dans leur intérieur un amas cellulaire, *noyau rouge de Stilling, olive supérieure de Luys*.

Valvule de Vieussens. — Lamelle nerveuse formée de bandelettes transversales blanches et grises; située entre l'écartement des pédoncules cérébelleux supérieurs, sa face inférieure fait partie du plafond du 4e ventricule; son extrémité postérieure est située entre les extrémités antérieures des deux vermis du cervelet, entre lesquels elle se continue avec le lobe médian du cervelet.

Ruban de Reil ou *faisceau latéral oblique de l'isthme.*

— Faisceau blanc qui part du sillon latéral de l'isthme, remonte et entoure la face supérieure du pédoncule cérébelleux supérieur en s'entre-croisant avec celui du côté opposé, au-dessous des tubercules quadrijumeaux.

Tubercules quadrijumeaux. — Au nombre de quatre, disposés deux à deux et séparés par des sillons ; les deux antérieurs (*nates*) sont plus volumineux, ovoïdes, reliés par un cordon blanc aux corps genouillés externes; les deux postérieurs (*testes*), plus petits et arrondis, se relient par un cordon blanc aux corps genouillés internes. Les tubercules quadrijumeaux sont situés sur la partie moyenne de la face supérieure de l'isthme.

4e *ventricule.* — Entre le bulbe et la protubérance, se trouve, à la face supérieure, une excavation losangique, 4e *ventricule.* Ses bords latéraux sont formés en arrière par l'écartement angulaire des cordons postérieurs de la moelle, en avant par le rapprochement angulaire des pédoncules cérébelleux supérieurs; l'angle postérieur est constitué par le bec du calamus scriptorius; l'angle antérieur est formé par le point de réunion des pédoncules cérébelleux supérieurs; au-dessous de ce point est l'ouverture postérieure de l'aqueduc de Sylvius.

La paroi inférieure, plancher du 4e ventricule, est constituée par la substance grise du bulbe, mise à nu par l'écartement des cordons postérieurs. Sur la ligne médiane est un sillon, *tige du calamus,* sur les côtés de laquelle se voient des stries transversales blanches, *barbes du calamus.* La paroi supérieure, plafond du 4e ventricule, est constituée en avant par la valvule de Vieussens, en arrière par la luette du cervelet et les valvules de Tarin.

Structure des centres nerveux. — Les centres nerveux sont formés par une charpente extrêmement ténue de tissu connectif, *névroglie*, qui emprisonne et limite des éléments nerveux. Ces éléments sont, dans toutes les parties grises, des cellules entremêlées de fibres réduites à leur cylindre-axe ; dans les parties blanches, les éléments nerveux sont réduits à des fibres nerveuses.

TROISIÈME SECTION

NERFS ENCÉPHALIQUES ET RACHIDIENS.

CHAPITRE Ier. — DES NERFS EN GÉNÉRAL.

Les nerfs sont des cordons blancs formés par l'association de fibres nerveuses. L'origine des nerfs dans les centres nerveux est *réelle* ou *apparente*. L'origine apparente est le point où le faisceau nerveux émerge du centre ; l'origine réelle, en général peu connue encore, est le point exact où les cellules nerveuses émettent les filets qui vont constituer les nerfs. On comprend que ces filets peuvent cheminer plus ou moins longtemps dans l'intimité des centres nerveux avant de s'en dégager.

Les cordons nerveux sont entourés par une lame connective plus ou moins épaisse, *névrilemme*. Quand un cordon nerveux se divise, les fibres se séparent les unes des autres par décollement, mais jamais une fibre ne se bifurque ; les anastomoses nerveuses ne sont donc que des accolements de fibres voisines. Quand ces anastomoses se font par un grand nombre de fibres plus ou moins isolées, il en résulte un lacis de mailles entre-croisées qui prend le nom de *plexus*. Les filets nerveux rencontrent souvent, sur leur étendue, des renflements gris, *ganglions nerveux*, dans lesquels ils se perdent. Ces ganglions sont formés de cellules et de fibres nerveuses avec un stroma connectif. Les relations des cellules et des fibres afférentes sont encore incomplétement connues.

Les nerfs encéphaliques et rachidiens sortent tous par les trous du crâne ou par les trous de conjugaison ; leur trajet vers les organes est direct et sans flexuosités; ils cheminent d'ordinaire avec les vaisseaux dans le tissu connectif qui entoure les organes et constituent un *paquet vasculo-nerveux,* mais quand les artères s'infléchissent, les nerfs les abandonnent et marchent tout droit. Les nerfs sont d'ordinaire plus superficiels que les veines.

Quant à la terminaison des nerfs dans les organes, il semble prouvé aujourd'hui que pour les nerfs de sensibilité spéciale leur terminaison se fait dans des cellules nerveuses périphériques. Ces cellules émettent-elles des rameaux plus fins et encore inconnus? C'est ce que l'on ignore. Pour les nerfs de sensibilité générale on trouve aussi des corpuscules spéciaux dans lesquels un grand nombre d'entre eux se terminent, *corpuscules de Meissner, corpuscules de Pacini*. Les nerfs moteurs présentent une particularité bien étudiée par Rouget. A très-petite distance de la fibre musculaire à laquelle elle est destinée, la fibre nerveuse s'étrangle, puis se divise en un pinceau de fibrilles qui aboutissent à un amas granuleux disposé en *plaque terminale,* qui, pour quelques auteurs, est en dehors du sarcolemme et à son intérieur pour les autres.

Le phénomène de la sensibilité récurrente avait fait admettre pour les nerfs l'existence d'anses terminales à la périphérie. J'ai trouvé dans ces derniers temps, et j'ai fait constater par mes collègues de la Faculté de Nancy, sur quelques animaux, des filets très-fins anastomotiques entre les racines antérieures et les racines postérieures, avant l'entrée de ces dernières dans le ganglion intervertébral. Ces recherches ont besoin d'être poursuivies, mais si, comme je l'espère, elles aboutissent au même résultat, la sensibilité récurrente sera expliquée anatomiquement et l'hypothèse des anses terminales devra être abandonnée.

Origine apparente des XII paires crâniennes.

1° *Nerf olfactif.* — 3 racines, 2 blanches, côtés de l'espace perforé antérieur, 1 grise entre les deux blanches.

2° *Nerf optique.* — Corps genouillés, tubercules quadrijumeaux, bandelette optique, chiasma.

3° *Nerf oculo-moteur commun.* — Face interne du pédoncule cérébral.

4° *Nerf pathétique.* — Côté de la valvule de Vieussens.

5° *Nerf trijumeau* (2 portions). — Côté latéral de la protubérance.

6° *Nerf oculo-moteur externe.* — Sillon qui sépare la protubérance d'avec le bulbe.

7° *Nerf facial.* — Fossette sus-olivaire.

8° *Nerf auditif.* — Fossette sus-olivaire en arrière du facial.

9° *Nerf glosso-pharyngien.* — Sillon latéral du bulbe.

10° *Nerf pneumo-gastrique.* — Sillon latéral du bulbe au-dessous du précédent.

11° *Nerf spinal.* — Filets nombreux partis du bulbe et de la moelle épinière jusqu'au niveau de la 6e vertèbre cervicale entre les racines antérieures et les racines postérieures.

12° *Nerf grand hypoglosse.* — Sillon qui sépare l'olive de la pyramide.

CHAPITRE II. — NERFS CRANIENS.

Au nombre de 12 paires nées de la base du cerveau et sur les côtés de l'isthme et du bulbe.

I. NERF OLFACTIF [1].

Trois racines, une grise et deux blanches, de la partie antérieure de l'espace perforé antérieur. Se porte en avant entre deux circonvolutions frontales et se renfle en un bulbe grisâtre d'où partent des filets verticaux qui, par les trous de la lame criblée de l'ethmoïde, vont à la partie supérieure des cornets et de la cloison des fosses nasales. Nerf de l'olfaction.

II. NERF OPTIQUE.

Naît des tubercules quadrijumeaux et des corps genouillés, forme la bandelette optique qui contourne le pédoncule cérébral, se réunit à celle du côté opposé pour constituer le *chiasma des nerfs optiques,* de l'angle anté-

(1) Dans ce résumé nous nous bornons à donner les origines apparentes des nerfs. Leurs origines réelles se trouvent dans l'intérieur même de l'encéphale ; elles ne sont pas encore rigoureusement déterminées.

rieur duquel part le nerf optique proprement dit qui pénètre dans l'orbite par le trou optique, traverse la sclérotique et la choroïde et s'épanouit sur la rétine. Nerf de la vision.

III. NERF OCULO-MOTEUR COMMUN.

Naît sur la face interne du pédoncule cérébral dans l'espace interpédonculaire, passe dans la paroi externe du sinus caverneux, entre dans l'orbite par la fente sphénoïdale et se divise en deux rameaux : l'un, *supérieur*, va aux muscles droit supérieur et releveur de la paupière, l'autre, *inférieur*, passe au-dessous du nerf optique et donne aux muscles droit interne, au droit inférieur, au petit oblique et une racine motrice au ganglion ophthalmique. Nerf moteur de tous les muscles de l'œil, sauf le grand oblique et le droit externe.

IV. NERF PATHÉTIQUE.

Naît du sommet de la valvule de Vieussens en arrière des tubercules quadrijumeaux, contourne la protubérance et le pédoncule cérébral, chemine dans la paroi externe du sinus caverneux, pénètre dans l'orbite par la partie interne de la fente sphénoïdale, et va au muscle grand oblique dont il est le nerf moteur.

V. NERF TRIJUMEAU.

PRÉPARATION. — 1° Nerf ophthalmique de Willis. *Pour ce nerf comme pour tous ceux de l'orbite, faire sauter le plancher supérieur de l'orbite, et enlever sa paroi externe, tout en conservant une arcade osseuse de soutien; diviser alors le périoste orbitaire avec précaution et préparer les nerfs avec le plus grand soin. Rechercher le ganglion ophthalmique et les nerfs ci-*

liaires dans la graisse du côté externe et les préparer avec d'extrêmes précautions.

2° Nerf maxillaire supérieur. *Prendre la moitié antéro-postérieure d'une tête dont le cerveau aura été enlevé. Diviser les téguments par une incision verticale portant sur le milieu de l'apophyse zygomatique, enlever cette apophyse, le masséter, les ptérygoïdiens, désarticuler le maxillaire inférieur et préparer avec précaution le tronc du nerf jusqu'au canal sous-orbitaire; attaquer alors la fosse ptérygo-maxillaire par la face interne; trouver le ganglion de Meckel et les nerfs palatins; préparer sur la face externe les nerfs dentaires; enlever le globe oculaire, vider l'orbite et préparer le nerf sous-orbitaire. Cette préparation est difficile, il faut se servir toujours de la gouge et du maillet, aller lentement, et avoir soin d'éviter les grands éclats d'os qui souvent compromettent, par les déchirures qu'ils produisent, une préparation déjà bien commencée.*

3° Nerf maxillaire inférieur. *Se servir d'une moitié antéro-postérieure de tête dont le cerveau est enlevé, rechercher le trou ovale; puis inciser les parties molles, depuis la tempe jusqu'à l'angle de la mâchoire, sectionner l'apophyse zygomatique, la renverser avec le masséter, enlever l'apophyse coronoïde du maxillaire inférieur, on trouvera le lingual et le dentaire inférieur ainsi que le buccal, préparer les rameaux dentaires; enlever alors le maxillaire inférieur et poursuivre le lingual jusqu'à son extrémité; sur la face interne de la moitié de la tête, rechercher avec les plus grandes précautions le ganglion otique: on le trouve au-dessous du trou ovale à la face interne du nerf maxillaire inférieur. — Préparation longue et difficile.*

Naît sur le côté de la protubérance par deux racines, l'une, supérieure, plus petite, motrice; l'autre, inférieure, plus grosse, sensitive. Cette dernière, après avoir passé avec la portion motrice dans une gaîne de la dure-mère, se renfle seule en un gros ganglion semi-lunaire, *ganglion de Gasser*, logé dans la dépression du sommet du rocher. De ce ganglion partent trois branches : 1° *ophthalmique de Willis*; 2° *nerf maxillaire supérieur* ; 3° *nerf maxillaire inférieur*, auquel s'unit la portion motrice. On a donné à cette portion motrice le nom de *nerf masticateur* parce qu'elle est destinée aux muscles qui font mouvoir la mâchoire inférieure.

A. Nerf ophthalmique de Willis. — Se porte en avant dans la paroi externe du sinus caverneux et se divise en trois rameaux qui pénètrent dans l'orbite par la fente sphénoïdale : nerf frontal, nerf nasal, nerf lacrymal.

1° *Nerf frontal.* — Se dirige en avant en longeant la paroi supérieure de l'orbite et se divise en *frontal interne* et *frontal externe*. α) Le *frontal interne* se dirige en dedans, passe au-dessus de la poulie du grand oblique, donne des rameaux à la peau de la paupière supérieure, de la racine du nez et de la partie médiane du front. β) Le *frontal externe*, plus volumineux, gagne le trou sus-orbitaire, va à la peau de la paupière supérieure et du front.

2° *Nerf nasal.* — Pénètre dans l'orbite entre les deux tendons du droit externe, donne la *longue racine du ganglion ophthalmique*, passe au-dessus du nerf optique, émet quelques rameaux ciliaires et se divise en *nasal externe* et *nasal interne*. α) Le *nasal externe* longe le droit interne, passe au-dessous de la poulie du grand oblique et va à la peau voisine du grand angle de l'œil, à la conjonctive, au sac lacrymal, à la caroncule. β) Le *nasal interne, rameau ethmoïdal*, passe par le trou ethmoïdal antérieur, gagne la fente de la lame criblée située à côté de l'apophyse crista-galli, et entre dans les fosses nasales; donne à la muqueuse de la cloison et des cornets. Le rameau des cornets se prolonge, traverse le tissu fibreux qui unit le cartilage latéral au bord inférieur de l'os nasal, et, sous le nom de *rameau naso-lobaire,* va à la peau du lobule du nez.

3° *Nerf lacrymal.* — Longe la paroi externe de l'orbite, se distribue à la glande lacrymale et s'anastomose avec un rameau orbitaire du maxillaire supérieur qui passe par le trou malaire.

Ganglion ophthalmique. — Petit renflement rougeâtre situé au milieu de la graisse au côté externe du nerf optique, au fond de l'orbite, irrégulièrement quadrilatère; reçoit en arrière: 1° une racine courte, motrice, de la branche inférieure de l'oculo-moteur commun; 2° une racine longue, sensitive, du nasal; 3° une racine sympathique du plexus caverneux. Il émet en avant 15 à 20 *filets ciliaires* qui traversent la sclérotique, vont au muscle ciliaire, à l'iris et à la conjonctive oculaire.

B. Nerf maxillaire supérieur. — Se détache du ganglion de Gasser, traverse le trou grand rond, la fosse sphéno-maxillaire, et gagne la gouttière sous-orbitaire, qu'il parcourt. Il sort par le trou sous-orbitaire et se divise en un pinceau de fibres, *rameaux sous-orbitaires,* qui s'anastomosent avec des fibres du facial et vont à la peau de la face, depuis la paupière inférieure jusqu'à la commissure des lèvres, à la muqueuse palpébrale inférieure, labiale supérieure et de l'aile du nez. — Le nerf fournit : 1° au sortir du trou grand rond, le *rameau orbitaire,* qui gagne l'orbite par la fente sphéno-maxillaire, s'anastomose avec un rameau du lacrymal, donne le *rameau temporo-malaire,* dont un *filet malaire* traverse le trou de ce nom et va à la peau de la pommette, tandis que l'autre, *filet temporal,* gagne la fosse temporale, perfore l'aponévrose et va à la peau de la région ; 2° des filets sensitifs au ganglion de Meckel ; 3° les *rameaux dentaires postérieurs,* qui descendent sur la tubérosité du maxillaire supérieur, s'anastomosent avec les rameaux du dentaire antérieur et donnent des filets aux dents molaires, aux alvéoles, aux gencives et à la muqueuse du sinus maxillaire; 4° à la partie antérieure du canal sous-orbitaire, le *rameau dentaire antérieur,* qui descend dans la paroi antérieure du sinus maxillaire, fournit aux incisives et à la canine.

Ganglion sphéno-palatin ou de Meckel. — Petit ganglion lenticulaire, rougeâtre, situé dans la fosse ptérygo-maxillaire. Il reçoit: 1° des *rameaux sensitifs,* courts, du tronc du maxillaire supérieur; 2° une *racine motrice:* le grand nerf pétreux superficiel venu du facial et accolé à : 3° la *racine sympathique* venue du filet carotidien, pour former le *nerf vidien* qui passe par le trou de ce nom. — Ce ganglion émet: 1° en arrière, le *nerf pharyngien de Bock,* qui passe par le canal ptérygo-palatin et se ramifie dans la partie supérieure et postérieure du pharynx; 2° en bas, les trois *nerfs palatins,* qui descendent dans les canaux palatins postérieurs; les deux derniers vont à la muqueuse du voile et aux muscles péristaphylin interne et palato-staphylin; le premier, *grand nerf palatin,* donne aux cornets inférieurs des fosses nasales, sort par le trou palatin postérieur, se coude à angle droit et donne à la muqueuse de la voûte palatine; 3° en avant, le *nerf sphéno-palatin,* qui pénètre dans les fosses nasales par le trou de ce nom et donne aux cornets supérieur et moyen et à la cloison; son extrémité antérieure s'unit à celle du côté opposé pour pénétrer dans le canal palatin antérieur.

C. **Nerf maxillaire inférieur.** — Formé par la réunion de la troisième branche du ganglion de Gasser avec le nerf masticateur (portion motrice du trijumeau), sort du crâne par le trou ovale et se divise en sept branches: 1° *nerf temporal* *profond moyen*, passe au-dessus du ptérygoïdien externe, puis entre l'os et le muscle temporal, dans lequel il se termine. 2° *Nerf massétérin*, gagne l'échancrure sigmoïde du maxillaire inférieur et va au masséter ; il donne le *nerf temporal profond postérieur*, qui remonte dans le muscle temporal. 3° Le *nerf buccal*, qui passe entre les deux faisceaux du ptérygoïdien externe, gagne la face externe du buccinateur, traverse ses fibres et va à la muqueuse buccale et à la peau de la joue; il donne le *temporal profond antérieur*, qui se comporte comme les autres nerfs temporaux et dont des filets, anastomosés avec le filet temporal du rameau orbitaire du maxillaire supérieur, traversent l'aponévrose temporale pour s'unir à des filets du facial. 4° Le *nerf du muscle ptérygoïdien interne*, qui s'accole au ganglion otique et va au muscle ptérygoïdien interne. 5° Le nerf *auriculo-temporal* ou *temporal superficiel;* naît par deux branches, entre lesquelles passe l'artère méningée moyenne, contourne le col du condyle, s'anastomose avec la branche supérieure du facial, remonte devant le conduit auditif et va à la peau de la tempe; il donne des filets à la glande parotide et à la peau antérieure de l'oreille. 6° Le *nerf dentaire inférieur*, passe entre les deux ptérygoïdiens, gagne le canal dentaire, donne aux dents molaires, se divise au niveau du trou mentonnier en *nerf incisif*, qui continue le trajet intraosseux et donne aux incisives et à la canine, et en *nerf mentonnier ;* qui sort par ce trou et va, à travers les fibres du muscle carré, à la peau et à la muqueuse de la lèvre inférieure. Au moment d'entrer dans le canal dentaire, il donne le *rameau mylo-hyoïdien*, qui longe la gouttière de ce nom, et va aux muscles mylo-hyoïdien et ventre antérieur du digastrique. 7° Le *nerf lingual ;* passe entre les deux ptérygoïdiens et gagne la langue en décrivant une courbe, longe le bord supérieur de la glande sous-maxillaire, passe entre les muscles hyoglosse et mylo-hyoïdien, croise le canal de Wharton, puis entre les muscles lingual et génio-glosse, donne des rameaux à la glande sublinguale, et se termine par des filets destinés à la muqueuse des deux tiers antérieurs de la langue. Ce nerf reçoit : un filet du dentaire inférieur près de son origine et près du ptérygoïdien interne, la *corde du tympan*, venue du facial. Ce dernier nerf s'accole au lingual ; une partie le suit jusqu'à son extrémité, une autre partie s'en sépare et va au *ganglion sous-maxillaire* situé sur la face externe de la glande de ce nom, dont elle forme la racine motrice ; des filets du lingual en constituent la racine sensitive, et un filet sympathique lui vient de ceux qui suivent l'artère faciale. Ce ganglion donne des filets à la glande.

Ganglion otique ou *d'Arnold*. — Petit, rougeâtre, sur la face interne du nerf maxillaire inférieur, reçoit : 1° une racine motrice du nerf masticateur et du facial, par le petit pétreux superficiel ; 2° une racine sensitive du glosso-pharyngien, par le petit pétreux profond ; 3° une racine sympathique des filets qui accompagnent l'artère méningée moyenne. Il émet : 1° un rameau au muscle péristaphylin interne ; 2° un filet au muscle du marteau.

Le trijumeau innerve la peau de la face, du front et des tempes, la muqueuse des lèvres, des fosses nasales, de l'œil, du voile du palais et de la voûte palatine. La portion motrice va aux muscles de la mâchoire inférieure. Le ganglion ophthalmique préside aux mouvements de l'iris et du muscle ciliaire.

VI. NERF OCULO-MOTEUR EXTERNE.

Naît dans le sillon qui sépare la protubérance d'avec le

bulbe, va en avant et en dehors, traverse le sinus caverneux d'arrière en avant, pénètre dans l'orbite par la fente sphénoïdale, entre les deux tendons du muscle droit externe, et va se perdre dans ce muscle.

VII. NERF FACIAL.

Préparation. — *La préparation de la portion intra-osseuse du facial est des plus délicates ; il faut user de la gouge et du maillet, à moins de se servir de rochers qui ont trempé dans l'acide chlorhydrique jusqu'à ce que les os soient attaquables au scalpel. Quant à la portion extra-osseuse, sa préparation ne demande que de l'attention et du temps. Il suffit d'enlever la peau et la parotide avec précaution pour trouver les filets du facial, que l'on poursuit ensuite aussi loin que possible en ayant soin de ménager les anastomoses.*

Naît de la fossette sus-olivaire du bulbe, tout près de l'auditif, et se rend avec lui jusqu'au fond du conduit auditif interne. Entre ces deux nerfs, on voit naître du bulbe deux petites racines grêles qui s'accolent l'une au facial, l'autre à l'auditif. Au milieu du conduit auditif, elles se réunissent en un petit *nerf intermédiaire de Wrisberg,* qui accompagne le facial et s'engage avec lui dans l'aqueduc de Fallope. Au niveau du coude de ce conduit, se trouve un ganglion dit *géniculé,* dans lequel se perd le nerf de Wrisberg. Triangulaire, accolé au facial, le ganglion géniculé émet : 1° le nerf *grand pétreux superficiel,* qui passe par l'hiatus de Fallope, reçoit le *grand pétreux profond* du rameau de Jacobson, traverse le tissu fibreux du trou déchiré antérieur, s'unit à un filet carotidien et va constituer le *nerf vidien,* qui se jette dans le ganglion de Meckel ; 2° le *nerf petit pétreux superficiel,* qui passe par un pertuis osseux à côté et en dessous de l'hiatus de Fallope, s'unit au petit pétreux profond du rameau de

Jacobson, et va, à travers un petit canal osseux, au ganglion otique.

Le facial s'infléchit alors et suit l'aqueduc de Fallope jusqu'au trou stylo-mastoïdien, par où il sort du crâne, et se divise enfin en deux branches, cervico-faciale et temporo-faciale.

Dans son trajet, il donne, dans l'aqueduc : 1° le *rameau du muscle de l'étrier* ; 2° la *corde du tympan*, qui pénètre dans l'oreille moyenne par un petit conduit osseux, passe entre l'enclume et le manche du marteau, sort près de la scissure de Glaser, et se jette dans le lingual, près du muscle ptérygoïdien interne ; 3° le *rameau de la fosse jugulaire*, anastomose double entre le facial et le pneumogastrique ; va par un canal osseux dans la fosse jugulaire et se jette dans le ganglion jugulaire du nerf vague ; il est accompagné par un filet qui va en sens inverse, du vague au facial ; 4° une *anastomose* au *glosso-pharyngien*, qui passe par un canal osseux particulier et va tout auprès du ganglion d'Andersch. Au-dessous et tout près du trou stylo-mastoïdien, le facial donne : 5° le *rameau du digastrique* ; s'anastomose avec un rameau du glosso-pharyngien et va au ventre postérieur du digastrique, au stylo-hyoïdien et au stylo-pharyngien ; 6° le *rameau auriculaire postérieur* ; va en haut et en arrière sur l'apophyse mastoïde et se perd dans les muscles occipital, auriculaires postérieur et supérieur ; 7° le *rameau lingual de Hirschfeld* ; reçoit des filets du glosso-pharyngien, passe entre l'amygdale et le pilier antérieur du voile, gagne la base de la langue, et se divise en rameaux pour la muqueuse et en rameaux pour les muscles stylo-glosse et glosso-staphylin.

La première branche terminale, *temporo-faciale*, plongée dans la parotide, va en avant et un peu en haut, reçoit l'anastomose de l'auriculo-temporal, et forme le plexus sous-parotidien, d'où partent des *rameaux temporaux* pour les muscles auriculaires; des *rameaux frontaux* pour le frontal et le sourcilier; des *rameaux palpébraux* pour l'orbiculaire des paupières; des *rameaux sous-orbitaires* pour les muscles de la face, et des *rameaux buccaux* pour le buccinateur. Tous ces rameaux s'anastomosent à leur extrémité avec des rameaux correspondants du trijumeau.

La deuxième branche terminale, *cervico-faciale*, va en bas et en avant, reçoit près de l'angle de la mâchoire des anastomoses du plexus cervical, et donne des *rameaux buccaux inférieurs* pour le buccinateur et l'orbiculaire des lèvres; des *rameaux mentonniers* pour les muscles de la lèvre inférieure et du menton; des *rameaux cervicaux* pour le peaucier. Ils s'anastomosent, les premiers avec des rameaux du maxillaire inférieur, les derniers avec des rameaux du plexus cervical.

Le facial préside aux mouvements de la face, le nerf de Wrisberg paraît être une racine sympathique.

VIII. NERF AUDITIF.

Né, près du facial, de la fossette sus-olivaire du bulbe, il l'accompagne au fond du conduit auditif interne, s'en sépare à l'entrée de l'aqueduc de Fallope, et se divise en branches cochléaire et vestibulaire qui pénètrent dans l'oreille interne.

IX. NERF GLOSSO-PHARYNGIEN.

PRÉPARATION. — *Pour le ganglion d'Andersch, faire la coupe du pharynx, user de précaution pour trouver l'anastomose avec le facial devant la veine jugulaire; pour le rameau de Jacobson, se servir de pièces trempées dans l'acide chlorhydrique ou de gouges très-fines. Quant à la préparation du glosso-pharyngien au-dessous du ganglion, elle est la même que celle de la portion cervicale du pneumo-gastrique.*

Naît du sillon latéral du bulbe entre l'auditif et le pneumo-gastrique, sort du crâne par la partie antérieure du trou déchiré postérieur au-devant du pneumo-gastrique et du spinal, se renfle de suite en un *ganglion d'Andersch,* descend plus bas, passe avec le spinal entre la carotide interne, qu'il contourne, et la jugulaire interne, passe entre les muscles styliens, sur la face externe du constricteur supérieur du pharynx, de l'amygdale, et se termine dans la muqueuse du tiers postérieur de la langue.

Le ganglion d'Andersch, petit, grisâtre, donne : 1° le *rameau de Jacobson,* qui pénètre dans la caisse du tympan, se place sur le promontoire, et se divise en 6 branches : *a*) à la fenêtre ronde ; *b*) à la fenêtre ovale ; *c*) à la trompe d'Eustache ; *d*) à travers la paroi osseuse aux filets carotidiens ; *e*) le *grand nerf pétreux profond,* qui passe par un petit canal osseux et s'unit au grand pétreux superficiel ; *f*) le *petit nerf pétreux profond,* qui s'unit au petit pétreux superficiel ; 2° un rameau anastomotique au ganglion cervical supérieur ; le ganglion reçoit une anastomose du facial.

Le glosso-pharyngien donne ensuite : 1° le *rameau des muscles digastrique et stylo-hyoïdien,* qui va à ces muscles, en s'anastomosant avec le rameau correspondant du facial ; 2° le *filet du muscle stylo-glosse ;* traverse le muscle stylo-pharyngien et s'accole au filet lingual du facial ; 3° des *rameaux carotidiens,* qui vont, avec des filets du pneumo-gastrique et du sympathique, former le plexus intercarotidien ; 4° des *rameaux pharyngiens,* qui, avec des filets des pneumo-gastrique, spinal et sympathique, constituent le plexus pharyngien ; 5° des *rameaux tonsillaires,* qui forment un petit plexus et vont à l'amygdale, à la muqueuse des piliers et du voile du palais. — Le glosso-pharyngien est un nerf sensitif et sensoriel du goût; ses rameaux musculaires viennent probablement par anastomoses du facial.

X. NERF PNEUMO-GASTRIQUE OU VAGUE.

PRÉPARATION. — *Pour la partie tout à fait supérieure, faire la coupe du pharynx.*

1° Portion cervicale. *Enlever la peau du cou depuis la ligne médiane jusqu'au niveau d'une ligne passant par le sommet de l'apophyse mastoïde en arrière, et celle de la face jusqu'à la pommette; enlever le sterno-mastoïdien, l'omo-hyoïdien; enlever la mâchoire et suivre le nerf depuis le trou déchiré postérieur, après avoir fait sauter à la scie ou à la gouge l'apophyse mastoïde, l'apophyse ptérygoïde et une partie du rocher. Disséquer ses branches; puis pour les nerfs du larynx, après avoir reconnu leur origine, enlever cet organe et faire une préparation isolée.*

2° Portion thoracique. *Ouvrir largement le thorax, préparer les nerfs cardiaques et bronchiques, pour étudier les plexus pulmonaires, sortir les poumons et le cœur de la poitrine et achever la préparation.*

3° Portion abdominale. *Ouvrir l'abdomen, suivre les deux nerfs sur l'œsophage, puis, à droite, relever le foie de bas en haut et chercher les branches du pneumo-gastrique gauche entre les feuillets de l'épiploon gastro-hépatique; à gauche, soulever l'estomac, le rejeter à gauche, et voir la terminaison du pneumo-gastrique droit dans le ganglion semi-lunaire.*

Naît du bulbe au-dessous du précédent, sort du crâne, par le trou déchiré postérieur, dans une gaîne fibreuse commune avec le spinal; il s'étend de là jusqu'à l'estomac et au foie, divisé en *portion cervicale, thoracique, abdominale.*

Portion cervicale. — A peine sorti du crâne, il présente un premier *ganglion,* dit *jugulaire* ; qui reçoit les anastomoses du facial et du ganglion d'Andersch; un peu plus bas, nouveau renflement fusiforme, allongé, *plexus gangliforme,* où aboutit la branche interne du spinal, des filets de l'hypoglosse et de l'arcade des deux premiers nerfs cervicaux. Il descend ensuite avec le sympathique, derrière et entre la carotide primitive et la jugulaire interne. — Il donne au cou : 1° des rameaux au plexus pharyngien et intercarotidien ; 2° le *nerf laryngé supérieur,* qui passe derrière la carotide interne, traverse la membrane thyro-hyoïdienne, et va à la muqueuse sus-glottique du larynx ; un de ses rameaux, dit *de Galien,* passe entre la muqueuse et le muscle crico-aryténoïdien postérieur, et s'anastomose avec un filet du laryngé inférieur. Le laryngé supérieur donne, au-dessus de la grande corne de l'os hyoïde, le *laryngé externe,* qui innerve le crico-thyroïdien et se termine dans la muqueuse sous-glottique du larynx ; 3° le *nerf laryngé inférieur* ou *récurrent;* celui de droite embrasse la sous-clavière, celui de gauche la crosse de l'aorte, en passant au-dessous de ces vaisseaux ; remonte latéralement entre la trachée et l'œsophage, donne des *rameaux cardiaques,* qui vont au plexus de ce nom, des *rameaux trachéens* et *œsophagiens,* des filets au constricteur inférieur du pharynx, au-dessous duquel il passe pour aboutir au larynx, entre les cartilages cricoïde et thyroïde. Il se termine par des rameaux à tous les muscles du larynx, sauf le crico-thyroïdien, et par le *rameau de Galien* anastomosé avec le laryngé supérieur.

Portion thoracique. — A droite, le pneumo-gastrique

croise en avant le sous-clavier, à gauche, la crosse de l'aorte ; celui du côté droit gagne le côté droit de l'œsophage et peu à peu la face postérieure de ce canal, tandis que le gauche en gagne la face antérieure. Ils pénètrent ainsi dans l'abdomen par l'ouverture œsophagienne du diaphragme. Le nerf vague donne dans la poitrine : 1° les *rameaux cardiaques,* au nombre de 2 ou 3, qui vont au ganglion de Wrisberg et au plexus cardiaque, avec les rameaux cardiaques du sympathique et ceux du récurrent; 2° les *rameaux pulmonaires,* très-nombreux, nés au-dessus ou au niveau de la bifurcation de la trachée; vont les uns en avant, les autres en arrière des bronches, se jeter dans le plexus pulmonaire avec les filets venus des ganglions dorsaux du sympathique. Ce plexus fournit des filets à la trachée, à l'œsophage, aux bronches, au péricarde; 3° les *rameaux œsophagiens,* très-nombreux ; forment un plexus.

Portion abdominale. — Le pneumo-gastrique gauche, devenu antérieur, se distribue sur la face antérieure de l'estomac et au foie ; le droit ou postérieur donne des rameaux à la face postérieure de l'estomac et aboutit à l'extrémité interne du ganglion semi-lunaire droit, à l'extrémité externe duquel arrive le nerf grand splanchnique du sympathique. Ces deux nerfs et le ganglion constituent l'*anse mémorable de Wrisberg.*

Le pneumo-gastrique préside à la sensibilité de la muqueuse des voies aériennes, d'une partie des voies digestives (depuis la base de la langue jusqu'au duodénum), des voies biliaires; il est le nerf d'arrêt ou nerf modérateur du cœur ; les rameaux moteurs qu'il donne au larynx viennent en grande partie de l'anastomose du spinal, il influe sur les contractions des vaisseaux, sur la sécrétion du suc gastrique et sur la glycogénie.

XI. NERF SPINAL.

PRÉPARATION. — *Comme pour la portion cervicale du précédent, ne pas enlever le sterno-mastoïdien, mais le sectionner transversalement dans sa partie supérieure et le rejeter en bas.*

Naît par des racines bulbaires situées au-dessous de l'origine du pneumo-gastrique et par des racines médullaires situées sur les parties latérales et postérieures de la moelle, entre les racines antérieures et postérieures des six premiers nerfs cervicaux. Le tronc ainsi formé remonte par le trou occipital, gagne le trou déchiré postérieur, par lequel il passe avec le nerf vague, donne des filets au ganglion jugulaire, et se divise en deux branches, dont l'une, *interne*, va au plexus gangliforme, dont l'autre, *externe*, passe entre la jugulaire et la carotide internes, gagne la face profonde du sterno-mastoïdien, lui donne des filets, passe sous le peaucier, s'engage au-dessous du bord du trapèze, et se termine dans le muscle; les filets terminaux de cette branche s'anastomosent avec des filets du plexus cervical.

Nerf moteur, joue un rôle essentiel dans la phonation et dans l'effort.

XII. NERF GRAND HYPOGLOSSE.

PRÉPARATION. — *Pour la partie supérieure comme pour le spinal, pour sa partie inférieure comme pour le lingual, pour la branche descendante comme pour le plexus cervical.*

Naît par des filets dans le sillon qui sépare l'olive de la pyramide, passe par le trou condylien postérieur, contourne le plexus gangliforme, lui donne des filets, passe entre la carotide interne et la jugulaire, reçoit des rameaux de l'anse formée par les racines antérieures des deux premiers nerfs cervicaux et un filet du ganglion cervical supérieur du sympathique, et décrit une arcade à concavité antérieure, chemine ensuite entre les muscles styliens, contourne en dehors la carotide externe, passe entre le tendon du digastrique et la grande corne de l'os hyoïde, puis entre les muscles mylo-hyoïdiens et génio-glosse, et se termine enfin, dans la langue, entre les muscles génio-glosse et lingual. Le canal de Wharton est placé entre ce nerf et le nerf lingual. La glande sous-maxillaire est située dans la concavité de l'arcade que décrit l'hypoglosse. Les branches terminales vont aux muscles hyo-glosse, stylo-glosse, génio-glosse et lingual, et s'anastomosent avec les filets du lingual.

Dans son trajet il donne : 1° la *branche descendante*, qui naît de la convexité de l'arcade qu'il décrit, longe le côté antérieur de la carotide primitive, et s'unit au niveau de la partie moyenne du muscle omo-hyoïdien à une branche du plexus cervical, en formant une grande arcade d'où partent des filets pour les muscles omo-hyoïdien, sterno-thyroïdien et sterno-hyoïdien ; 2° le *rameau thyro-hyoïdien ;* se détache de l'hypoglosse au niveau de la grande corne de l'os hyoïde et va au muscle thyro-hyoïdien ; 3° le *rameau génio-hyoïdien,* qui va au muscle de ce nom.

Nerf moteur des muscles de la langue et extrinsèques du larynx. Préside à l'articulation des sons.

Trous crâniens par lesquels sortent les XII paires crâniennes.

1° *Nerf olfactif.* — Lame criblée de l'ethmoïde.

2° *Nerf optique.* — Trou optique.

3° *Nerf oculo-moteur commun.* — Fente sphénoïdale.

4° *Nerf pathétique.* — Fente sphénoïdale.

5° *Nerf trijumeau.* — A. *Ophthalmique de Willis,* fente sphénoïdale. B. *Maxillaire supérieur,* trou grand rond. C. *Maxillaire inférieur,* trou ovale.

6° *Nerf oculo-moteur externe.* — Fente sphénoïdale.

7° *Nerf facial.* — Conduit auditif interne, aqueduc de Fallope, trou stylo-mastoïdien.

8° *Nerf auditif.* — Conduit auditif interne.

9° *Nerf glosso-pharyngien.* — Partie la plus rétrécie du trou déchiré postérieur.

10° *Nerf pneumo-gastrique* et 11° *Nerf spinal.* — Trou déchiré postérieur.

12° *Nerf grand hypoglosse.* — Trou condylien postérieur.

CHAPITRE III. — NERFS RACHIDIENS.

31 paires; la première sort entre l'occipital et l'atlas, la dernière entre le sacrum et le coccyx, toutes les autres par les trous de conjugaison. Ces nerfs naissent de la moelle par des racines antérieures, motrices, et des racines postérieures, sensitives. Sur le trajet de ces dernières se trouve un *ganglion intervertébral,* par lequel ne passent pas les racines motrices ; ce n'est qu'au delà de ce ganglion que la réunion des deux racines constitue le nerf rachidien (1).

On compte 8 paires cervicales, 12 dorsales, 5 lombaires

(1) J'ai constaté dans ces derniers temps, chez certains animaux, moutons, veaux, chiens, des filets allant de la racine postérieure à la racine antérieure avant le ganglion ; chez l'homme, je n'ai pu encore les découvrir.

et 6 sacrées. Leur grosseur varie : les paires destinées à former les nerfs des membres supérieurs et inférieurs, sont les plus grosses, les dernières paires sacrées les plus petites. — A peine sortis des trous de conjugaison, les nerfs rachidiens se divisent en *branche postérieure* et *branche antérieure*. Cette dernière est beaucoup plus grosse que la postérieure, sauf pour les deux premières paires cervicales. Les branches antérieures innervent les parties latérales et antérieures du tronc et les membres, les postérieures innervent les régions postérieures de la tête, de la nuque et du dos.

BRANCHES POSTÉRIEURES DES NERFS RACHIDIENS.

Sauf les deux premières cervicales, elles ont toutes une distribution semblable ; dès leur origine, elles se portent en arrière et se divisent en *rameaux musculaires*, destinés aux muscles postérieurs de la nuque et du tronc, et en *rameaux cutanés*, qui traversent les insertions des muscles non loin des apophyses épineuses et se répandent dans la peau de la nuque et du dos.

La *branche postérieure de la première paire cervicale* passe entre l'atlas et l'occipital, va en arrière, s'anastomose en arcade avec une branche du grand nerf occipital, et va aux muscles grand et petit droits postérieurs, et grand et petit obliques de la tête.

La *branche postérieure de la deuxième paire cervicale* est volumineuse et forme le *grand nerf occipital*, qui passe au-dessous du muscle grand oblique et se réfléchit en haut, donne des rameaux aux muscles grand et petit complexus, splénius, transversaire épineux et trapèze (partie supérieure de ces deux derniers), traverse le grand complexus et le trapèze, et va se perdre dans la peau de la partie supérieure et postérieure de la tête. Ce nerf s'anastomose en arcades avec les branches postérieures de la 1re et de la 3e paire cervicale.

BRANCHES ANTÉRIEURES DES NERFS RACHIDIENS.

Les branches antérieures des 11 derniers nerfs dorsaux et des 2 derniers sacrés restent isolées jusqu'à leur terminaison ; les branches antérieures des 4 premiers cervicaux s'anastomosent et forment le *plexus cervical*, celles des 4 derniers cervicaux et du premier dorsal le *plexus brachial*, celles des 4 premiers lombaires le *plexus lombaire*, celles du 5e lombaire et des 4 premiers sacrés le *plexus sacré*. De ces plexus partent les branches terminales.

PLEXUS CERVICAL.

Préparation. — *Le cou reposant sur un billot pour tendre la peau, inciser celle-ci sur la ligne médiane, puis faire deux incisions transversales le long du menton et de la racine du cou, disséquer le lambeau, sectionner le peaucier dans son milieu et préparer les branches superficielles, puis détacher le sterno-mastoïdien à ses attaches inférieures, le rejeter en haut et préparer les branches profondes. Quant au phrénique, ouvrir la poitrine et le suivre jusqu'au diaphragme.*

Les branches antérieures des 4 premiers nerfs cervicaux s'anastomosent en arcades au-devant des apophyses transverses des vertèbres cervicales correspondantes, dont elles sont séparées par les muscles prévertébraux. De ces 4 arcades, situées au-dessous du bord postérieur du muscle sterno-mastoïdien, partent 5 branches superficielles, cutanées, et 9 branches profondes musculaires. Ce plexus s'anastomose avec le plexus gangliforme, le grand hypoglosse, les ganglions cervicaux supérieur et moyen du sympathique, le spinal et le plexus brachial.

Branches superficielles. — 1° *Branche mastoïdienne;* vient de l'arcade de la 2e et de la 3e paire, remonte en haut le long du bord postérieur du sterno-mastoïdien et va à la peau latérale du crâne. On trouve souvent une *petite mastoïdienne,* qui se termine dans la peau de l'apophyse mastoïde; 2° *branche auriculaire;* naît de la même arcade que la précédente, se réfléchit en avant et en haut sur le bord postérieur du sterno-mastoïdien, donne des *filets parotidiens,* et va en deux rameaux, interne et externe, sur la peau des deux faces du pavillon de l'oreille; 3° *branche cervicale transverse;* naît de la même arcade que la précédente, se réfléchit en avant et en dedans sur le bord du muscle sterno-mastoïdien, glisse entre ce muscle et le peaucier, traverse les fibres de ce dernier, et va à la peau du cou, depuis l'angle de la mâchoire et le menton jusqu'au sternum; 4° *branche sus-claviculaire;* naît de l'arcade de la 3e et de la 4e paire, passe sous le bord postérieur du sterno-mastoïdien, se dirige en bas et en avant, traverse le peaucier, donne des rameaux *sus-sternaux* et *sus-claviculaires* qui vont à la peau de la région, jusqu'à quelque distance au-dessus du mamelon; 5° *branche sus-acromiale;* naît à côté de la précédente, va en bas et en dehors, traverse le peaucier, et innerve la peau de la partie antérieure et externe de l'épaule.

Branches profondes. — 1° *Branche des muscles petit droit antérieur et droit latéral;* 2° *branche du muscle grand droit antérieur;* 3° *branche du long du cou;* 4° *branche du sterno-mastoïdien;* plus volumineuse, s'anastomose en plexus avec la branche que le spinal donne à ce muscle; 5° *branche du trapèze;* s'anastomose également en plexus avec la branche du spinal; 6° *branche descendante interne;* naît par deux ou trois racines qui se réunissent en un petit tronc, qui descend, croise en avant la jugulaire interne, et s'anastomose avec la branche descendante du grand hypoglosse pour former le petit plexus situé au niveau de la portion moyenne de l'omo-hyoïdien. Cette anastomose en arcade constitue l'*anse de l'hypoglosse;* 7° *nerf phrénique* ou *diaphragmatique;* naît par trois racines des 3ᵉ, 4ᵉ et 5ᵉ branches cervicales, qui forment un tronc nerveux dirigé en bas et un peu en dedans. Il croise en avant le scalène antérieur, reçoit une anastomose du nerf du muscle sous-clavier et du ganglion cervical inférieur, pénètre dans la poitrine avec le pneumo-gastrique, se place entre la plèvre et le péricarde, passe au-devant de la racine des poumons, et arrive au diaphragme, où il se divise en rameaux *sous-pleuraux* et rameaux *sous-péritonéaux* pour les deux faces du muscle et ses piliers; quelques filets du phrénique droit vont au plexus solaire; 8° *branche du muscle angulaire*, petite; 9° *branche du rhomboïde*. Ces deux dernières branches viennent souvent du plexus brachial.

PLEXUS BRACHIAL.

PRÉPARATION. — *Inciser la peau sur le milieu du sternum et du cou, l'inciser transversalement le long du menton en haut, et le long du bord inférieur du tendon du grand pectoral en bas. Détacher le sterno-mastoïdien de la clavicule et du sternum, détacher les pectoraux à leurs insertions pectorales, les rejeter en dehors et en haut, scier la clavicule dans sa partie moyenne, écarter fortement le bras et disséquer soigneusement les nerfs des troncs vers la périphérie.*

Placé à son origine entre les deux scalènes, est formé par les 4 derniers nerfs cervicaux et le 1ᵉʳ dorsal; les 5ᵉ et 6ᵉ cervicaux s'unissent près de leur origine; le 8ᵉ cervical et le 1ᵉʳ dorsal s'unissent également, le 7ᵉ cervical chemine entre les deux troncs formés par ces réunions, et se divise en deux branches qui vont aux troncs supérieur et inférieur. De cet ensemble d'anastomoses partent des filets pour les scalènes et les intertransversaires du cou, des branches collatérales et des branches terminales. Le plexus brachial s'anastomose avec une branche du 4e nerf cervical et reçoit plusieurs filets des ganglions cervicaux moyen et inférieur du sympathique.

Branches collatérales.— Au nombre de 12, dont 11 musculaires et 1 cutanée: 1° *branche du sous-clavier;* envoie une anastomose au phrénique; 2° *nerf de l'angulaire;* 3° *nerf du rhomboïde;* 4° *nerf sus-scapulaire;* va en arrière, passe sous le trapèze, passe au-dessus de l'échancrure coracoïdienne, et se perd dans les muscles sus- et sous-épineux; 5° *nerf du grand dentelé;* descend sur la face externe de ce muscle, à toutes les digitations duquel il donne un filet; 6° et 7° *branches supérieure et inférieure du sous-scapulaire;* vont aux deux parties correspondantes du muscle; 8° *nerf du grand pectoral* ou *grand thoracique antérieur;* va en bas et en dehors à la face profonde du muscle; 9° *nerf du petit pectoral* ou *petit thoracique antérieur;* va aux deux muscles pectoraux; 10° *nerf accessoire du brachial cutané interne,* long et grêle; croise en avant les tendons des grand rond et grand dorsal, en arrière des vaisseaux, traverse l'aponévrose brachiale, s'anastomose avec les rameaux perforants des 2e et 3e nerfs intercostaux, et donne à la peau interne du bras jusqu'au coude; 11° *nerf du grand dorsal;* naît souvent du nerf axillaire, va à la face profonde du muscle grand dorsal; 12° *nerf du grand rond.*

De ces 12 branches, les 6 premières naissent au-dessus de la clavicule; 3 naissent sous la clavicule, et les 3 dernières plus bas que le bord inférieur de cet os.

Branches terminales. — Au nombre de 6, dont une seule est exclusivement cutanée, les autres allant à la fois à la peau et aux muscles du membre supérieur. Les deux troncs nerveux fournis par les anastomoses des cinq nerfs cervicaux qui constituent le plexus, donnent chacun une branche volumineuse d'où résulte un nouveau tronc. De ces trois troncs partent les branches terminales de la manière suivante. Du tronc interne naissent le brachial cutané interne, le cubital et la racine interne du médian. Du tronc externe naissent la racine externe du médian et le musculo-cutané; enfin, du tronc postérieur naissent le radial et l'axillaire. L'artère axillaire passant entre les deux racines du médian est donc en arrière de ce nerf, en dedans du musculo-cutané, en dehors du cubital et du brachial cutané interne, et en avant du radial et de l'axillaire.

1° **Nerf brachial cutané interne.** — Assez grêle; traverse l'aponévrose brachiale avec la veine basilique, se divise en 2 branches, l'une antérieure, l'autre postérieure, qui se distribuent à la peau de la partie interne du bras et de l'avant-bras jusqu'au poignet. Ses rameaux s'anastomosent avec le musculo-cutané.

2° **Nerf musculo-cutané.** — Va en bas, en dehors et en avant, traverse le muscle coraco-brachial (nerf perforant de Cassérius), l'innerve, passe entre le biceps et le brachial antérieur, innerve ces muscles, devient sous-cutané au pli du coude, et se divise en rameaux antérieurs et postérieurs qui vont à la peau de la moitié externe de l'avant-bras jusqu'à l'éminence thénar.

3° **Nerf axillaire.** — Se porte en bas et en dehors, passe entre l'humérus et la longue portion du triceps, en dessous du petit rond et au-dessus du grand rond, contourne en arrière le col chirurgical de l'humérus avec l'artère circonflexe postérieure, et arrive à la face profonde du deltoïde, auquel il se distribue. Il donne : α) un rameau au muscle petit rond; β) un *rameau cutané de l'épaule*, qui traverse l'aponévrose et va à la peau de la partie externe de l'épaule et du bras.

4° **Nerf médian.** — Naît par 2 racines entre lesquelles passe l'artère axillaire, descend avec cette artère le long du biceps, est d'abord en dehors, puis au-devant, puis en dedans de l'artère humérale; au pli du coude, le médian passe entre les deux tendons d'insertion du rond pronateur, puis entre les fléchisseurs superficiel et profond des doigts, croise en avant l'artère cubitale, se trouve plus bas sous l'aponévrose entre les tendons des deux palmaires, glisse sous le ligament annulaire du carpe, se place devant les tendons fléchisseurs et l'arcade palmaire superficielle, et se termine en: *a*) un rameau pour les muscles court abducteur, opposant et court fléchisseur du pouce ; *b*) un rameau *collatéral externe du pouce*, qui longe le côté externe de ce doigt; *c*) un rameau qui descend, donne un filet au 1er lombrical, et se divise en *collatéral externe de l'index* et *interne du pouce; d*) un rameau qui donne un filet au 2e lombrical et se divise en *collatéral externe du médius* et *interne de l'index ; e*) un rameau qui se porte en bas et en dedans et donne le *collatéral externe de l'annulaire* et *interne du médius.*

Tous ces rameaux collatéraux longent les côtés antérolatéraux des doigts, fournissent à la peau, et, près de leur extrémité, donnent tous un rameau *sous-unguéal* qui va au derme sous-unguéal.

Le médian donne, dans son trajet, des rameaux aux muscles rond pronateur, grand et petit palmaire, fléchisseur superficiel des doigts, fléchisseur propre du pouce, et aux deux faisceaux les plus externes du fléchisseur profond des doigts. Il donne en outre, au-dessous du coude, un *rameau interosseux* qui longe la face antérieure de la membrane de ce nom, passe sous le carré pronateur, auquel il donne des filets, et se perd dans les articulations du carpe. Au-dessous du poignet, le médian donne un petit rameau qui traverse l'aponévrose et va innerver la peau du talon de la main.

5° **Nerf cubital.** — Descend, en dedans du bras, dans l'épaisseur du vaste interne, passe entre l'olécrane et l'épitrochlée, se place au-dessous du cubital antérieur, longe le bord interne de l'artère cubitale, et se divise, au niveau du poignet, en deux branches terminales, l'une dorsale, l'autre palmaire. Dans ce trajet, le cubital donne des rameaux au muscle cubital antérieur et aux deux faisceaux internes du fléchisseur profond des doigts.

Branche dorsale du cubital. — Va en arrière et en bas, passe sous le cubital postérieur, et se divise en trois rameaux dont l'un est le ***collatéral dorsal interne du petit doigt,*** dont le second descend et se divise en ***collatéral dorsal externe du petit doigt*** et ***interne de l'annulaire,*** dont le troisième se divise en ***collatéral dorsal externe de l'annulaire*** et ***interne du médius.*** — Les collatéraux dorsaux ne vont que jusqu'au niveau de la 3e phalange.

Branche palmaire du cubital. — Descend sur le côté externe du pisiforme et se divise en ***branche superficielle,*** qui descend, donne des filets au palmaire cutané et à l'adducteur du petit doigt, et fournit un rameau qui se partage en ***collatéral interne de l'annulaire*** et ***externe du petit doigt,*** et un second rameau qui est le ***collatéral interne du petit doigt.*** — La ***branche profonde palmaire*** passe entre les insertions de l'adducteur et celle du fléchisseur du petit doigt, innerve ces muscles ainsi que l'opposant du petit doigt, se recourbe en dehors, et donne aux deux derniers lombricaux, à tous les interosseux et au muscle adducteur du pouce.

6° **Nerf radial.** — Situé d'abord en arrière de l'artère axillaire, il gagne la gouttière de torsion de l'humérus, qu'il parcourt avec l'artère humérale profonde, se place ensuite dans la gouttière qui sépare le brachial antérieur d'avec le long supinateur, passe au-devant du pli du coude, et se divise en deux branches.

Au bras, le radial donne un *filet cutané externe* pour la peau de la partie externe et postérieure du bras, des filets aux trois portions du biceps et à l'anconé, et, près du coude, des filets au long supinateur et au 1er radial externe.

Les branches de division terminales sont : *a*) la *branche antérieure,* descend dans l'avant-bras entre les radiaux externes et l'artère radiale ; au niveau du tiers inférieur, elle contourne le radius sous le tendon du long supinateur et vient, sur le dos de la main, traverser l'aponévrose et donner trois rameaux, l'un *collatéral dorsal externe du pouce,* l'autre qui se divise en *collatéral dorsal interne du pouce* et *externe de l'index,* et le dernier qui se bifurque en *collatéral interne de l'index* et *externe du médius.* — *b*) La *branche postérieure du radial ;* perfore le muscle court supinateur, l'innerve ainsi que le 2e radial externe, arrive à la face postérieure de l'avant-bras, descend entre les deux couches musculaires de la région, donne des rameaux à tous ces muscles, sauf à l'anconé, et se perd dans les articulations carpiennes.

NERFS INTERCOSTAUX.

Leurs caractères communs sont les suivants : ils donnent tous un rameau anastomotique au ganglion sympathique correspondant (*rami communicantes*), ils gagnent la partie antérieure de la poitrine en longeant avec l'artère intercostale le bord inférieur de la côte située au-dessus, entre les muscles intercostaux interne et externe qu'ils innervent; ils perforent tous l'aponévrose près du sternum ou du grand droit de l'abdomen et vont à la peau; ils émettent un ***rameau perforant latéral*** qui perfore le muscle intercostal externe au niveau de l'angle antérieur des côtes, et fournit des filets qui vont en avant et en arrière à la peau latérale du tronc.

Le *premier nerf intercostal*, formé par le premier nerf dorsal, n'émet pas de rameau perforant latéral.

Les *deuxième* et *troisième nerfs intercostaux* émettent leur rameau perforant latéral, mais le filet postérieur de ce rameau va à la peau de l'aisselle et de la partie postérieure et externe du bras.

Les *quatrième* et *cinquième nerfs intercostaux* donnent par leurs rameaux perforants latéraux à la mamelle et au mamelon.

Les *sixième* et *septième nerfs intercostaux* donnent des filets aux muscles grand droit et grand oblique de l'abdomen.

Les *huitième* et *neuvième*, *dixième* et *onzième nerfs intercostaux* passent en arrière du cartilage de la fausse côte, cheminent entre le transverse et le petit oblique de l'abdomen, leur donnent des filets, pénètrent dans le grand droit qu'ils innervent, et se terminent dans la peau de l'abdomen.

Le *douxième nerf intercostal* passe entre la 12e vertèbre dorsale et la 1re lombaire, donne une forte anastomose au premier nerf lombaire, croise en avant le carré lombaire, auquel il donne des filets, chemine entre les muscles des parois de l'abdomen, leur abandonne des filets, et se termine, comme les précédents, dans le muscle grand droit et la peau qui le recouvre; son rameau perforant latéral descend, croise la crête iliaque, et se termine dans la peau de la partie supérieure des fesses.

PLEXUS LOMBAIRE.

PRÉPARATION. — *Inciser crucialement les parois de l'abdomen, enlever le paquet intestinal et le péritoine. Chercher les nerfs en dedans et en dehors du psoas, détacher ce muscle sur un côté du corps ; préparer ensuite le crural, l'obturateur et le saphène dans la cuisse. Il n'y a pas de difficultés dans cette préparation.*

Formé par les 5 nerfs lombaires; le premier nerf lombaire reçoit l'anastomose du 12e dorsal et s'unit au 2e, lequel s'unit au 3e qui s'unit au 4e; ce dernier envoie au 5e une anastomose et constitue ainsi le tronc lombo-sacré qui va au plexus sacré. Il est recouvert par le muscle psoas auquel il donne des filets; il donne 4 branches collatérales et 3 branches terminales.

Branches collatérales. — 1° **Nerf grand abdomino-scrotal.** Sort de la partie supérieure du psoas, croise le carré des lombes, se porte en avant parallèlement à la crête iliaque entre le transverse et le petit oblique, et se divise en deux branches, l'une, *abdominale,* qui imite la distribution des deux derniers nerfs intercostaux; l'autre, *génitale,* qui traverse l'anneau inguinal avec le cordon, et se distribue dans la peau de l'aine, du pubis, du scrotum ou des grandes lèvres.

2° **Nerf petit abdomino-scrotal.** — Marche parallèlement et au-dessous du précédent, perfore le transverse, s'unit à la branche génitale du précédent, ou va isolément, comme lui, dans la peau du scrotum ou des grandes lèvres. — Ces deux branches donnent, dans leur trajet, des filets aux muscles petit oblique et transverse.

3° **Nerf fémoro-cutané.** — Sort de derrière le psoas, s'applique sur la face interne du muscle iliaque, sort du bassin entre les deux épines iliaques antérieures, et se divise en un *rameau crural* qui traverse l'aponévrose en plusieurs branches et va à la peau de la région externe de la cuisse jusqu'au genou, et un *rameau fessier* qui se porte en dehors et en arrière et va à la peau de la fesse et de la partie supérieure et postérieure de la cuisse.

4° **Nerf génito-crural.** — Émerge en dedans du psoas, presque vertical, se divise en deux branches, l'une, *branche crurale,* qui passe avec les vaisseaux par l'anneau crural, traverse le *fascia cribriformis* avec la veine saphène interne et va innerver la peau antéro-interne de la cuisse; l'autre, *branche génitale,* passe avec le cordon dans le canal inguinal, donne au crémaster, à la peau des bourses ou des grandes lèvres et à celle de la partie supérieure et interne de la cuisse.

Branches terminales. — 1° **Nerf obturateur.** Naît du plexus par trois racines, longe le bord interne du psoas, accompagne les vaisseaux obturateurs, passe avec eux par le trou sous-pubien, passe entre le pectiné et le petit adducteur, puis entre le moyen et le grand adducteur, et se termine par quelques filets cutanés. Il donne des rameaux aux muscles obturateurs interne et externe, au droit interne, au pectiné et aux trois adducteurs, et s'anastomose avec le saphène interne.

2° **Nerf crural.** — Volumineux, émerge entre le psoas et l'iliaque, sort du bassin dans la gaîne du *fascia iliaca*, traverse l'aponévrose, et se divise en 4 branches terminales, 2 antérieures ou externes, 2 postérieures ou internes. α) *Nerf musculo-cutané externe;* se divise en trois branches principales qui traversent le couturier (branches perforantes) en l'innervant, et vont à la peau antéro-interne de la cuisse jusqu'au genou. β) *Nerf musculo-cutané interne;* traverse la gaîne des vaisseaux, va au pectiné, au moyen adducteur et à la peau supéro-interne de la cuisse. γ) *Nerf du triceps crural;* un rameau à chaque chef du muscle. δ) *Nerf saphène interne;* se porte en bas et en dedans, pénètre dans la gaîne des vaisseaux, les accompagne jusqu'à l'anneau des adducteurs, traverse l'aponévrose, accompagne la veine saphène interne, et se distribue à la peau interne du genou, de la jambe et du pied.

3° **Nerf lombo-sacré.** — Se porte en bas, appliqué contre le bord du sacrum, et va se jeter dans le plexus sacré.

PLEXUS SACRÉ.

PRÉPARATION. — *Enlever les viscères en ménageant la partie inférieure du rectum; on trouve le plexus devant le muscle pyramidal. Préparer alors toutes les branches avec soin en allant toujours du tronc vers les extrémités.*

Les 3 premiers nerfs sacrés, le tronc lombo-sacré et une branche du quatrième nerf sacré se réunissent obliquement en bas et en dehors et forment le plexus sacré situé au-devant du muscle pyramidal, recouvert par l'aponévrose pelvienne. Il fournit 10 branches collatérales et 1 branche terminale, le grand nerf sciatique.

Branches collatérales. — 1° *Branches viscérales,* multiples, vont au plexus hypogastrique (sympathique); 2° *nerf du releveur de l'anus;* 3° *nerf hémorrhoïdal* ou *anal;* passe entre les deux ligaments sciatiques, va en dedans au sphincter externe et à la peau de l'anus; 4° *nerf de l'obturateur interne;* va à ce muscle en contournant l'épine sciatique; 5° *nerf honteux interne;* sort du bassin par la grande échancrure, y rentre par la petite, accompagne l'artère honteuse interne, et se divise en : α) *branche inférieure* ou *périnéale*, qui se distribue dans les muscles du périnée, dans la peau du périnée, des bourses, de la face inférieure de la verge et de l'urèthre ; β) *branche supérieure* ou *pénienne;* monte le long de la branche de l'ischion et du pubis, accompagne l'artère dorsale de la verge, et va au corps caverneux et au gland. Chez la femme cette dernière va au clitoris, la branche périnéale va à la peau et à la muqueuse de la grande lèvre ; 6° *nerf fessier supérieur;* sort du bassin par l'échancrure sciatique au-dessus du pyramidal, donne des filets aux fessiers petit et grand et au tenseur du *fascia lata;* 7° *nerf du pyramidal;* 8° *nerf du jumeau supérieur ;* 9° *nerf du jumeau inférieur et du carré crural;* 10° *nerf fessier inférieur* ou *nerf petit sciatique ;* sort par la grande échancrure, descend sur le grand fessier, lui donne des filets, en envoie qui remontent entre ce muscle et la peau à laquelle ils se rendent, et se divise en : α) *branche génitale,* qui contourne la tubérosité de l'ischion, se porte en dedans et en haut dans le pli fémoro-périnéal, et va à la peau du périnée, des bourses ou des grandes lèvres ; β) *branche fémorale,* plus grosse, descend sur le milieu de la partie postérieure de la cuisse, se distribue à la peau de cette région jusqu'au creux poplité et à celle du mollet en accompagnant la veine saphène externe.

Branche terminale. — Grand nerf sciatique ; très-volumineux, toutes les branches du plexus convergent pour le former. Il sort du bassin par la grande échancrure au-dessous du pyramidal, descend devant le carré crural entre le grand trochanter et la tubérosité de l'ischion, puis, entre le demi-membraneux et la longue portion du biceps, devient sous-aponévrotique, et se divise, au niveau de l'angle supérieur du losange poplité, en *nerf sciatique poplité externe* et *nerf sciatique poplité interne*. Dans son trajet à la cuisse, il donne des rameaux qui vont obliquement aux muscles demi-tendineux, demi-membraneux, grand adducteur, longue et courte portions du biceps.

1° **Nerf sciatique poplité externe.** — Va en bas et en dehors, contourne le condyle du fémur et la tête du péroné, pénètre dans le long péronier latéral, et se divise en *nerf musculo-cutané* et *nerf tibial antérieur*. Avant sa division il donne : α) le *nerf saphène péronier* ou *accessoire du saphène externe*, qui croise en arrière le jumeau externe, devient sous-cutané et va s'unir au saphène externe ; β) la *branche cutanée péronière;* devient très-vite sous-cutanée et va à la peau externe de la jambe depuis le genou jusqu'à la malléole ; γ) des rameaux à la partie supérieure du jambier antérieur.

A. *Nerf musculo-cutané.* — Descend entre le long péronier latéral et l'extenseur commun des orteils, donne des filets aux deux péroniers latéraux, traverse l'aponévrose jambière, gagne le dos du pied, et donne par ses divisions les nerfs *collatéraux dorsaux interne du gros orteil ; externe de celui-ci et interne du 2e orteil ; externe du 2e et interne du 3e ; externe du 3e et interne du 4e*. Il fournit quelquefois tous ceux du 4e et du 5e [1].

B. *Nerf tibial antérieur.* — Traverse la partie supérieure de l'extenseur commun, gagne le ligament interosseux qu'il suit avec l'artère tibiale antérieure, donne des rameaux aux muscles jambier antérieur, extenseurs commun des orteils et propre du gros orteil, passe sous

(1) Les nerfs collatéraux dorsaux et plantaires des orteils se comportent comme ceux des doigts.

le ligament annulaire, donne une *branche externe* à la face profonde du muscle pédieux et une *branche interne*, *nerf profond du dos du pied*, qui suit l'artère pédieuse et donne les *nerfs collatéraux dorsaux profonds externe du* 1er *orteil et interne du* 2e, qui s'anastomosent avec les branches du musculo-cutané.

2° **Nerf sciatique poplité interne.** — Parcourt verticalement le losange poplité, plus superficiel que la veine, passe dans l'arcade, du soléaire et prend alors le nom de *nerf tibial postérieur*. Dans son trajet, il donne : α) le *nerf saphène externe* ou *saphène tibial*, qui chemine sous l'aponévrose entre les deux jumeaux, devient sous-cutané, reçoit le saphène péronier, contourne la malléole externe, gagne le bord externe du pied, et donne des rameaux à la peau du dos du pied et quelquefois à celle des deux derniers orteils dont, en ce cas, elle forme les *collatéraux dorsaux* ; β) des rameaux aux muscles jumeaux, soléaire, plantaire grêle et poplité.

Nerf tibial postérieur. — Continue le tronc d'origine, passe avec les vaisseaux entre les deux couches musculaires postérieures de la jambe, donne aux muscles jambier postérieur, fléchisseur commun et fléchisseur propre, gagne la malléole interne, fournit un *rameau cutané* pour la peau de la face interne du talon et celle de la partie postéro-interne du tarse, passe dans la gouttière calcanéenne, et se divise en *nerfs plantaires interne et externe.*

A. *Nerf plantaire interne.* — Se dirige en avant, recouvert par le muscle abducteur du gros orteil, donne des filets à ce muscle et au court fléchisseur commun, et se divise en 4 branches qui fournissent les *nerfs collatéraux plantaires du gros orteil, du* 2e, *du* 3e *et interne du* 4e. Ces branches donnent aussi au muscle court fléchisseur du gros orteil et aux deux premiers lombricaux.

B. *Nerf plantaire externe.* — Va en avant et en dehors, donne des rameaux à l'abducteur du petit orteil et à l'accessoire du long fléchisseur et se divise, au niveau de la tête du 5e métatarsien, en deux branches superficielles et une branche profonde. Les deux *branches superficielles*, dont la plus externe donne un filet au court fléchisseur du petit orteil, fournissent les *nerfs collatéraux plantaires du 5e orteil et externe du 4e.*

La *branche profonde* se recourbe sur le bord externe de l'accessoire du fléchisseur commun, se porte profondément en dedans et en avant avec l'arcade plantaire audevant des interosseux, donne aux muscles abducteur oblique et abducteur transverse du gros orteil, aux deux derniers lombricaux et à tous les interosseux dorsaux et plantaires.

BRANCHES ANTÉRIEURES DES DERNIERS NERFS SACRÉS.

Celle du 4e nerf sacré se divise en trois branches dont l'une va au plexus sacré, l'autre au plexus hypogastrique, et la troisième donne au muscle ischio-coccygien et à la peau du coccyx.

Celle du 5e nerf sacré va, d'une part, au plexus hypogastrique, et s'unit, d'autre part, à celle du 6e nerf sacré pour aller à la peau du coccyx et aux insertions coccygiennes et sacrées du grand fessier.

Le 4e et le 5e nerfs sacrés passent entre le sacrum et le coccyx.

QUATRIÈME SECTION

NERF GRAND SYMPATHIQUE

Il se compose d'une chaîne ganglionnaire située de chaque côté de la colonne vertébrale. Un cordon nerveux fait communiquer chaque ganglion avec celui qui est au-dessus et celui qui est au-dessous. Le nombre des ganglions est d'ordinaire, au dos, aux lombes et au sacrum, égal à celui des nerfs rachidiens, mais au cou il n'existe que trois ganglions cervicaux, et souvent même le ganglion moyen fait défaut. Au-devant du coccyx, les deux troncs du sympathique se réunissent en formant une anse d'où partent des filets pour la glande coccygienne. Dans le crâne les ganglions opthalmique, de Meckel, otique, géniculé, continuent la chaîne sympathique. Toutes les artères sont enlacées par des rameaux sympathiques, et c'est par l'intermédiaire de ces filets que les ganglions intra-crâniens communiquent avec les ganglions sympathiques proprement dits. — Les ganglions sont en général fusiformes, leur cordon de réunion est grisâtre; situés sur les côtés de la colonne rachidienne, leurs rapports sont ceux du rachis. Leurs racines sont constituées par les *rami communicantes* qui partent de l'axe rachidien et vont, au sortir du trou de conjugaison, se jeter dans les ganglions correspondants. Tous les ganglions sympathiques émettent des branches efférentes qui, pour la plupart, accompagnent les artères sur lesquelles elles s'appuient pour gagner les organes; il en est cependant qui cheminent isolément et vont à des ganglions *médians* d'où partent de nouveaux rameaux qui gagnent les artères et vont ainsi aux organes.

La structure des ganglions sympathiques n'est pas encore bien connue. Le tissu connectif leur forme une enveloppe et une charpente au milieu de laquelle se trouvent des cellules nerveuses et des fibres. Les cellules sont multipolaires, bipolaires, unipolaires et peut-être apolaires. Nous ne savons pas encore quelle est exactement la disposition des fibres par rapport aux cellules. Les nerfs sympathiques contiennent des fibres nerveuses, analogues à celles des nerfs rachidiens, et d'autres fibres, pâles, amorphes, avec des noyaux ovales; on les désigne sous le nom de *fibres de Remak.*

A. — PORTION CERVICALE DU GRAND SYMPATHIQUE.

Trois ganglions :

1° **Ganglion cervical supérieur.** — Allongé, fusiforme, sur les côtés du corps des 2e et 3e vertèbres cervicales; en arrière et un peu en dehors du pneumo-gastrique et de la carotide interne, il est uni au ganglion cervical moyen par deux filets. Il émet des rameaux multiples : α) *rameaux supérieurs* ou *intra-crâniens,* l'un, postérieur, grêle, va au plexus gangliforme, aux troncs du glosso-pharyngien et de l'hypoglosse, ainsi qu'aux ganglions jugulaire et d'Andersch; l'autre, *antérieur* ou *carotidien,* remonte sur la carotide interne qu'il enlace par deux divisions en formant le *plexus carotidien,* duquel partent des filets pour le nerf de Jacobson et le nerf vidien. Dans le sinus caverneux, nouvelles anastomoses et nouveau plexus, dit *plexus caverneux,* d'où partent des filets anastomotiques avec les nerfs oculo-moteurs commun et externe, avec le pathétique, avec le ganglion de Gasser, avec l'ophthalmique de Willis, avec le ganglion ophthalmique, ainsi que des filets qui accompagnent toutes les divisions de l'artère carotide interne; β) *rameaux ex-*

ternes qui vont s'unir aux quatre premiers nerfs rachidiens; γ) *rameaux internes* ou *viscéraux*, qui vont avec les branches du pneumo-gastrique et du glosso-pharyngien former le *plexus pharyngien;* avec celles du laryngé supérieur constituer le *plexus laryngé*, et enfin des filets dirigés en bas et en dedans qui, réunis en un seul tronc, forment le *nerf cardiaque supérieur ;* δ) *rameaux antérieurs*, de 3 à 5, vont en bas et en dehors, avec les rameaux des nerfs pneumo-gastrique et glosso-pharyngien, constituer le plexus *intercarotidien*, au milieu duquel se trouve un ganglion. De ce plexus et de ce ganglion partent des filets qui accompagnent les divisions de la carotide externe et forment autant de plexus spéciaux. C'est du petit plexus méningé moyen que part le filet sympathique du ganglion otique ; ε) *rameaux postérieurs;* vont aux muscles prévertébraux et aux corps des premières vertèbres cervicales avec les artérioles.

2° **Ganglion cervical moyen.** — N'existe pas toujours, mais fait moins souvent défaut qu'on ne l'a dit; sa position est instable; il se rapproche quelquefois beaucoup du ganglion inférieur, auquel il est uni par deux filets; il émet des filets qui l'unissent aux 5e et 6e nerfs cervicaux, d'autres qui vont former le *nerf cardiaque moyen*, et d'autres qui s'anastomosent avec le nerf récurrent.

3° **Ganglion cervical inférieur.** — Situé au-devant du col de la 1re côte, reçoit les deux filets du ganglion moyen, dont l'un passe devant, l'autre derrière l'artère sous-clavière. Il émet : α) des *rameaux externes* qui accompagnent les divisions de la sous-clavière ; β) un *rameau ascendant, nerf vertébral*, qui enlace l'artère de ce nom et peut être suivi jusque sur le tronc basilaire, où il s'unit à celui du côté opposé ; γ) des *rameaux in-*

ternes qui vont en dedans et en bas constituer le *nerf cardiaque inférieur.*

NERFS CARDIAQUES.

Il en est trois de chaque côté qui viennent du pneumogastrique (ils ont été décrits), trois autres viennent des ganglions cervicaux du sympathique. Ceux du côté droit passent entre la crosse de l'aorte et la trachée et vont au plexus cardiaque; ceux du côté gauche croisent en avant la crosse de l'aorte et vont au même plexus. Tous les nerfs cardiaques forment par leurs anastômoses un grand plexus cardiaque situé dans la concavité de la crosse aortique; au milieu de ce plexus est un ganglion rougeâtre, ganglion de *Wrisberg*, d'où partent les filets qui accompagnent les artères coronaires et d'autres filets pour le plexus pulmonaire. C'est sur les filets coronaires que l'on trouve les ganglions microscopiques intrinsèques du cœur (Remak, Bidder, Ludwig).

B. — PORTION THORACIQUE DU GRAND SYMPATHIQUE.

Douze ganglions; le premier, très-gros, semble quelquefois soudé au ganglion cervical inférieur. Ils donnent des filets qui accompagnent les artères intercostales, d'autres qui vont à l'œsophage, au plexus pulmonaire, à la trachée, aux bronches, à l'aorte. Des 6e, 7e, 8e, 9e ganglions partent des filets qui vont en bas et en dedans se réunir en un tronc, *grand nerf splanchnique,* qui traverse le pilier du diaphragme et va au *ganglion semi-lunaire.* Des 10e, 11e et 12e ganglions sortent des filets qui vont constituer le *petit nerf splanchnique;* ce nerf traverse le pilier du diaphragme en dehors du précédent et se divise en trois branches, l'une pour le plexus solaire, l'autre pour le plexus rénal, et la plus interne anastomotique avec le grand splanchnique.

Ganglions semi-lunaires. — En forme de croissant dirigé en haut; situés en avant des piliers du diaphragme, au-dessus du bord supérieur du pancréas, ils reçoivent par leur extrémité interne le grand splanchnique correspondant ; le ganglion du côté droit reçoit par son extrémité interne la terminaison du pneumo-gastrique droit (grand splanchnique droit, ganglion et pneumo-gastrique droit forment l'*anse mémorable de Wrisberg*). Les phréniques envoient aussi quelques filets aux ganglions semi-lunaires. Ganglions accessoires, plus ou moins isolés, qui existent souvent en dedans des ganglions semi-lunaires.

Plexus solaire. — Impair et médian, situé au-devant de l'aorte, au niveau des artères cœliaque et mésentérique supérieure, formé par les filets émanés des ganglions semi-lunaires et de leurs ganglions accessoires. Du plexus solaire partent des branches qui entourent les branches de l'aorte en formant autour d'elles des plexus secondaires qui portent le nom des artères qu'elles accompagnent, et vont avec elles aux différents organes.

C. — PORTION LOMBAIRE DU GRAND SYMPATHIQUE.

Quatre ou cinq ganglions dont les rameaux vont en dedans et en bas et forment avec des filets du plexus solaire le *plexus lombo-aortique*, au milieu duquel on trouve quelques ganglions; situé au-devant de l'aorte, il émet des branches qui enlacent l'artère mésentérique inférieure en formant un plexus de ce nom dont les filets accompagnent les divisions artérielles. Les rameaux terminaux du plexus lombo-aortique vont au plexus hypogastrique.

D. — PORTION PELVIENNE DU GRAND SYMPATHIQUE.

Quatre ganglions de plus en plus petits, dont les branches vont, les unes accompagner les artères sacrées et iléo-lombaire, et les autres former le *plexus hypogastrique.* Dans ce plexus se jettent encore les branches antérieures des derniers nerfs sacrés, les rameaux terminaux du plexus lombo-aortique, et les filets qui accompagnent l'artère hémorrhoïdale supérieure. Les rameaux fournis par le plexus hypogastrique gagnent les branches de l'artère hypogastrique, et forment autour d'elles des plexus secondaires qui portent leur nom et vont avec elles gagner les organes pelviens.

SPLANCHNOLOGIE

CHAPITRE Ier. — ORGANES DIGESTIFS.

ARTICLE Ier. — CANAL ALIMENTAIRE.

§ 1. — CAVITÉ BUCCALE.

Constituée par un squelette osseux incomplet et des parties molles. Divisée par les arcades dentaires en deux cavités secondaires, une postérieure, *cavité buccale* proprement dite, l'autre antérieure, *vestibule de la bouche*, comprise entre la face externe des arcades dentaires et des dents, et la face interne des joues et des lèvres. La cavité buccale communique avec le pharynx par l'isthme du gosier.

Elle est tapissée par une muqueuse recouverte d'un *épithélium pavimenteux stratifié* et présente une couche de *glandes en grappes*. Elle est très-riche en vaisseaux et en nerfs.

La cavité buccale présente 5 parois: une antérieure, les *lèvres ;* deux latérales, les *joues ;* une supérieure, *voûte palatine* et *voile du palais ;* une inférieure, formée en grande partie par la *langue*.

I. — Lèvres.

Conformation extérieure. — Face cutanée; face muqueuse ; bord adhérent ; bord libre ; commissures. La lèvre supérieure est limitée, en haut, par la base du nez et le sillon *naso-labial;* elle présente, à sa face cutanée, la gouttière verticale *sous-nasale ;* à sa face muqueuse, le *frein de la lèvre.* La lèvre inférieure est limitée par le sillon *mento-labial.*

Structure. — Formées d'avant en arrière par la peau, la couche musculeuse (voir page 139) adhérente à la peau, une couche de glandes en grappe et la muqueuse.

Artères. 1° Lèvre supérieure : coronaire labiale supérieure, branches des artères sous-orbitaires, alvéolaires et buccales. 2° Lèvre inférieure : coronaire labiale inférieure ; branches des artères mentonnières, sous-mentale et transversale de la face. — *Veines.* Vont à la veine faciale. — *Lymphatiques.* Vont aux ganglions sous-maxillaires. — *Nerfs.* Sensitifs, trijumeau ; moteurs, facial.

II. — Joues.

Structure. — De dehors en dedans on a les couches suivantes : 1° peau ; 2° couche adipeuse ; en arrière, boule graisseuse sous le bord antérieur du masséter ; 3° couche musculaire ; buccinateur et grand et petit zygomatiques ; 4° couche glanduleuse ; glandes en grappes buccales et molaires ; 5° muqueuse.

Artères. Viennent de la maxillaire interne (buccale, sous-orbitaire, alvéolaire, mentonnière), de la faciale et de la temporale (transversale de la face). — *Veines.* Vont à la veine faciale. — *Lymphatiques.* Vont aux ganglions parotidiens et sous-maxillaires. — *Nerfs.* Sensitifs, du trijumeau (buccal et sous-orbitaire) ; moteurs, du facial.

III. — Paroi supérieure.

a. — *Voûte palatine.*

1° *Squelette.* — Formé par l'apophyse palatine des maxillaires supérieurs et la lame horizontale des palatins. Excavée.

2° *Muqueuse.* — Pâle, épaisse, rugueuse, adhérente au périoste. Couche glanduleuse (*glandes palatines*).

Artères. Palatine postérieure. — *Veines.* Palatine postérieure. — *Lymphatiques.* Vont aux ganglions faciaux profonds.— *Nerfs.* Grand palatin antérieur et naso-palatin.

b. — *Voile du palais.*

Divisé en deux parties : 1° une antérieure ou *orale,* horizontale, rattachée aux côtés de la langue par les *piliers antérieurs* du voile du palais ; 2° une postérieure ou *pharyngienne,* oblique, terminée par la *luette* (*uvula*) et rattachée aux parties latérales du pharynx par les *piliers postérieurs,* plus rapprochés de la ligne médiane que les piliers antérieurs. Entre le pilier antérieur et le pilier postérieur, de chaque côté, est une excavation triangulaire qui loge l'*amygdale.*

Le voile du palais comprend des muscles et une muqueuse.

MUSCLES DU VOILE DU PALAIS.

PRÉPARATION. — *Faire la coupe du pharynx* (voir *Pharynx*), *puis inciser la paroi postérieure du pharynx. Enlever la muqueuse de la face supérieure et postérieure du voile; on trouve de haut en bas les* 3 *plans suivants :*

PLAN SUPÉRIEUR. — *Palato-staphylin.*

PLAN MOYEN. — *Péristaphylins interne et externe.*

PLAN INFÉRIEUR. — *Glosso-staphylin ; pharyngo-staphylin.*

A. **Palato-staphylin (azygos uvulæ).** — 2 faisceaux accolés sur la ligne médiane.

Insertions. — 1° Épine nasale postérieure.

2° Pointe de la luette.

Action. — Releveur de la luette.

B. **Péristaphylin interne (pétro-salpingo-staphylin).**

Insertions. — 1° Face inférieure du rocher, en avant du canal carotidien; bord inférieur de l'extrémité postéro-externe du cartilage de la trompe d'Eustache.

2° Continu sur la ligne médiane avec celui du côté opposé.

Rapports. — Va d'abord en bas, en avant et en dedans, dans une gouttière du cartilage de la trompe, puis se place derrière le péristaphylin externe, et se termine en éventail dans le voile. Ses faisceaux s'entre-croisent avec des fibres du pharyngo-staphylin.

Action. — Élève le voile du palais.

C. **Péristaphylin externe (sphéno-staphylin).**

Insertions. — 1° Fossette scaphoïde de l'apophyse ptérygoïde et partie voisine de la grande aile du sphénoïde; tiers externe de la paroi membraneuse de la trompe.

2° Aponévrose du voile du palais et crête transversale située en arrière du canal palatin postérieur.

Rapports. — Situé en dedans du ptérygoïdien interne. Descend le long de l'aile interne de l'apophyse ptérygoïde. Son tendon se réfléchit sur le crochet de l'aile interne pour s'épanouir en aponévrose.

Action. — Tenseur du voile ; dilatateur de la trompe.

D. **Glosso-staphylin.** — Situé dans les piliers antérieurs du voile.

Insertions. — 1° Continu avec les fibres transversales du dos de la langue.

2° Voile du palais et face antérieure de la luette.

Action. — Constricteur de l'isthme du gosier.

E. **Pharyngo-staphylin.** — Situé dans les piliers postérieurs.

Insertions. — 1° Bords de la luette et aponévrose du voile; tendon du péristaphylin externe; bord inférieur de l'ouverture postérieure des fosses nasales; cartilage de la trompe.

2° Ligne médiane du pharynx; bord postérieur et grande corne du cartilage thyroïde.

Action. — Élévateur du pharynx. Abaisseur du voile. Constricteur de l'isthme pharyngo-nasal.

MUQUEUSE DU VOILE DU PALAIS.

Sur la face supérieure du voile, mince, peu adhérente, épithélium vibratile. Sur la face inférieure, épaisse, adhérente, épithélium pavimenteux stratifié, couche épaisse de glandes en grappe.

Artères. Viennent des palatines supérieures et inférieures. — *Veines.* Vont au plexus ptérygoïdien et à la veine pharyngienne. — *Lymphatiques.* Vont aux ganglions carotidiens.

Nerfs. Muqueuse et glandes : nerfs palatins postérieurs et filets du pneumo-gastrique et du glosso-pharyngien. Muscles : palato-staphylin; pneumo-gastrique et facial. Péristaphylin interne; nerf palatin postérieur (facial) et pneumo-gastrique. Péristaphylin externe; nerf maxillaire inférieur. Glosso-staphylin; facial. Pharyngo-staphylin; pneumo-gastrique.

IV. — Paroi inférieure ou plancher de la cavité buccale.

Deux étages : 1° étage inférieur; mylo-hyoïdien, génio-hyoïdien et ventre antérieur du digastrique; 2° étage supérieur; langue.

Langue.

Préparation. — *Pour étudier la muqueuse, extraire la langue avec l'os hyoïde, le larynx et la partie médiane du maxillaire inférieur. Pour les muscles, conserver un côté du maxillaire. Pour durcir les fibres, coction, alcool, etc. Coupes dans différents sens.*

A. **Conformation extérieure.** — 1° *Face supérieure* ou *dorsale.* Rattachée à l'épiglotte par les 3 *replis glosso-épiglottiques,* qui interceptent 2 fossettes. Divisée en deux parties par le V *lingual,* ouvert en avant; la pointe du V correspond au *foramen cæcum* ou de *Morgagni*; la partie postérieure au V offre des saillies volumineuses, la partie antérieure présente des papilles. Un sillon médian la partage en deux. 2° *Face inférieure.* Libre seulement dans son tiers antérieur; au milieu *frein* ou *filet,* repli muqueux; de chaque côté, orifice du canal de Wharton et saillie bleuâtre des veines ranines. 3° *Bords.* 4° *Base.* Rattachée au voile du palais par les piliers antérieurs. 5° *Pointe.* Vestige de bifidité.

B. **Conformation interne.** — α) *Muscles.* Tous pairs, sauf le lingual. Dans l'épaisseur de la langue, cloison fibreuse médiane, *septum lingual,* attachée en arrière au corps de l'os hyoïde.

1° **Stylo-glosse.** — *Insertions.* 1° Base et partie antérieure de l'apophyse styloïde.

2° Faisceau inférieur, va à la pointe de la langue; faisceau supérieur, s'unit à l'hyo-glosse et aux fibres transversales.

Action. — Porte la langue en haut et en arrière.

2° **Hyo-glosse.** — *Insertions.* 1° Bord supérieur de la grande corne de l'os hyoïde (*cérato-glosse*) et partie voisine du corps (*basio-glosse*).

2° Ses fibres antérieures pénètrent dans la langue entre

le stylo-glosse et le lingual inférieur; les postérieures, entre le stylo-glosse et le génio-glosse.

Action. — Rapproche la langue de l'os hyoïde; la comprime transversalement.

3° **Glosso-staphylin.** — (Voir page 316.)

4° **Lingual supérieur.** — *Insertions.* 1° Base de la petite corne de l'os hyoïde (*chondro-glosse*) et partie voisine du corps; repli médian glosso-épiglottique (*muscle glosso-épiglottique*).

2° Dos de la langue. Superficiel.

Action. — Raccourcit la face supérieure de la langue.

5° **Pharyngo-glosse.** — Faisceaux provenant du constricteur supérieur du pharynx.

6° **Lingual inférieur.** — Sous la muqueuse et entre le génio-glosse et l'hyo-glosse.

7° **Amygdalo-glosse.** — Naît de l'aponévrose pharyngienne, passe en dehors de l'amygdale, et s'engage sous le lingual supérieur.

8° **Génio-glosse.** — Triangulaire; accolé à celui du côté opposé sur la ligne médiane.

Insertions. — 1° Apophyses géni supérieures.

2° Base et corps de l'os hyoïde; toute la longueur de la face dorsale de la langue, de la base à la pointe (forme la masse charnue de la langue).

Action. — Les fibres hyoïdiennes tirent en avant l'os hyoïde; les antérieures portent la langue en arrière.

9° **Lingual transverse.** — Fibres transversales naissant du septum.

10° **Lingual vertical.** — Vont d'une face à l'autre.

Disposition générale des fibres musculaires. — 3 directions principales : 1° verticales (génio-glosse et lingual vertical); 2° transversales (hyo-glosse, faisceau supérieur du stylo-glosse, glosso-staphylin, amygdalo-glosse, transverse); 3° longitudinales (linguaux supérieur et inférieur, stylo-glosse, faisceaux antérieurs de l'hyo-glosse, génio-glosse). — *Nerfs.* Innervés par le grand hypoglosse sauf le stylo-glosse, le glosso-staphylin (facial) et le pharyngo-glosse (pneumo-gastrique).

Mouvements de la langue. — 1° *Mouvements extrinsèques.* Dus à l'os hyoïde. 2° *Mouvements intrinsèques.* Allongement; lingual transverse. Raccourcissement; fibres longitudinales. Rétrécissement transversal; fibres transverses. Mouvements de latéralité; stylo-glosse et fibres longitudinales d'un seul côté, etc.

β) *Muqueuse linguale.* — 1° *Papilles.* 3 espèces: *Filiformes;* en avant du V lingual, cylindriques, très-serrées; prolongements épithéliaux filiformes et champignons microscopiques. *Fungiformes;* en forme de massue, rouges, disséminées surtout sur les bords et à la pointe; couche épithéliale mince. *Caliciformes;* 16 à 20; constituent le V lingual; représentent de grosses papilles fungiformes entourées d'une rigole circulaire. Contiennent toutes des vaisseaux et des nerfs. 2° *Glandes en grappe,* à la base et sur les bords de la langue. Près de la pointe, *glande de Blandin* ou *de Nuhn.* Follicules clos à la base de la langue.

Artères. Viennent de la linguale. — *Veines.* Vont aux veines linguales. — *Lymphatiques.* Vont aux ganglions sous-hyoïdiens. — *Nerfs.* Moteurs, grand hypoglosse. Sensitifs, nerf lingual (en avant du V), glosso-pharyngien (en arrière du V) et filet du laryngé supérieur.

§ 2. — PHARYNX.

PRÉPARATION. — Coupe du pharynx. — *Diviser transversalement les parties molles du cou au-dessus du sternum jusqu'au rachis; détacher les parties molles des muscles prévertébraux et séparer de bas en haut la face du crâne par un trait de scie transversal passant en arrière des apophyses styloïdes. Il vaut mieux encore enlever le rachis en désarticulant dans l'articulation occipito-atloïdienne.*

Étendu de l'apophyse basilaire à la 5e vertèbre cervicale (longueur, $0^m,13$ en moyenne).

A. **Conformation extérieure.** — *Face postérieure,* plane, séparée des muscles prévertébraux par un tissu cellulaire lâche. *Faces latérales,* séparées du ptérygoïdien interne par un espace triangulaire qui contient les artères carotide interne et externe, la veine jugulaire interne, les nerfs des IXe, Xe, XIe et XIIe paires, le grand sympathique, les muscles styliens et un prolongement de la parotide.

B. **Conformation intérieure.** — 1° *Voûte,* rugueuse. 2° *Paroi postérieure,* plane, lisse. 3° *Parois latérales;* en haut, au niveau de l'extrémité postérieure du cornet inférieur, *orifice de la trompe d'Eustache;* plus bas, l'amygdale et le pilier postérieur. 4° *Paroi antérieure;* offre, de haut en bas, trois ouvertures: *a*) l'*ouverture postérieure des fosses nasales,* séparée en deux par la cloison du nez; *b*) l'*isthme du gosier,* circonscrit par le voile du palais, les piliers antérieurs et la base de la langue; *c*) l'*ouverture supérieure du larynx,* limitée par l'épiglotte et les replis aryténo-épiglottiques; sur les côtés de cette ouverture sont 2 gouttières séparées en bas par la saillie du cartilage cricoïde et comprises entre les muscles thyro-aryténoïdien et crico-aryténoïdien latéraux en dedans, et la face interne du cartilage thyroïde en dehors.

La cavité pharyngienne peut être divisée en trois parties: une *nasale* ou *arrière-cavité des fosses nasales,* invariable de forme; une *buccale* ou *gutturale*, variable, carrefour commun aux tubes respiratoire et alimentaire; une *œsophagienne*, située au-dessous de l'orifice supérieur du larynx.

C. **Structure.** — α) *Muscles du pharynx.* Compris entre 2 lames celluleuses, l'une, externe, continue avec l'aponévrose buccinato-pharyngienne; l'autre, interne, *aponévrose pharyngienne,* insérée en haut à l'apophyse basilaire (*aponévrose céphalo-pharyngienne*) et au rocher (*aponévrose pétro-pharyngienne*). Les muscles du pharynx se divisent en *constricteurs* et *élévateurs.*

Muscles constricteurs. — Au nombre de 3, emboîtés comme des cornets. Composés chacun de deux moitiés réunies en arrière sur la ligne médiane (*raphé médian* du pharynx).

1° **Constricteur inférieur.** — Forme losangique à angle supérieur aigu.

Insertions. — 1° A l'arcade fibreuse, qui réunit les deux tubercules du cartilage cricoïde (*muscle thyro-pharyngien*); au bord inférieur du cartilage cricoïde (*muscle crico-pharyngien*).

2° Raphé médian du pharynx. Ses fibres inférieures forment un demi-anneau de fibres circulaires. Son angle supérieur recouvre l'angle inférieur du constricteur moyen.

2° **Constricteur moyen.** — Losangique.

Insertions. — 1° Bord supérieur de la grande corne et bord externe de la petite corne de l'os hyoïde.

2° Raphé médian (fibres irradiées en éventail). Son angle supérieur recouvre le constricteur supérieur. Le stylo-pharyngien s'engage sous son bord supérieur.

3° **Constricteur supérieur.** — Rectangulaire.

Insertions — 1° Bord postérieur et crochet de l'aile interne de l'apophyse ptérygoïde, partie voisine du palatin, aponévrose buccinato-pharyngienne; langue; partie externe de la ligne mylo-hyoïdienne.

2° Raphé médian du pharynx (fibres transversales).

Rapports. — Il sépare le péristaphylin interne de l'externe. Au-dessus de son bord supérieur en double arcade se voit l'aponévrose céphalo-pharyngienne.

Muscles élévateurs. — **1° Stylo-pharyngien.** *Insertions :* 1° partie antérieure et interne de l'apophyse styloïde.

2° Parties latérales du pharynx, bords de l'épiglotte, repli pharyngo-épiglottique, bord supérieur et grande corne du cartilage thyroïde.

Rapports. — Répond en dehors au stylo-glosse et à la carotide externe, en dedans à la carotide interne et à la jugulaire interne. Le nerf glosso-pharyngien longe son côté externe.

2° Pharyngo-staphylin. — (Voir page 316.)

β) ***Muqueuse du pharynx.*** — Dans la partie nasale, épithélium vibratile, dans le reste, pavimenteux stratifié. Glandes en grappes. Follicules clos.

Amygdales. — Au nombre de 2. Situées entre les 2 piliers du même côté. Leur face externe est en rapport avec l'aponévrose pharyngienne et la carotide interne. Elles sont constituées par des follicules clos. Ses artères viennent de la pharyngienne inférieure et des palatines. Ses veines forment un *plexus tonsillaire* à sa face externe. Ses lymphatiques vont aux ganglions sous-maxillaires.

Artères du pharynx. Viennent de la pharyngienne inférieure; quelques branches sont fournies par la ptérygo-palatine, les thyroïdiennes, la vidienne, les palatines. — *Veines.* Forment un plexus à la paroi postérieure. — *Lymphatiques.* Vont aux ganglions rétro-pharyngiens ou carotidiens. — *Nerfs.* Plexus pharyngien.

§ 3. — Œsophage.

Conduit allant du pharynx à l'estomac, de la 5e vertèbre cervicale à la 11e dorsale (longueur, $0^m,28$).

Rapports. — 1° *Au cou,* situé à gauche et en avant du rachis ; en rapport en avant avec la trachée et le nerf récurrent (à gauche), latéralement avec l'artère carotide primitive et la veine jugulaire interne ; 2° *dans le thorax,* situé dans le médiastin postérieur ; répond en avant à la trachée, à la bronche gauche, à la crosse de l'aorte, en arrière au rachis, puis à l'aorte qui se place ensuite à sa gauche. Les nerfs pneumo-gastriques, situés d'abord latéralement, se placent ensuite le gauche en avant, le droit en arrière de lui. Traverse l'orifice œsophagien du diaphragme.

Structure. — 1° *Tunique externe,* musculaire ; couche externe, fibres longitudinales ; couche interne, fibres annulaires ; fibres striées dans la partie cervicale, lisses en bas. 2° *Muqueuse*, épithélium pavimenteux stratifié ; quelques glandes en grappe.

Artères. Viennent des thyroïdiennes inférieures (au cou), œsophagiennes, bronchiques et intercostales (dans le thorax), diaphragmatique inférieure et coronaire stomachique (sous le diaphragme). — *Veines.* Vont dans les veines correspondantes et la veine azygos. — *Lymphatiques.* Vont aux ganglions profonds du cou et du médiastin postérieur. — *Nerfs.* Viennent du nerf récurrent et du pneumo-gastrique.

§ 4. — Estomac.

Situé dans l'hypochondre gauche et l'épigastre. Forme d'ovoïde à grosse extrémité gauche. Présente 2 faces, antérieure et postérieure, une extrémité œsophagienne, *car-*

dia, une extrémité duodénale, *pylore*, 2 bords, un supérieur, concave, *petite courbure*, un inférieur, convexe. *grande courbure*; à gauche du cardia se trouve le *grand cul-de-sac* ou *grosse tubérosité*; près du pylore est une partie dilatée, *petite tubérosité, petit cul-de-sac, antre du pylore*.

Rapports. — La région pylorique est seule située à droite de la ligne médiane; tout le reste est à gauche. Le cardia répond à l'extrémité interne des 5e et 6e cartilages costaux gauches et à la 11e vertèbre dorsale; le pylore se trouve à la hauteur du corps de la 1re vertèbre lombaire. La face antérieure répond au diaphragme et à la paroi abdominale, la face postérieure recouvre le pancréas, la 3e portion du duodénum, le côlon transverse. Le grand cul-de-sac répond à la rate, à la partie supérieure du rein gauche et au diaphragme; la petite courbure embrasse le lobe de Spigel. (Pour les replis péritonéaux, voir *Péritoine*.)

Conformation intérieure. — 1° *Séreuse*. (Voir *Péritoine*.)

2° *Tunique musculaire*. — Fibres lisses, 3 couches : α) *externe*, fibres longitudinales, épaisse au niveau de la petite courbure; β) *moyenne*, fibres circulaires, épaisse au niveau du pylore (*valvule pylorique*); γ) *interne*, oblique, forme une anse dont la concavité embrasse le côté gauche du cardia, peut isoler le grand cul-de-sac du reste de l'estomac.

3° *Muqueuse*. — Blanc grisâtre, rosée pendant la digestion; au pylore, repli ou *valvule pylorique*. Elle présente de dehors en dedans une couche fibreuse, une couche musculaire lisse, une couche glanduleuse et un épithélium cylindrique simple. Les glandes sont des *glandes en tube* qui, dans les régions autres que la région pylorique, contiennent de grosses cellules volumineuses (glandes à suc gastrique). Les orifices de ces glandes donnent à la muqueuse un aspect criblé. Près du pylore la muqueuse présente des villosités lamelleuses.

Artères. Viennent des artères coronaire stomachique, pylorique, gastro-épiploïques et vaisseaux courts. — *Veines.* Satellites des artères. — *Lymphatiques.* Vont aux ganglions situés le long des deux courbures. — *Nerfs.* Viennent du pneumo-gastrique et du sympathique.

§ 5. — Intestin grêle.

Divisé en *duodénum* et *jéjuno-iléum* (intestin grêle proprement dit).

1° duodénum.

Long de 0m,25 à 0m,30, forme un fer à cheval à concavité gauche qui embrasse la tête du pancréas. La *première portion* va de gauche à droite et en arrière et est couverte par le foie; la *deuxième portion* descend à droite des 2e et 3e vertèbres lombaires, en avant du rein droit; elle reçoit les canaux cholédoque et pancréatique; la *troisième portion* va de droite à gauche, en avant de la 3e vertèbre lombaire, de la veine cave inférieure et de l'aorte. Le péritoine ne recouvre que sa partie antérieure.

2° jéjuno-iléum.

Long de 4 à 8 mètres. Forme des circonvolutions ou *anses*, rattachées à la paroi abdominale postérieure par le mésentère.

Conformation intérieure. — Il présente les tuniques suivantes :

1° *Séreuse,* mince, soudée à la suivante.

2° *Tunique musculaire*. Fibres lisses; couche externe, fibres longitudinales; interne, circulaires.

3° *Muqueuse*. — Présente : *a*) des replis transversaux, *valvules conniventes*, qui commencent dans la 2e portion du duodénum et cessent à 0m,50 de la fin de l'intestin grêle; *b*) des prolongements très-fins, ou *villosités*, dont l'axe est occupé par un chylifère central; *c*) des *follicules solitaires* soulevant la muqueuse; *d*) des *plaques de Payer* (20 à 25), qui existent surtout dans la partie inférieure de l'intestin grêle, du côté opposé à l'insertion du mésentère. La muqueuse se compose de 4 couches, qui sont de dehors en dedans : 1° la couche cellulaire sous-muqueuse; 2° une couche musculaire de fibres lisses longitudinales; 3° le derme muqueux; 4° une couche simple de cellules épithéliales cylindriques.

Elle contient : 1° des glandes en tube, *glandes de Lieberkühn*, qui existent dans toute l'étendue de l'intestin; elles sécrètent le suc intestinal; 2° des glandes en grappe, *glandes de Brunner*, qui n'existent que dans le duodénum; 3° des follicules clos qui, isolés, constituent les follicules solitaires; réunis, les plaques de Payer.

Artères. Viennent de l'hépatique (duodénum) et de la mésentérique supérieure. — *Veines*. Suivent les artères. — *Lymphatiques*. Partent des follicules clos et des chylifères des villosités; vont aux ganglions mésentériques. — *Nerfs*. Viennent du plexus solaire; forment deux plexus, l'un sous-muqueux, l'autre entre les 2 couches de la tunique musculaire (*plexus myentérique d'Auerbach*).

§ 6. — Gros intestin.

Commence par un cul-de-sac, *cæcum*, situé dans la fosse iliaque droite; au-dessus de l'insertion de l'intestin grêle, prend le nom de *côlon*, monte d'abord vers la face inférieure du foie (*côlon ascendant*), se porte transversalement à gauche (*côlon transverse*), puis descend vers la fosse iliaque gauche (*côlon descendant*), s'y infléchit en S (*S iliaque*), et s'enfonce dans le bassin en avant du sacrum et du coccyx, en formant le *rectum*. Sa longueur est de 1m,50; son calibre est plus grand que celui de l'intestin grêle.

1° *Cæcum.* — Présente des bosselures analogues à celles du côlon. En rapport, en avant, avec la paroi abdominale, en arrière avec le fascia iliaca. Il se termine par un diverticule creux, *appendice iléo-cæcal* ou *vermiculaire*. Entouré par le péritoine.

2° *Côlon.* — Offre 3 séries de bosselures séparées par 3 rubans musculaires longitudinaux, *ligaments du côlon*. Les côlons ascendant et descendant répondent en arrière au carré des lombes; le côlon transverse (*arc du côlon*) est situé sous la grande courbure de l'estomac; il est seul enveloppé par le péritoine.

3° ***Rectum.*** — Commence à l'articulation sacro-iliaque gauche, va en bas et à droite jusqu'à la 3e vertèbre sacrée, puis suit la courbure du sacrum, en se replaçant sur la ligne médiane, et à la pointe du coccyx se porte en arrière jusqu'à l'anus.

Rapports. — 1re portion, jusqu'à la 2e vertèbre sacrée; enveloppé par le péritoine (*mésorectum*); 2e portion, jusqu'à la dernière vertèbre sacrée; recouvert seulement en avant et sur les côtés par le péritoine; 3e portion, répond en avant au bas-fond de la vessie et à la prostate (homme), est séparé de la partie membraneuse de l'urèthre par le *triangle recto-uréthral*; chez la femme, soudé en haut au vagin (*cloison recto-vaginale*), puis s'en éloigne (*triangle recto-vaginal*).

Conformation intérieure du gros intestin. — 3 tuniques : 1° *Séreuse ;* 2° *Tunique musculaire ;* fibres externes, longitudinales, réunies en 3 bandes sur le cœcum, les côlons ascendant et transverse; fibres internes circulaires, plus épaisses à la partie inférieure du rectum (*sphincter interne*). 3° *Muqueuse ;* dépourvue de plaques de Payer, de valvules conniventes et de villosités; présente des dépressions ou *cellules* correspondant aux bosselures extérieures; elle a la même structure générale que celle de l'intestin grêle; les glandes en tube y sont plus volumineuses.

Valvule iléo-cœcale ou *de Bauhin.* — L'intestin grêle se jette presque perpendiculairement sur le gros intestin. La valvule qui se trouve à cet abouchement a, du côté de l'intestin grêle, la forme d'un entonnoir, du côté du gros intestin, la forme d'une boutonnière transversale, qui présente 2 lèvres ou replis. Elle est constituée par un repli de la muqueuse et des fibres circulaires. Elle s'oppose au passage des matières du gros intestin dans l'intestin grêle.

Valvule de Houston. — Repli transversal qui se trouve à la réunion du tiers moyen et du tiers inférieur du rectum; au-dessus, le rectum est dilaté (*ampoule rectale*).

Artères. Viennent de la mésentérique supérieure (cœcum, côlon ascendant et moitié droite du côlon transverse) et de la mésentérique inférieure (le reste). — *Veines.* Suivent les artères. — *Lymphatiques.* Vont aux ganglions mésentériques. — *Nerfs.* Viennent du grand sympathique et du plexus sacré.

§ 7. — Anus.

Ouverture circulaire, située à 0m,03 en avant et au-dessous du coccyx. Peau, pourvue de poils chez l'homme, prend peu à peu des caractères particuliers (*muqueuse anale)*, tout en conservant la structure de la peau (épithélium pavimenteux, papilles, glandes sébacées). Séparée de la muqueuse rectale par des replis à concavité supérieure qui circonscrivent des fossettes, *sinus de Morgagni*, et d'où descendent des saillies verticales, *colonnes du rectum*. Pour le sphincter externe et le releveur de l'anus, voir les *Muscles du périnée*.

Artères. Viennent des hémorrhoïdales. — *Veines*. Forment 2 plexus, un sous-muqueux, un extérieur au sphincter externe; les deux communiquent entre eux et font communiquer le système veineux général et le système de la veine porte. — *Lymphatiques*. Vont aux ganglions pelviens (lymphatiques profonds) et inguinaux (lymphatiques superficiels). — *Nerfs*. Viennent du plexus sacré et du grand sympathique.

ARTICLE 2. — ANNEXES DU CANAL ALIMENTAIRE.

§ 1. — DENTS.

Nombre : 32 chez l'adulte (*dents permanentes*), 20 dans le jeune âge (*dents temporaires*).

Caractères généraux. — Chaque dent a une partie implantée dans l'alvéole, ou *racine*, et une partie libre, ou *couronne*, séparée de la racine par un rétrécissement, *collet* de la dent. Le centre de la dent est creusé d'une cavité, *cavité dentaire*, qui s'ouvre par un canal à l'extrémité de la racine; elle contient la *pulpe dentaire;* le périoste qui tapisse l'alvéole, périoste *alvéolo-dentaire*, s'unit à la muqueuse buccale en formant la *gencive* qui s'applique sur le collet de la dent.

Conformation extérieure. — On divise les dents en incisives (8), canines (4), et molaires (20), dont 8 petites et 12 grosses molaires : 1° *Incisives*. Couronne en coin à bord libre tranchant, présentant 3 dentelures; racine simple, conique, comprimée latéralement. 2° *Canines* (*laniaires, unicuspidées*). Couronne épaisse, terminée en pointe mousse; racine simple, longue, conique. 3° *Petites molaires* (*bicuspidées*). Couronne pourvue de 2 tubercules; racine conique, quelquefois bifurquée au sommet. 4° *Grosses molaires* (*multicuspidées*). Couronne épaisse, cubique, pourvue de 4 tubercules; racine double ou triple.

Structure des dents. — A. *Parties dures :* 1° *Ivoire* ou *dentine;* forme la masse de la dent; occupe la couronne et la racine. Blanc jaunâtre, constitué par une substance fondamentale et des canalicules, *canalicules dentaires,* qui vont de la cavité dentaire à la surface de l'ivoire. 2° *Émail;* revêt la partie de l'ivoire qui répond à la couronne; blanc bleuâtre, très-dur, formé de prismes dentelés, *prismes de l'émail.* 3° *Cément* ou *substance ostéoïde;* revêt la racine; a la structure du tissu osseux.

B. *Parties molles :* 1° *Périoste alvéolo-dentaire;* analogue au périoste ordinaire. 2° *Pulpe* ou *bulbe dentaire;* substance molle, rougeâtre, très-vasculaire, riche en nerfs, qui remplit la cavité dentaire et envoie des prolongements dans les canalicules dentaires. 3° *Gencives;* structure de la muqueuse buccale; dépourvues de glandes.

Pour les dents temporaires, voir *Développement.*

§ 2. — Glandes salivaires.

Au nombre de 3 de chaque côté, parotide, sous-maxillaire et sublinguale. Ce sont toutes des glandes en grappe.

PAROTIDE.

Située en arrière de la branche de la mâchoire inférieure, au-dessous du conduit auditif externe, en avant de l'apophyse mastoïde et du sterno-mastoïdien. Poids, 25 grammes.

Traversée par l'artère carotide externe et le nerf facial. Enveloppée dans une loge aponévrotique.

Canal de Sténon ou canal excréteur; part du bord antérieur de la glande, passe sur la face externe du masséter, traverse en avant de ce muscle la graisse de la joue et le buccinateur, et s'ouvre à la hauteur de la 3ᵉ molaire supérieure.

Artères. Viennent de la carotide externe et de ses branches. — *Lymphatiques.* Vont aux ganglions parotidiens et sous-maxillaires. — *Nerfs.* Viennent du facial et du sympathique.

GLANDE SOUS-MAXILLAIRE.

Située dans la région sus-hyoïdienne. Poids, 6 grammes. Repose sur le muscle hyo-glosse, dans la concavité du digastrique ; envoie ordinairement entre le mylo-hyoïdien et l'hyo-glosse un prolongement, *glande salivaire interne;* l'artère faciale passe à sa partie postérieure, la veine faciale sur sa face externe. Elle est enveloppée dans une loge aponévrotique.

Canal de Wharton. — Passe entre le mylo-hyoïdien et l'hyo-glosse, longe la face interne de la mâchoire, croise le nerf lingual, passe en dedans de la glande sublinguale, et s'ouvre sur les côtés du frein de la langue.

Artères. Branches de l'artère faciale. — *Veines.* Branches de la veine faciale. — *Lymphatiques.* Vont aux ganglions voisins. — *Nerfs.* Viennent du facial (corde du tympan), du lingual et du grand sympathique.

GLANDES SUBLINGUALES.

Situées sous la muqueuse du plancher buccal, vers les bords de la langue. Agglomération de glandes. De la partie antérieure part le *conduit de Bartholin*, qui s'ouvre près du canal de Wharton et en dehors de lui. Les autres conduits excréteurs, très-courts, forment les *conduits de Rivinus*.

Artères. Viennent de la sublinguale et de la sous-mentale. — *Veines*. Suivent les artères. — *Nerfs*. Viennent du lingual.

§ 3. — Foie.

Organe impair, symétrique, situé dans la partie droite et supérieure de l'abdomen.

Conformation extérieure. — Segment d'ovoïde. A 2 faces, 2 bords et 2 extrémités. 1° *Face supérieure*, convexe, divisée par le *ligament falciforme* en un lobe droit, plus volumineux, et un lobe gauche. 2° *Face inférieure*, un peu concave; présente 3 sillons en H: le sillon transversal, *sillon transverse, hile du foie*, est dirigé de droite à gauche, à égale distance des 2 bords, et loge, d'arrière en avant, la veine porte, l'artère hépatique et les canaux hépatiques; le *sillon longitudinal gauche* va d'un bord à l'autre du foie; il contient: dans sa moitié antérieure, le cordon fibreux de la veine ombilicale; dans sa moitié postérieure, le cordon oblitéré du canal veineux; le *sillon longitudinal droit* loge en avant la vésicule biliaire, en arrière il est en partie comblé par un pont de substance hépatique. En avant du sillon transverse est le *lobe carré* ou *éminence porte antérieure*, en arrière le *lobe de Spigel* ou *éminence porte postérieure*. 3° *Bord anté-*

rieur, mince, tranchant; a 2 échancrures correspondant aux extrémités antérieures des 2 sillons longitudinaux. 4° *Bord postérieur*, épais, mousse; donne attache aux ligament coronaire; derrière le lobe de Spigel, il loge la veine cave inférieure. 5° *Extrémité droite*, mousse, arrondie. 6° *Extrémité gauche*, mince, triangulaire.

Poids, 1,400 à 1,500 grammes. Couleur rouge-brun.

Rapports. — Sa face convexe répond au diaphragme. Sa face inférieure recouvre, à droite, la capsule surrénale, le rein droit et la courbure droite du côlon (empreintes surrénale, rénale et colique); le lobe de Spigel est à droite du cardia et répond au pilier droit du diaphragme; le lobe carré répond à la première partie du duodénum; l'extrémité gauche recouvre une partie de la face antérieure de l'estomac. Le bord inférieur, oblique en haut et à gauche, masque la petite courbure de l'estomac.

Conformation intérieure. — Enveloppé par une membrane fibreuse mince, *capsule de Glisson*, recouverte par le péritoine. Au niveau du hile, cette capsule fournit des gaînes aux conduits qui y pénètrent dans le foie. Formé par des granulations ou *lobules hépatiques*, constitués eux-mêmes par des agglomérations de *cellules hépatiques*. De ces lobules naissent, par de fins canalicules, *canalicules biliaires capillaires*, les conduits excréteurs qui, d'abord *intra-*, puis *interlobulaires*, forment les *canaux biliaires* dont le trajet sera décrit plus loin. Le réseau capillaire du lobule est fourni par l'artère hépatique et par la veine porte, dont les branches occupent la périphérie du lobule (*veines interlobulaires*). Du centre du lobule part une veine (*veine intralobulaire*) qui va se jeter dans les veines hépatiques. Les veines hépatiques n'étant pas entourées par la capsule de Glisson, comme les branches de la veine porte, restent béantes sur une section du foie, tandis que les autres s'affaissent.

Appareil excréteur. — Il se compose des canaux biliaires, de la vésicule et du canal cholédoque. Les *canaux biliaires,* nés des lobules hépatiques, aboutissent à deux conduits, l'un droit, l'autre gauche, qui sortent du hile du foie et se réunissent pour former le *canal hépatique,* lequel se réunit bientôt au canal cystique pour constituer le *canal cholédoque.* A leur face interne, les conduits hépatiques présentent des dépressions qui leur donnent l'aspect d'un crible. La *vésicule biliaire* est située dans la fossette antérieure du sillon longitudinal droit ; son fond, tourné vers le bord antérieur du foie, le déborde et répond à l'union des cartilages des 8e et 9e côtes ; son col, recourbé en *S,* se continue avec le canal cystique. Elle contient environ 30 grammes de liquide. Le *canal cystique* est situé dans l'épiploon gastro-hépatique ; il se dirige en bas et à gauche et se réunit à angle aigu au canal hépatique ; sa face interne offre des replis valvulaires dont le plus considérable, valvule de Heister, le sépare du col de la vésicule. Le *canal cholédoque* va en bas, à droite et en arrière, dans l'épiploon gastro-hépatique, en avant de la veine porte, passe en arrière du duodénum, s'accole au canal pancréatique, et s'ouvre avec lui, dans la seconde portion du duodénum, sur l'ampoule de Vater.

La muqueuse des voies biliaires est constituée par une membrane fibreuse et une couche épithéliale cylindrique simple. Elle contient des glandes en grappe très-nombreuses, surtout dans les canaux biliaires et le conduit hépatique. Les parois de la vésicule contiennent des fibres lisses.

Artères. L'artère hépatique fournit aux lobules hépatiques et aux canalicules biliaires. — *Veines*. La veine porte fournit aux lobules. Le sang qui revient des lobules hépatiques et des canalicules biliaires va dans les veines hépatiques ou sus-hépatiques. — *Lymphatiques*. Accompagnent les branches de la veine porte. — *Nerfs*. Viennent du pneumo-gastrique et du grand sympathique.

§ 4. — PANCRÉAS.

Glande en grappe, située derrière l'estomac, entre la rate et le duodénum. Divisé en une extrémité droite, renflée, ou *tête*, et un *corps* (forme de marteau). Poids, 70 grammes. Couleur blanc grisâtre.

Rapports. — Sa partie antérieure, tapissée par le péritoine, répond à l'estomac, dont le sépare l'arrière-cavité des épiploons. Sa tête est logée dans la concavité du duodénum; le corps répond à la 1re et à la 2e vertèbre lombaire. L'artère splénique longe sa face supérieure.

Structure. — Identique à celle des glandes salivaires. Le canal excréteur, *canal de Wirsung*, parcourt l'axe de la glande de la queue à la tête, s'accole au canal cholédoque, et traverse avec lui la paroi postéro-interne du duodénum pour s'ouvrir dans une sorte d'ampoule, *ampoule de Vater*, dont la disposition est variable. Outre le canal de Wirsung, il y a toujours pour la tête un canal accessoire, *canal azygos*, qui s'ouvre au-dessus de l'ampoule de Vater.

Artères. Viennent de la pancréatico-duodénale, de la splénique et de la mésentérique supérieure. — *Veines*. Vont aux veines splénique et mésaraïque supérieure. — *Lymphatiques*. Vont à des ganglions qui entourent l'artère splénique. — *Nerfs*. Viennent du plexus solaire; suivent les artères.

CHAPITRE II. — ORGANES DE LA RESPIRATION.

Ils forment un conduit, *arbre aérien*, qui comprend de haut en bas : les *fosses nasales* (voir *Organes des sens*), l'*arrière-cavité des fosses nasales* et la *partie gutturale du pharynx*, déjà décrites (voir page 321), le *larynx*, la *trachée*, les *bronches*, les *poumons*, et enfin les *plèvres* ou enveloppes des poumons.

ARTICLE 1er. — LARYNX.

Situé en avant du pharynx, au-dessous de l'os hyoïde ; répond au corps des 4e et 5e vertèbres cervicales. Il comprend : une charpente cartilagineuse, des ligaments, des muscles et une muqueuse.

I. — Cartilages du larynx.

Au nombre de 4 : 2 impairs, cartilages *cricoïde* et *thyroïde ;* 2 pairs, *cartilages aryténoïdes*. En outre, on trouve un fibro-cartilage impair, l'*épiglotte*.

1° **Cartilage cricoïde.** — Constitue la base du larynx et supporte les cartilages thyroïde et aryténoïde. Il a la forme d'un anneau, dont la partie antérieure, *arc*, est étroite, la partie postérieure, *chaton*, élargie. La face postérieure du chaton présente deux facettes séparées par une crête médiane verticale ; son bord supérieur présente de chaque côté une facette elliptique, *facette aryténoïdienne*. Sur la face externe, de chaque côté, est une petite saillie articulée avec les petites cornes du cartilage thyroïde.

2° **Cartilage thyroïde.** — Composé de 2 lames quadrangulaires soudées en avant (*pomme d'Adam*). Chaque lame offre une face externe, lisse, pourvue de 2 tubercules réunis par une arcade fibreuse, une face interne, un bord postérieur qui présente deux prolongements, un supérieur, *grande corne,* un inférieur, *petite corne,* un bord antérieur soudé à celui du côté opposé, un bord supérieur en S, formant avec celui du côté opposé une échancrure médiane, un bord inférieur mince, horizontal.

3° **Cartilages aryténoïdes.** — Forme de pyramide triangulaire ; ils ont 3 faces, 3 bords, 1 base et 1 sommet. La base présente en arrière une facette articulée avec la facette du bord supérieur du cartilage cricoïde ; elle se termine par 2 apophyses, l'une antérieure, *apophyse vocale ;* l'autre postéro-externe, *apophyse musculaire.* Les 3 faces sont : une interne ; une postérieure, concave ; une antérieure, excavée dans sa moitié inférieure. Les bords sont tranchants, sauf l'interne. Le sommet, recourbé en dedans et en arrière, est surmonté d'un noyau cartilagineux, *cartilage de Santorini* ou *corniculé.* En avant du bord antérieur du cartilage aryténoïde est un petit fibro-cartilage, *cartilage de Wrisberg.*

4° **Épiglotte.** — Lame mince, située derrière la base de la langue. Forme triangulaire (feuille de pourpier). Elle présente une base supérieure, un peu échancrée au sommet, attachée à la partie supérieure de l'angle rentrant du cartilage thyroïde, deux bords minces, dentelés, une face antéro-supérieure, concave de haut en bas, convexe transversalement, une face postérieure, avec une saillie médiane verticale.

II. — Ligaments du larynx.

A. **Ligaments extrinsèques.** — 1° *Membrane thyro-hyoïdienne.* Va du bord supérieur du cartilage thyroïde à l'os hyoïde ; plus épaisse au milieu (ligament thyro-hyoïdien moyen) et aux deux extrémités. Séparée de la face postérieure du corps de l'os hyoïde par une bourse séreuse. 2° *Membrane trachéo-cricoïdienne.* Rattache le bord inférieur du cartilage cricoïde au premier anneau de la trachée. 3° *Ligament hyo-épiglottique,* unit l'épiglotte à l'os hyoïde.

B. **Ligaments intrinsèques.** *a*) *Diarthroses.* — 1° *Articulation crico-thyroïdienne.* La petite corne du cartilage thyroïde est reçue dans la concavité de la facette cricoïdienne. Il y a une petite synoviale, une capsule fibreuse et 3 ligaments, 2 postérieurs, l'un supérieur, l'autre inférieur, et un antérieur. 2° *Articulation crico-aryténoïdienne.* Les surfaces articulaires elliptiques se croisent à angle droit; synoviale; capsule fibreuse renforcée en dedans et en arrière par un ligament en éventail, *ligament crico-aryténoïdien inférieur* ou *triquètre.* Ce ligament est tendu quand l'apophyse vocale se porte en dehors.

b) *Ligaments à distance.* — Épaississements d'une membrane élastique (*membrane élastique de Lauth*) qui double la face interne de la muqueuse. 1° *Membrane crico-thyroïdienne.* Va du cartilage cricoïde au thyroïde; épaisse dans sa partie moyenne (*ligament conoïde*). 2° *Ligament crico-aryténoïdien moyen* ou *en Y.* Situé sous la muqueuse du pharynx; va du bord supérieur du chaton au sommet des cartilages aryténoïdes. 3° *Ligaments aryténo-épiglottiques;* vont de la face antérieure des cartilages aryténoïdes aux bords de l'épiglotte. 4° *Ligaments thyro-aryténoïdiens supérieurs* (*cordes vocales supérieures*); vont de la partie moyenne du bord antérieur des cartilages aryténoïdes à l'angle rentrant du cartilage thyroïde. 5° *Ligaments thyro-aryténoïdiens inférieurs* (*cordes vocales inférieures*); vont de l'apophyse vocale à l'angle rentrant du cartilage thyroïde. 6° *Ligament thyro-épiglottique;* rattache le pédicule de l'épiglotte à l'angle rentrant du cartilage thyroïde.

III. — Muscles du larynx.

PRÉPARATION. — *Les muscles crico-aryténoïdien latéral et thyro-aryténoïdien nécessitent seuls une préparation spéciale. On peut les préparer de deux façons, ou par leur face externe, en enlevant une des lames du cartilage thyroïde, ou par leur face interne après avoir fait une coupe médiane du larynx.*

Au nombre de 9 ; un seul, l'aryténoïdien, est impair.

1° **Crico-thyroïdien.** — Épais, triangulaire ; inséré en bas à la partie antérieure et externe du cartilage cricoïde, sur les côtés de la ligne médiane ; va en éventail au bord inférieur du cartilage thyroïde et au bord antérieur de la petite corne. Divisé en 2 faisceaux, un antérieur et un postérieur.

2° **Aryténoïdien postérieur.** — Situé en arrière ; va transversalement d'un cartilage aryténoïde (face postérieure et bord externe) à l'autre (*aryténoïdien transverse*) ; ses fibres superficielles s'entre-croisent en X (*aryténoïdien oblique*) ; quelquefois elles vont jusque dans les replis ary-épiglottiques (*muscle ary-épiglottique*).

3° **Crico-aryténoïdien postérieur.** — Inséré en bas dans la fossette postérieure du chaton du cartilage cricoïde ; va à l'apophyse musculaire du cartilage aryténoïde.

4° **Crico-aryténoïdien latéral.** — Triangulaire ; caché par la lame correspondante du cartilage thyroïde ; s'attache en bas à la partie oblique du bord supérieur du cartilage cricoïde, en haut à l'apophyse musculaire de l'aryténoïde.

5° **Thyro-aryténoïdien.** — Composé de 2 faisceaux, l'un externe, l'autre interne. Le faisceau externe, *thyro-aryténoïdien externe*, s'insère à la moitié inférieure de l'angle rentrant du cartilage thyroïde et de là va à l'apophyse musculaire et au bord externe du cartilage aryténoïde ; ses fibres inférieures se confondent avec le bord supérieur du crico-aryténoïdien latéral ; ses fibres supérieures obliques répondent aux cordes vocales inférieures. Le faisceau interne, *thyro-aryténoïdien interne*, a la forme d'un prisme triangulaire et remplit la corde vocale inférieure ; il va de l'apophyse vocale à l'angle rentrant du cartilage thyroïde.

Tous ces musles sont innervés par le récurrent, sauf le crico-thyroïdien, innervé par le laryngé supérieur.

Action des muscles du larynx. — *Crico-thyroïdien*, tenseur des cordes vocales, abaisseur du cartilage thyroïde. *Aryténoïdien*, rapproche les aryténoïdes, constricteur de la glotte cartilagineuse. *Crico-aryténoïdien latéral* et *thyro-aryténoïdien externe*, constricteurs de la glotte vocale. *Thyro-aryténoïdien interne*, tenseur des cordes vocales (*muscle vocal*). *Crico-aryténoïdien postérieur*, dilatateur de la glotte (*muscle respiratoire*).

IV. — Muqueuse du larynx.

Rose pâle, lisse. Épithélium vibratile stratifié, sauf sur le bord des cordes vocales inférieures, où il est pavimenteux. Glandes en grappes.

Artères. Viennent des thyroïdiennes supérieures et inférieures. — *Veines.* Suivent les artères. — *Lymphatiques.* Vont aux ganglions péricarotidiens. — *Nerfs.* Les sensitifs viennent du laryngé supérieur.

Conformation extérieure du larynx. — Dimensions plus considérables chez l'homme. Face antérieure, offre la saillie du cartilage thyroïde, la membrane crico-thyroïdienne et le muscle crico-thyroïdien. Les faces latérales sont recouvertes par les muscles sous-hyoïdiens.

La face postérieure contribue à former la paroi antérieure du pharynx.

Conformation intérieure. Cavité du larynx. — Divisée par la glotte en 2 cavités secondaires, sus- et sous-glottique.

1° *Orifice supérieur du larynx.* — Dans un plan oblique en bas et en arrière, limité en avant par l'épiglotte, de côté par les *replis ary-épiglottiques*, qui vont du sommet des cartilages aryténoïdes aux bords de l'épiglotte, et en arrière par les sommets des cartilages aryténoïdes séparés par une échancrure.

2° *Cavité sus-glottique.* — Comprise entre l'orifice supérieur du larynx et la glotte; séparée par la fente interceptée entre les 2 cordes vocales supérieures en 2 parties, l'une supérieure, *vestibule du larynx*, l'autre inférieure, *portion interventriculaire*, comprise entre les cordes vocales supérieures et inférieures; elle offre de chaque côté un orifice situé entre les 2 cordes vocales du même côté et qui conduit dans un cul-de-sac de la muqueuse, *ventricule du larynx* ou de *Morgagni*. Les cordes vocales supérieures sont formées par un repli de la muqueuse et les ligaments thyro-aryténoïdiens supérieurs; leur insertion antérieure est recouverte par la saillie médiane de l'épiglotte, *bourrelet épiglottique*.

3° *Glotte.* — Ouverture circonscrite en avant par les cordes vocales inférieures (*glotte ligamenteuse* ou *vocale*), en arrière par la face interne des cartilages aryténoïdes (*glotte cartilagineuse* ou *respiratoire*). Les cordes vocales inférieures sont formées par le muscle thyro-aryténoïdien interne, les ligaments thyro-aryténoïdiens inférieurs et la muqueuse. Celle-ci se distingue par un épithélium pavimenteux, la présence de papilles, l'absence de glandes et son adhérence à la membrane élastique sous-jacente.

La glotte est la partie la plus étroite du larynx. Elle a, sur le cadavre, la forme d'un triangle allongé.

4° *Partie sous-glottique.* — Au-dessous de la glotte, la cavité du larynx se continue avec la trachée.

ARTICLE 2. — TRACHÉE.

Va de la 5e vertèbre cervicale à la 3e dorsale. Longueur, 0m,12 ; largeur, 0m,02. Forme cylindrique, sauf pour sa partie postérieure aplatie.

Rapports. — *Au cou,* répond en avant à la glande thyroïde, à un plexus veineux et au tronc brachio-céphalique; de côté à la thyroïde, à la carotide primitive et au pneumo-gastrique; en arrière à l'œsophage et au nerf récurrent droit ; la gauche est dans le sillon qui sépare la trachée de l'œsophage. *Au thorax*, répond en avant au thymus, à la veine innominée gauche, à l'artère brachio-céphalique, à la crosse de l'aorte, à la branche droite de l'artère pulmonaire ; en arrière à l'œsophage et aux nerfs récurrents.

Structure. — De dehors en dedans : 1° *Charpente fibro-cartilagineuse.* Se compose de 18 à 20 cerceaux cartilagineux en forme de C et incomplets en arrière, réunis par une membrane fibreuse qui existe seule en arrière. Le dernier présente un éperon correspondant à la bifurcation des bronches. 2° *Tunique musculaire.* Existe seulement en arrière, composée de fibres lisses transversales. 3° *Muqueuse.* Épithélium vibratile stratifié. Glandes en grappe.

Artères. Viennent des thyroïdiennes. — *Veines.* Vont à la veine thyroïdienne inférieure et à la veine azygos. — *Lymphatiques.* Vont aux ganglions bronchiques. — *Nerfs.* Viennent du sympathique et du récurrent.

ARTICLE 3. — BRONCHES.

Divisées en droite et gauche ; vont de la trachée au hile des poumons.

Bronche droite. — Plus courte, horizontale, située au-dessus et en arrière de la branche droite de l'artère pulmonaire et de la veine cave supérieure ; la veine azygos passe derrière elle et contourne sa partie supérieure pour se jeter dans la veine cave.

Bronche gauche. — Plus longue, oblique ; embrassée à sa partie supérieure par la crosse de l'aorte ; son bord supérieur est longé par la branche gauche de l'artère pulmonaire ; en avant, elle est en rapport avec la veine pulmonaire gauche supérieure et l'oreillette gauche, et croisée par la branche droite de l'artère pulmonaire. Les deux sont entourées par les ganglions bronchiques.

Même structure que la trachée.

Artères. Viennent des artères bronchiques. — *Veines.* Vont à droite dans l'azygos, à gauche dans l'intercostale supérieure. — *Lymphatiques.* Vont aux ganglions bronchiques. — *Nerfs.* Viennent du sympathique et du pneumo-gastrique.

ARTICLE 4. — POUMONS.

Au nombre de 2. Droit plus volumineux que le gauche. Poids spécifique inférieur à celui de l'eau. Tissu mou, spongieux, crépitant. Couleur rosée ou grise ; surface pigmentée, divisée en lobules.

Forme conique. Divisés en lobes, 3 pour le poumon droit, 2 pour le gauche, par une *scissure interlobaire* qui occupe leur face externe. *Sommet* arrondi, dépasse de $0^{m},01$ la partie moyenne de la 1re côte ; embrassé par la concavité de l'artère sous-clavière. *Base* concave, répond au diaphragme ; son bord externe descend plus bas en arrière qu'en avant, et n'atteint jamais, même dans l'inspiration forcée, le sinus costo-diaphragmatique. *Face externe* convexe, répond à la face interne des côtes et des espaces intercostaux, et en arrière aux parties latérales du rachis (partie appelée quelquefois *bord postérieur*). *Face interne* ou *cardiaque*, divisée par le *hile* en deux parties, une antérieure, plus large, qui répond au cœur, une postérieure qui répond à gauche à l'aorte, à droite à la veine azygos. *Bord antérieur* mince, offre à gauche *l'incisure cardiaque* pour la pointe du cœur. *Bord postérieur*, forme une petite crête située à peu de distance du hile.

Conformation intérieure. — Le parenchyme pulmonaire comprend les divisions bronchiques et les lobules pulmonaires. 1° *Divisions bronchiques*. Au hile, les bronches sont situées en arrière des branches de l'artère pulmonaire, au-dessus des veines pulmonaires postérieures. Elles se divisent en 2, puis en 3 branches (bronche droite), et se ramifient ainsi successivement jusqu'aux lobules (bronches primaires, secondaires, tertiaires, terminales). Leur structure est d'abord analogue à celle des grosses bronches, puis dans les bronches tertiaires ($0^m,001$ à $0^m,0001$), les cartilages et les glandes disparaissent, la tunique musculaire lisse devient continue, et enfin, dans les bronches terminales, l'épithélium, de vibratile, devient pavimenteux. 2° *Lobules pulmonaires*. Ces lobules ont la forme d'une pyramide dont la base a $0^m,01$ et dont le sommet correspond à une division bronchique terminale. Ils sont formés par des cavités secondaires, *infundibula*, ouvertes dans la cavité principale et constituées elles-mêmes par des culs-de-sac ou *vésicules pulmonaires*. Ces vésicules comprennent : une membrane fondamentale connective contenant des fibres lisses (?), un réseau capillaire très-riche, provenant de l'artère pulmonaire, et un épithélium pavimenteux simple sur lequel les auteurs ne sont pas d'accord. Le tissu connectif interstitiel contient de la *matière noire, pigment, anthracosis,* qui augmente avec l'âge.

Vaisseaux. Le poumon contient 2 ordres de vaisseaux. vaisseaux pulmonaires, vaisseaux bronchiques, comprenant chacun des artères et des veines. Les vaisseaux pulmonaires sont constitués par l'artère pulmonaire qui se distribue aux vésicules et aux bronches terminales, et par les veines pulmonaires qui rapportent le sang des vésicules et des petites bronches. Les vaisseaux bronchiques sont les artères bronchiques qui vont à toutes les bronches, sauf aux terminales, et les veines bronchiques qui rapportent le sang des grosses divisions bronchiques. — *Lymphatiques.* Vont aux ganglions pulmonaires et bronchiques. — *Nerfs.* Viennent du sympathique et du pneumo-gastrique.

ARTICLE 5. — PLÈVRES.

Au nombre de 2, une pour chaque poumon. Sacs sans ouverture ; présentent une face interne, lisse, tournée vers la cavité du sac ; une face externe, adhérente au poumon (*plèvre viscérale*) et à la paroi thoracique (*plèvre pariétale*), une partie de ce feuillet est libre et intercepte avec celui du côté opposé une cavité, *cavité des médiastins.*

A. *Plèvre viscérale.* — Tapisse la surface du poumon, sauf le hile.

B. *Plèvre pariétale.* — Tapisse la face interne des côtes (*plèvre costale*), le diaphragme (*plèvre diaphragmatique*), et se continue avec la plèvre viscérale au hile du poumon. En se réfléchissant des parois costales sur le diaphragme et de ces deux endroits vers le hile, elle forme des culs-de-sac ou *sinus :* sinus costo-médiastinique antérieur, costo-médiastinique postérieur, costo-diaphragmatique, phrénico-péricardique et sus-costal qui coiffe le sommet du poumon.

C. *Plèvre médiastine.* — Elle forme de chaque côté de la ligne médiane une cloison qui va de la paroi antérieure à la paroi postérieure du thorax. Ces 2 cloisons interceptent une cavité divisée par le cœur et le péricarde en 2 cavités secondaires, en *médiastins antérieur* et *postérieur.* Le *médiastin antérieur,* étroit, a la forme d'un sablier ; il contient le thymus, l'artère innominée, du tissu cellulaire, etc. Le *médiastin postérieur* contient l'aorte, l'œsophage, la veine azygos, les pneumo-gastriques, les sympathiques, le canal thoracique.

La plèvre est formée par une trame connective et un épithélium pavimenteux simple.

Artères. Viennent des intercostales, de la mammaire interne et des artères bronchiques. — *Veines.* Vont aux veines correspondantes. — *Nerfs.* Viennent du grand sympathique, du phrénique, du pneumo-gastrique et des intercostaux.

CHAPITRE III. — ORGANES URINAIRES.

Ils comprennent 2 glandes, les *reins,* dont les conduits excréteurs, les *uretères,* s'ouvrent dans la *vessie,* à laquelle fait suite l'*urèthre.* L'urèthre de l'homme sera décrit avec les organes génitaux.

ARTICLE 1er. — REINS.

Situés de chaque côté du rachis, dans l'abdomen. Forme de haricot ; le bord interne, concave, constitue le *hile* du rein, limité par deux lèvres. Poids, 90 grammes.

Rapports. — Situés à la hauteur des 2 premières vertèbres lombaires. Leur face postérieure répond au diaphragme, à la dernière côte et au carré des lombes ; leur face antérieure répond dans son tiers moyen à l'angle du côlon, et dans son tiers supérieur, à droite au foie, à gauche à la rate, au pancréas et à l'estomac. Les capsules surrénales coiffent leur extrémité supérieure. Le droit est un peu plus bas que le gauche. Ils sont enveloppés par de la graisse. Le péritoine ne recouvre que leur face antérieure.

Conformation intérieure. — Enveloppés par une capsule fibreuse mince. Parenchyme compacte sur une coupe, se divise en substance médullaire et substance corticale. 1° *Substance médullaire.* Rouge pâle, d'aspect strié ; constitue 8 à 15 faisceaux coniques, *pyramides de Malpighi,* dont le sommet, ou *papille rénale,* est tourné vers le hile et fait saillie dans la cavité des calices ; chaque pyramide, à l'exception de la papille, est entourée par une coque de substance corticale. 2° *Substance corticale.* Rouge jaunâtre, plus foncée, grenue, parsemée de points rouges (*corpuscules de Malpighi*) divisés en petites traînées par des faisceaux provenant des pyramides de Malpighi (*pyramides de Ferrein*) ; les prolongements de la substance corticale entre les pyramides de Malpighi constituent les *colonnes de Bertin.*

Structure du rein. — Les pyramides de Malpighi représentent les lobules du rein. Chaque lobule se compose d'une série de canalicules, *canalicules urinifères* ou de *Bellini*, qui vont des corpuscules de Malpighi au sommet de la papille et présentent la disposition suivante. Ils commencent par un cul-de-sac en ampoule (corpuscule de Malpighi) qui contient un peloton vasculaire ou *glomérule*, puis se replient sur eux-mêmes (*canaux contournés*), descendent alors en ligne droite et en s'amincissant dans la substance médullaire (*canaux en anse d'Henle*), remontent en s'élargissant dans la substance corticale, s'infléchissent de nouveau (*canaux d'union*), et se jettent dans les *canaux droits* qui, situés d'abord dans les pyramides de Ferrein de la substance corticale, puis dans la substance médullaire, viennent s'ouvrir au sommet des papilles rénales par un *canal excréteur commun* ou *papillaire*. L'épithélium glandulaire est grenu, trouble dans les canaux contournés et la branche ascendante de l'anse d'Henle, clair et transparent dans le reste des conduits. Celui des canaux droits et papillaires est cylindrique.

Artères. Les branches de l'artère rénale marchent à la limite des substances corticale et médullaire. Dans la substance corticale, elles fournissent des *branches glomérulaires*, qui donnent pour chaque corpuscule de Malpighi un petit rameau, *rameau afférent du glomérule*, qui se ramifie en se pelotonnant et constitue le *glomérule rénal* contenu dans le corpuscule de Malpighi. Du glomérule part un vaisseau, *vaisseau efférent*, plus petit que le vaisseau afférent, qui se jette dans le réseau capillaire général du rein. Le vaisseau efférent représente donc une sorte de *vaisseau-porte* (voir *Veine porte*) intermédiaire au réseau capillaire du glomérule et au réseau capillaire du rein. Les artères rénales fournissent en outre le réseau capillaire qui entoure les canalicules. Dans la substance médullaire, les artères sont rectilignes (*artérioles droites*).

— *Veines.* Vont du réseau capillaire du rein aux branches de la veine rénale ; à la surface du rein, elles forment des étoiles à 5 ou 6 branches, *étoiles de Verheyen.* — *Nerfs.* Viennent du plexus rénal.

ARTICLE 2. — URETÈRES.

Chaque papille rénale est entourée par une cavité conique, ou *calice,* dont le sommet s'ouvre dans une cavité plus grande, *grand calice.* Les grands calices, au nombre de 3, s'ouvrent dans une poche, le *bassinet,* située à la partie postérieure du hile et qui constitue la partie supérieure évasée de l'uretère.

L'*uretère,* long de $0^m,27$, va du bassinet au bas-fond de la vessie. Il descend en avant du psoas, de l'artère iliaque primitive à gauche, de l'iliaque externe à droite, est croisé par les vaisseaux spermatiques qui passent en avant, et arrive à la vessie, dont il traverse obliquement les parois, pour s'ouvrir aux deux angles postérieurs du trigone vésical. Ses parois comprennent : une tunique externe fibreuse, une tunique musculaire lisse de fibres externes circulaires et internes longitudinales, et une muqueuse à épithélium pavimenteux stratifié.

ARTICLE 3. — VESSIE.

Réservoir musculo-membraneux situé derrière le pubis et intermédiaire à l'uretère et à l'urèthre. Forme ovoïde à sommet supérieur. Sa grosse extrémité ou *fond* (*bas-fond* de la vessie) se continue en avant avec l'urèthre. Capacité, 500 à 600 centimètres cubes.

Rapports. — Vide, elle est cachée derrière la symphyse ; à l'état de réplétion, elle se dilate, dépasse la symphyse, et monte plus ou moins haut en refoulant le péritoine. Sa paroi postérieure répond au rectum et aux vésicules séminales chez l'homme, au col de l'utérus et au vagin chez la femme. Pour ses rapports avec le péritoine, voir *Péritoine*.

Moyens de fixité. — Outre les replis péritonéaux décrits plus loin, on a : 1° *Ligaments antérieurs, pubo-prostatiques* (homme), *pubo-vésicaux* (femme), allant des parties latérales de la vessie et de la prostate vers le milieu de la symphyse. 2° *Ligaments supérieurs* ou *suspenseurs de la vessie*, au nombre de 3, un médian, 2 latéraux, partant de l'ombilic ; le médian, *ouraque*, est un cordon fibreux, reste du canal allantoïdien et qui part du sommet de la vessie; les latéraux sont des cordons résultant de l'oblitération des artères ombilicales.

Conformation intérieure. — La muqueuse vésicale est pâle, lisse, plissée dans l'état de vacuité. A sa partie inférieure se voient 3 ouvertures, une antérieure, *orifice uréthral*, 2 postérieures, *orifices des uretères ;* ces 3 orifices forment les 3 angles d'un triangle, *trigone vésical* ou *de Lieutaud*.

Structure. — Les parois de la vessie comprennent les couches suivantes : 1° la *séreuse*, très-incomplète (voir *péritoine*) ; 2° la *tunique musculaire lisse*, formée par des fibres longitudinales superficielles, des fibres moyennes transversales et des fibres réticulées contiguës à la muqueuse; toutes ces fibres ont pour action de vider la vessie (*muscle detrusor urinæ*) ; 3° la *muqueuse*, presque dépourvue de papilles et de glandes; épithélium pavimenteux stratifié.

Artères. Viennent de l'hypogastrique. — *Veines*. Plexus allant aux veines hypogastriques. — *Lymphatiques*. Vont aux ganglions hypogastriques. — *Nerfs*. Viennent du plexus hypogastrique et des 3e et 4e nerfs sacrés.

ARTICLE 4. — URÈTHRE CHEZ LA FEMME.

Longueur, 0m,03; oblique en bas et en avant (station droite). Soudé dans ses trois quarts inférieurs à la paroi antérieure du vagin (*cloison uréthro-vaginale*). Calibre, 0m,006 à 0m,008. Orifice extérieur situé en arrière du gland du clitoris, au-dessus de l'entrée du vagin. Muqueuse rose vif, criblée de *lacunes uréthrales*.

Structure. — 2 tuniques: 1° *Tunique musculaire*; couche externe, striée, circulaire; couche interne de fibres lisses circulaires et longitudinales (sous-muqueuses). 2° *Muqueuse*; épithélium pavimenteux stratifié; papilles; glandes en grappe (glande de Littre).

Artères. Viennent des vésicales et de la honteuse interne. — *Veines*. Vont aux plexus vésicaux et pubien. — *Lymphatiques*. Vont aux ganglions pelviens. — *Nerfs*. Viennent du honteux interne et du sympathique.

CHAPITRE IV. — ORGANES GÉNITAUX.

ARTICLE 1er. — ORGANES GÉNITAUX DE L'HOMME.

Ils comprennent 2 appareils, l'appareil sécréteur et l'appareil érectile.

§ 1. — Appareil sécréteur.

Il comprend : 1° deux glandes, les *testicules*; 2° deux conduits excréteurs, *canaux déférents*, auxquels sont annexés 2 réservoirs, *vésicules séminales*, à partir desquels ils prennent le nom de *conduits éjaculateurs*; 3° un canal excréteur commun, l'*urèthre*.

I. — Testicule et ses enveloppes.

a. — *Enveloppes du testicule.*

Les enveloppes du testicule (*bourses*) comprennent de l'extérieur à l'intérieur les tuniques suivantes :

1° **Scrotum,** ou peau des bourses ; présente un *raphé* médian.

2° **Dartos.** — Adhérent à la peau ; séparé en 2 loges par une cloison médiane. Rouge pâle, contractile, formé par des fibres lisses.

3° **Tunique fibreuse** ou **vaginale commune.** — Formée par 2 lames celluleuses continues avec l'aponévrose du grand oblique et le *fascia transversalis,* et par des fibres striées, provenant en partie du petit oblique, en partie de l'épine du pubis, qui sont disposées en anses (*crémaster* ou tunique *érythroïde*).

4° **Tunique séreuse ou vaginale.** — Elle provient du péritoine dont elle a la structure. Son feuillet pariétal tapisse la face interne de la tunique fibreuse. Son feuillet viscéral tapisse la surface du testicule, sauf son extrémité inférieure et la partie correspondante à l'épididyme ; il enveloppe complétement le corps de l'épididyme et le rattache au testicule par un repli en forme de sac ouvert en dehors (*sac de l'épididyme*).

Artères. Viennent des honteuses externes et de la périnéale superficielle. — *Veines.* Suivent les artères. — *Lymphatiques.* Vont aux ganglions inguinaux internes. — *Nerfs.* Viennent des branches abdomino-scrotale et génito-crurale, du plexus lombaire et du nerf honteux interne.

b. — *Testicules.*

Glandes en tube situées dans les bourses ; obliques ; leurs grands axes convergent en bas et en arrière. Le gauche descend plus bas que le droit. Forme ovoïde, un peu comprimés latéralement.

Le bord supérieur, rectiligne, est le *hile* de la glande. Poids, avec l'épididyme, 21 grammes.

Épididyme. — Organe allongé, annexé au testicule et couché sur son bord supérieur; empiète un peu sur sa face externe. Sa partie antérieure, ou *tête*, renflée, adhère au testicule; la postérieure, *queue de l'épididyme,* y adhère aussi; la partie intermédiaire, ou *corps*, ne s'y rattache que par un repli lâche de la tunique vaginale.

Appendices testiculaires. — Hydatide pédiculée de Morgagni, hydatide non pédiculée. Vaisseaux aberrants. Corps innominé de Giraldès. (Restes du conduit de Müller et du corps de Wolff.)

Structure du testicule. — 1° *Enveloppe* ou *albuginée*. Blanche, fibreuse, épaisse; au niveau de la partie moyenne du bord supérieur du testicule, elle présente un renflement cunéiforme, *corps d'Hygmore,* du sommet duquel partent des cloisons qui divisent la glande en loges; l'épididyme n'a pas d'albuginée. 2° *Parenchyme testiculaire*. Masse filamenteuse, molle, jaunâtre, divisée en 150 à 200 lobules composés de filaments ou *canalicules séminifères*. Ils commencent par un cul-de-sac, et après un trajet de $0^m,75$ à $0^m,80$, ils deviennent rectilignes (canalicules droits) et pénètrent dans l'épaisseur du corps d'Hygmore. Ils forment là un réseau (*réseau de Haller, rete vasculosum testis*) d'où partent 10 à 15 *canaux efférents*; ceux-ci entrent dans la tête de l'épididyme en constituant des lobules, *cônes vasculaires de Haller,* et se rendent successivement dans un canal unique, *canal de l'épididyme*. Ce canal, long de 6 mètres, s'infléchit en formant l'épididyme, et à la queue de cet organe se continue avec le *canal déférent*.

Structure des conduits séminifères. — Ils ont une tunique fibreuse, une membrane propre et un épithélium polygonal. Les canaux efférents et le canal de l'épididyme ont un épithélium vibratile. Le canal de l'épididyme a, en outre, une tunique musculaire lisse de fibres externes longitudinales et internes circulaires. Ils contiennent le *sperme* et les *spermatozoïdes.*

Artères. Viennent des artères spermatiques. — *Veines.* Vont aux veines spermatiques. — *Lymphatiques.* Vont aux ganglions lombaires. — *Nerfs.* Viennent du plexus spermatique.

II. — Appareil excréteur.

a. — *Canal déférent.*

Long de $0^m,40$ à $0^m,50$, très-dur. Monte d'abord le long du bord postérieur du testicule, en dedans de l'épididyme, gagne l'anneau inguinal, suit le canal inguinal, pénètre dans l'abdomen, par l'orifice interne, en se recourbant sur l'anse de l'artère épigastrique, et s'enfonce dans la cavité pelvienne. Là il se place sur les côtés, puis en arrière de la vessie, croise l'uretère en avant duquel il passe, s'accole au canal déférent du côté opposé, et, arrivé à la base de la prostate, s'unit à angle aigu au conduit excréteur de la vésicule séminale, pour constituer le canal éjaculateur.

Calibre très-étroit. Muqueuse blanche, lisse, plissée longitudinalement. Au-dessus de la prostate, dilaté en ampoule; là, la muqueuse est criblée de fossettes.

Structure. — 3 tuniques : 1° *tunique adventice,* fibreuse ; 2° *tunique musculaire lisse,* épaisse ; composée de 3 couches, une externe et une interne, longitudinales, une moyenne, circulaire, épaisse ; 3° *muqueuse,* à épithélium cylindrique.

Artères. Viennent de la déférentielle. — *Veines.* Vont

aux plexus vésical et pampiniforme. — *Nerfs.* Viennent du plexus hypogastrique.

Cordon spermatique. — Ensemble des organes entourant le canal déférent. Comprend : 1° le canal déférent ; 2° les artères spermatique, déférentielle et funiculaire ; 3° les veines spermatiques (plexus pampiniforme) et funiculaires ; 4° des lymphatiques ; 5° des nerfs, plexus spermatique et déférentiel et branches génitales du plexus lombaire ; 6° des fibres musculaires lisses, restes du gubernaculum testis, *crémaster interne.* L'artère et les veines spermatiques sont placées en avant du canal déférent ; l'artère et les veines funiculaires en arrière.

b. — *Vésicules séminales.*

Ce sont 2 corps aplatis, ovoïdes, situés en arrière de la prostate, en dehors des canaux déférents ; leur bord interne est accolé à l'ampoule du canal déférent ; leur face antérieure s'applique sur le fond de la vessie ; leur face postérieure est séparée du rectum par l'*aponévrose prostato-péritonéale.*

Elles sont constituées par un canal flexueux enroulé sur lui-même.

Structure. 3 tuniques : 1° *tunique externe,* fibreuse ; 2° *tunique musculaire lisse ;* 3° *muqueuse,* à épithélium polygonal.

Artères. Viennent des artères déférentielles et des vésicales inférieures. — *Veines.* Vont aux plexus vésicaux. — *Lymphatiques.* Vont aux ganglions pelviens. — *Nerfs.* Viennent des plexus hypogastriques.

c. — *Canaux éjaculateurs.*

Longs de 0m,02, naissent de la réunion à angle aigu du canal déférent et de la vésicule séminale du même côté, et vont s'ouvrir dans la partie prostatique de l'urèthre, de chaque côté de l'utricule protastique, après avoir traversé la prostate.

Même structure que le canal déférent.

Pour l'urèthre, voir *Appareil érectile.*

§ 2. — Appareil érectile.

Préparation. — *Cet appareil peut être injecté soit par la veine dorsale de la verge, soit par les racines des corps caverneux.*

L'appareil érectile de l'homme est constitué par la verge ou *pénis*. A son extrémité libre se trouve un renflement, *gland*, dont le sommet est percé d'une fente verticale, *méat urinaire*, et dont la base, *couronne du gland*, est séparée du reste par un étranglement ou *col;* ce col donne attache à un repli cutané, *prépuce*, qui coiffe le gland.

Le pénis se compose de 2 corps caverneux et d'un organe érectile (*corps spongieux de l'urèthre*) annexé à la partie pénienne de l'urèthre. A cet appareil érectile sont surajoutés des muscles, *muscles du périnée.* Enfin la verge est enveloppée par une gaine fibreuse et par une gaine cutanée.

I. — Corps caverneux de la verge.

Ils ont la forme de 2 cylindres terminés en pointe. Ils naissent par 2 racines de la lèvre interne de la branche inférieure du pubis ; ces racines, après s'être renflées (*bulbes des corps caverneux*), se réunissent sous la symphyse, s'adossent l'un à l'autre en interceptant une gouttière inférieure qui reçoit l'urèthre, et se terminent en avant par une extrémité arrondie coiffée par le gland.

L'enveloppe des corps caverneux est constituée par

une membrane fibreuse albuginée. Leur tissu appartient aux tissus érectiles. De l'adossement des 2 corps caverneux résulte une cloison médiane simple en avant.

II. — Urèthre de l'homme.

Canal qui va de la vessie au méat urinaire. Longueur, $0^m,14$ à $0^m,19$.

Conformation extérieure. — *Direction.* 1° *Partie fixe.* Va du col de la vessie jusqu'en avant du pubis et forme là avec la partie mobile, dans l'état de flaccidité de la verge, l'*angle prépubien.* 2° *Partie mobile.* Change de direction suivant l'état de la verge.

Divisé, d'arrière en avant, en 3 régions : prostatique, membraneuse et spongieuse.

1° Région prostatique. — Longueur, $0^m,025$ à $0^m,03$. Enveloppée par la prostate.

Prostate. — Corps glandulaire de la forme d'une châtaigne. Traversée par l'urèthre, près de sa face supérieure, et par les conduits éjaculateurs. Les parties latérales constituent les *lobes latéraux ;* on appelle *lobe médian* une saillie médiane qui soulève souvent la muqueuse de la partie postérieure de l'urèthre (*luette vésicale*). En avant, elle est séparée de la symphyse par les plexus de Santorini; en arrière, elle répond au rectum. Elle est enveloppée par une coque fibreuse, *capsule prostatique,* et rattachée au pubis et à l'ischion par les ligaments pubo- et ischio-prostatiques. Son tissu, ferme, gris rougeâtre, est constitué par des fibres lisses et par des glandes en grappe qui s'ouvrent sur les côtés du *veru montanum.* Les artères viennent des vésicales et des rectales ; ses veines vont dans les plexus veineux périprostatiques ; ses lymphatiques vont aux ganglions pelviens ; ses nerfs viennent du plexus hypogastrique.

2° **Région membraneuse.** — Longueur, 0m,015. Curviligne, à concavité antéro-supérieure; traverse le ligament de Carcassonne; débordée en arrière par le bulbe; séparée en arrière du rectum par un espace, *triangle recto-uréthral.*

3° **Partie spongieuse.** — Cette partie de l'urèthre est entourée par une gaine de tissu caverneux, composée d'une partie moyenne, *corps spongieux de l'urèthre,* d'un renflement postérieur, ou *bulbe,* qui se dirige en arrière au-dessous de la région membraneuse, et d'un renflement antérieur, ou *gland,* qui coiffe l'extrémité antérieure des corps caverneux. A cette partie spongieuse sont annexées 2 petites glandes, *glandes de Cowper,* grosses comme un pois et situées entre le bulbe et la partie membraneuse; leurs conduits traversent le bulbe et s'ouvrent sur la paroi inférieure de l'urèthre.

Conformation intérieure de l'urèthre. — A l'état ordinaire, les parois de l'urèthre sont accolées; dilatée, sa cavité a une forme cylindrique, mais il n'a pas le même calibre dans toute sa longueur. Derrière le méat se trouve une dilatation ovoïde, *fosse naviculaire ;* au niveau du bulbe la paroi inférieure se déprime (*cul-de-sac du bulbe*); la partie membraneuse est la plus étroite. La muqueuse, rosée en avant, pâle plus profondément, présente des plis longitudinaux et des replis valvulaires situés sur sa paroi supérieure, et dont le plus important, *valvule de Guérin,* se trouve à 0m,015 du méat. Sa paroi supérieure est parsemée de dépressions, *lacunes de Morgagni.*

Dans la région prostatique, la paroi postérieure de l'urèthre offre une saillie, *veru montanum,* ou *crête uréthrale,* creusée d'un cul-de-sac ouvert en avant, *utricule prostatique* ou *utérus mâle,* et de chaque côté duquel s'ouvrent les conduits éjaculateurs.

Structure. — L'urèthre comprend 3 tuniques : 1° la *muqueuse,* à épithélium cylindrique stratifié ; 2° la couche *sous-muqueuse,* qui contient des glandes en grappe, *glande de Littre ;* 3° la *tunique musculaire,* formée principalement par des fibres lisses circulaires (sphincter urèthral involontaire) et renforcée dans les régions prostatique et membraneuse par des fibres striées (sphincter uréthral volontaire); 4° le *corps spongieux* de l'urèthre, qui a la structure des tissus érectiles.

III. — Enveloppes du pénis.

Le pénis a 2 enveloppes : 1° une fibreuse, *fascia pénis,* qui se perd en arrière dans l'aponévrose superficielle et le fascia superficialis, et en avant se soude au gland; à ce fascia se rattachent les ligaments suspenseurs de la verge qui vont de la symphyse au fascia; 2° une *enveloppe cutanée ;* à la couronne du gland, elle constitue un repli, le *prépuce,* qui coiffe le gland et présente un orifice qui laisse passer le gland pendant l'érection; la lame externe du prépuce a les caractères de la peau ; la lame interne, très-peu extensible, se rapproche des muqueuses; elle est rattachée à la partie médiane et inférieure du gland par un repli ou *frein du prépuce.* La rainure comprise entre cette lame et la couronne du gland contient des glandes en grappe, *glandes de Tyson,* qui sécrètent un des éléments du *smegma préputial,* mélange de détritus épithéliaux et de matière sébacée.

Tissu érectile ou caverneux. Sa structure. — Dans le tissu érectile, le réseau capillaire est remplacé par un système de lacunes communiquant toutes entre elles et circonscrites par des trabécules ou cloisons riches en fibres lisses, ce qui permet la dilatation de ces lacunes dans l'érection. Une partie des artérioles du tissu érectile sont tordues en spirale (*artères hélicines*).

Vaisseaux et nerfs. — Les *artères des corps caverneux* viennent de l'artère caverneuse.

Les *veines* vont dans la veine dorsale de la verge et dans la honteuse interne.

Les *artères du corps spongieux* viennent de la honteuse interne. Les veines vont dans la veine dorsale de la verge, les plexus de Santorini et dans la veine honteuse interne. Un plexus veineux, situé entre le corps spongieux et les corps caverneux, fait communiquer ces deux organes.

Les *lymphatiques* de l'urèthre et du gland vont aux ganglions inguinaux et pelviens.

Les *nerfs* du pénis viennent du honteux interne et du grand sympathique.

IV. — Muscles du périnée.

PRÉPARATION. — *Détacher complétement le bassin du reste du corps. Découvrir successivement les muscles couche par couche. Le releveur de l'anus peut être préparé soit par sa face interne, soit par sa face externe. — Choisir un sujet jeune, vigoureux, bien musclé.*

4 PLANS.
- 1er. *Ischio-caverneux, bulbo-caverneux, transverse superficiel.*
- 2e. *Transverse profond.*
- 3e. *Muscle de Wilson, releveur de l'anus, sphincter interne, ischio-coccygien.*
- 4e. *Constricteur ou orbiculaire de l'urèthre.*

1° ISCHIO-CAVERNEUX.

Insertions. — 1° Face interne de l'ischion et lèvre interne des branches inférieures de l'ischion et du pubis.

2° Enveloppe fibreuse de la racine du corps caverneux en lui formant une gaîne musculeuse. Un faisceau latéral gagne souvent le dos de la verge et se réunit à un faisceau semblable du côté opposé (*muscle de Houston*).

Nerf. — Innervé par une branche du honteux interne.

Action. — Comprime la racine du corps caverneux.

2° BULBO-CAVERNEUX.

Muscle médian, penniforme, composé de deux moitiés symétriques.

Insertions. — 1° Raphé ano-bulbaire et raphé sous-uréthral.

2° De là ses fibres se portent en avant, en haut et en dehors en contournant le bulbe et le corps spongieux de l'urèthre, et vont, les postérieures, à la face postérieure du bulbe; les moyennes, au raphé sus-uréthral; les antérieures forment 2 faisceaux qui contournent les corps caverneux et se rejoignent sur le dos de la verge.

Nerf. — Innervé par le honteux interne.

Action. — Il comprime le bulbe. Il expulse les dernières gouttes d'urine et de sperme (*accelerator seminis et urinæ*).

3° TRANSVERSE SUPERFICIEL.

Insertions. — 1° Ischion, au-dessus et en arrière de l'ischio-caverneux.

2° Raphé ano-bulbaire, en s'unissant à celui du côté opposé. Les 2 muscles forment une cloison transversale entre le rectum et le bulbe.

Nerf. — Innervé par le honteux interne.

Action. — Comprime la face antérieure du rectum. Tenseur des aponévroses superficielle et moyenne du périnée. Fixe le bulbe pendant la contraction du bulbo-caverneux.

Variétés nombreuses. Faisceaux sous-cutanés (transverse sous-cutané du périnée).

4° TRANSVERSE PROFOND OU MUSCLE DE GUTHRIE.

Situé entre les deux lames du ligament de Carcassonne.

Insertions. — 1° Lèvre interne de l'arcade du pubis.

2° Partie inférieure de l'urèthre (région membrano-bulbaire).

L'artère honteuse interne est située au-dessous de lui; les glandes de Cowper sont dans son épaisseur.

Nerf. — Innervé par le honteux interne.

Action. — Fixe l'urèthre, comprime les glandes de Cowper.

5° MUSCLE DE WILSON.

Très-variable. Inséré de chaque côté de la symphyse et forme une anse dont la concavité embrasse la partie postérieure de l'urèthre. Il est séparé des fibres antérieures du releveur de l'anus par l'aponévrose latérale de la prostate.

Nerf. — Innervé par le honteux interne.

Action. — Comprime le plexus pubi-prostatique.

6° CONSTRICTEUR OU ORBICULAIRE DE L'URÈTHRE.

Fibres circulaires entourant l'urèthre.

7° SPHINCTER EXTERNE DE L'ANUS.

Forme autour de la partie inférieure du rectum un anneau musculaire de $0^m,02$ de hauteur.

Insertions. — 1° En arrière, coccyx, peau (sphincter sous-cutané) et raphé ano-coccygien.

2° En avant, raphé ano-bulbaire; les fibres profondes forment une anse qui passe en avant du rectum. Les fibres supérieures se continuent avec les fibres inférieures du releveur de l'anus.

8° RELEVEUR DE L'ANUS.

Insertions. — 1° Face interne de l'épine sciatique; face postérieure du pubis de chaque côté de la symphyse, et dans l'intervalle de ces deux points, à une arcade aponévrotique adhérente à l'aponévrose pelvienne.

2° Pointe du coccyx, raphé ano-coccygien; les fibres antérieures passent en avant du rectum et embrassent dans leur concavité la face postérieure de la prostate (*compresseur de la prostate*).

Il constitue un diaphragme interrompu pour le passage du rectum et de l'urèthre. Entre sa face inférieure et la face interne de l'obturateur interne, est une excavation triangulaire, *creux ischio-rectal.*

Nerf. — Innervé par une branche du plexus sacré.

Action. — Soulève la paroi postérieure du rectum. Rétrécit la cavité abdominale.

9° ISCHIO-COCCYGIEN.

Insertions. — 1° Épine sciatique.

2° Coccyx.

Adhère à la face interne du petit ligament sacro-sciatique.

Nerf. — Innervé par le nerf du releveur de l'anus.

APONÉVROSES DU PÉRINÉE.

Au nombre de 3 : superficielle, moyenne, profonde.

1° **Aponévrose superficielle ou ano-pénienne.** — Forme la partie superficielle des gaînes des bulbo-ischio-caverneux et transverse superficiel du périnée.

2° **Aponévrose moyenne. (Ligament de Carcassonne ; diaphragme uro-génital.)** — Composée de 2 lamelles entre lesquelles se trouvent le transverse profond, les glandes de Cowper, les vaisseaux et nerfs honteux internes, etc. *a.*) La *lame inférieure, ligament triangulaire de l'urèthre,* s'insère à la lèvre interne de l'arcade pubienne au-dessus de l'insertion des corps caverneux ; elle est traversée par la partie membraneuse de l'urèthre et constitue la partie profonde de la gaîne des muscles superficiels du périnée. *b.*) La *lame supérieure* (*aponévrose inférieure du releveur, aponévrose latérale de la prostate*) tapisse la face inférieure du releveur de l'anus; en avant, elle se porte en haut sur les parties latérales de la prostate pour se continuer avec l'aponévrose pelvienne, et va s'attacher sur les côtés de la symphyse ; une lame fibreuse, *aponévrose prostato-péritonéale,* sépare en outre le rectum de la prostate et des vésicules séminales.

3° **Aponévrose profonde ou pelvienne.** — Aponévrose qui tapisse le petit bassin et recouvre d'arrière en avant le pyramidal, l'ischio-coccygien et le releveur de l'anus, et sur les côtés l'obturateur interne. En avant, elle forme de chaque côté de la prostate et de la vessie deux replis qui vont de l'épine sciatique aux côtés de la symphyse (*ligaments pubo-prostatiques* ou *pubo-vésicaux latéraux*) ; entre les deux, l'aponévrose s'enfonce (*ligament pubo-prostatique médian*) et recouvre le plexus pubo-prostatique.

ARTICLE 2. — ORGANES GÉNITAUX DE LA FEMME.

Divisés en organes génitaux internes et externes.

§ 1. — Organes génitaux internes.

Ils comprennent 2 glandes, les *ovaires*, les 2 *trompes*, l'*utérus* et le *vagin*.

I. — Ovaire.

Forme ovoïde; 2 faces convexes; un bord antérieur et inférieur, droit, ou *hile ;* un bord postérieur et supérieur convexe; une extrémité externe où s'attache le ligament de la trompe, une extrémité interne qui fait suite au ligament de l'ovaire. Surface lisse avant la puberté, couverte ensuite de cicatrices dont le nombre augmente avec l'âge. Poids, 6 à 8 grammes. Situé dans l'aileron postérieur du ligament large. Rattaché à l'utérus par un cordon riche en fibres lisses, *ligament de l'ovaire*, et au pavillon de la trompe par un cordon analogue, *ligament de la trompe.*

Conformation intérieure. — Tissu ferme, dense, enveloppé par une membrane fibreuse, *albuginée de l'ovaire.* Sur une coupe, divisé en substance corticale, blanche, homogène et substance médullaire rouge, comme spongieuse. Après la puberté, la couche corticale présente des vésicules de grosseur variable, *vésicules de de Graaf, ovisacs*, dont les plus volumineuses font saillie à la surface de l'ovaire et qui contiennent un liquide dans lequel on voit quelquefois un point blanc (*ovule enveloppé par le cumulus proligère*). L'ovaire présente en outre souvent des corps rougeâtres ou jaunâtres (*corps jaunes*), résultant de la rupture des vésicules de de Graaf et auxquels succède une cicatrice.

Structure de l'ovaire. — Le tissu de l'ovaire est formé par des fibres connectives et des fibres musculaires lisses. Les vésicules de de Graaf, à l'état de maturité (époque de la menstruation), ont la grosseur d'une cerise et comprennent : 1° une enveloppe externe fibreuse, vasculaire, *membrane externe de la vésicule ;* 2° une couche interne, épithéliale, *membrane granuleuse ;* à la partie profonde de la vésicule, les cellules épithéliales s'accumulent et forment le *cumulus proligère* qui contient l'ovule. A chaque menstruation, une vésicule de de Graaf se rompt et laisse échapper l'ovule qui est reçu par la trompe. Le corps jaune, qui succède à la rupture de la vésicule, est constitué d'abord par un caillot sanguin, puis par une hypertrophie de la membrane granuleuse ; à ce stade de progression succède un stade de régression qui aboutit à la cicatrice finale. Quand la rupture de la vésicule a été suivie de grossesse, l'évolution du corps jaune est beaucoup plus longue (*corps jaune de la menstruation*).

Artères. Viennent de l'artère ovarique. — *Veines.* Forment un plexus, *bulbe* ou *corps spongieux de l'ovaire,* et vont au plexus ovarique. — *Lymphatiques.* Accompagnent les veines. — *Nerfs.* Viennent du plexus ovarique.

Organe de Rosenmüller. — Reste du corps de Wolff. Aplati, situé dans l'épaisseur du ligament large entre la trompe et l'ovaire. Composé de 15 à 20 canaux aboutissant à un canal commun.

II. — Trompe utérine ou de Fallope.

La *trompe* ou *oviducte* se divise en deux parties, une partie *interstitielle,* située dans l'épaisseur de l'utérus, une partie *extra-utérine* ou *abdominale,* longue de $0^m,10$ à $0^m,15$, placée dans l'aileron moyen du ligament large. Son extrémité externe est élargie, *pavillon de la trompe,* et présente l'*orifice abdominal* de la trompe. Les bords du pavillon sont découpés en *franges*, dont l'une, *frange ovarique* ou *ligament de l'ovaire*, rattache le pavillon à l'ovaire. La trompe est creusée, dans sa longueur, d'un canal qui s'ouvre de chaque côté à l'angle supérieur de l'utérus, *orifice utérin de la trompe*.

Structure. — Les parois comprennent : 1° une séreuse; 2° une tunique musculaire lisse de fibres externes longitudinales et internes circulaires; 3° une muqueuse à épithélium vibratile.

Artères. Viennent des artères utérine et ovarique. — *Veines*. Même trajet. — *Lymphatiques*. Se réunissent à ceux de l'utérus. — *Nerfs*. Viennent des plexus utérin et ovarique.

III. — Utérus ou matrice.

Forme de gourde aplatie d'avant en arrière. Divisée en corps et col : 1° le *corps* est triangulaire; les 2 angles supérieurs reçoivent les trompes; l'angle inférieur se réunit au col; 2° le *col* est fusiforme; son extrémité inférieure, *museau de tanche*, est libre au fond du vagin et percée d'une fente transversale; la lèvre antérieure de cette fente est plus saillante. Les longueurs du col et du corps sont à peu près égales.

Rapports. — Placé dans le petit bassin entre le rectum et la vessie; son axe, incliné en bas et en arrière, fait avec l'axe du vagin un angle obtus ouvert en avant. Il est maintenu dans sa position par des ligaments en partie musculaires : 1° ligament de l'ovaire; 2° frange ovarique; 3° ligaments utéro-sacrés; 4° ligaments recto-utérins, et surtout par 5° le *ligament rond*, qui part de la face antérieure de l'utérus, s'engage dans le canal inguinal et se perd dans le tissu connectif du mont de Vénus et de la grande lèvre. Pour les rapports avec le péritoine, voir *Péritoine*.

Cavité de l'utérus. — Très-étroite. La *cavité du corps* est triangulaire, à bords convexes, et présente les 2 orifices des trompes et l'*orifice interne du col;* sa surface est lisse, gris rosé. La *cavité du col* est fusiforme; sur ses 2 faces antérieure et postérieure elle présente deux crêtes verticales d'où partent des plis latéraux (*plis palmés*).

Structure. — Le tissu de l'utérus est ferme, gris rougeâtre. Il est formé de fibres musculaires lisses qui prennent un développement considérable pendant la grossesse. La muqueuse, très-adhérente à la couche musculaire, a un épithélium vibratile et possède des glandes en tube. Dans le col, elle est pourvue de papilles et possède aussi des glandes en grappe. Quelquefois les conduits excréteurs de ces glandes s'oblitèrent et se distendent par l'accumulation du produit de sécrétion (*œufs de Naboth*).

Artères. Viennent de l'artère utérine. — ***Veines.*** Vont aux plexus utérins et pampiniformes. — ***Lymphatiques.*** Vont aux ganglions du petit bassin (col) et aux ganglions lombaires (corps). — ***Nerfs.*** Viennent du grand sympathique et du plexus sacré.

IV. — Vagin.

Va de l'utérus à la vulve. Longueur : $0^m,08$; sa paroi antérieure est moins longue. Décrit une courbe à concavité antérieure qui suit l'axe du petit bassin. Répond en arrière au rectum, auquel il est soudé dans ses deux tiers inférieurs pour former la *cloison recto-vaginale.* En avant, il répond en haut à la vessie, en bas à l'urèthre, auquel il est soudé (*cloison uréthro-vaginale*). Sa partie supérieure embrasse le col de l'utérus en remontant plus haut en arrière; là ses parois se continuent sans interruption avec le tissu musculaire de l'utérus. Sa paroi postérieure est recouverte par le péritoine dans son cinquième supérieur.

Son extrémité inférieure présente un orifice arrondi, *entrée du vagin,* au-dessus duquel est l'ouverture de l'urèthre. Cette ouverture, chez les vierges, est en partie fermée par une membrane, l'*hymen.*

Hymen. — Repli de la muqueuse vaginale percé d'une ouverture, *ouverture de l'hymen.* Sa face vestibulaire est rose pâle, lisse ; sa face supérieure ou vaginale est rose vermeil. Il offre plusieurs variétés (hymen semi-lunaire, annulaire, bilobé, frangé). Au 1er coït, l'hymen se déchire et ses lambeaux se rétractent en formant les *caroncules myrtiformes.*

Surface interne du vagin. — Rouge pâle, couverte de plis transversaux rugueux qui aboutissent en avant et en arrière à deux saillies antéro-postérieures, *colonnes du vagin.*

Structure. — Trois tuniques : 1° externe, fibreuse ; 2° moyenne, musculaire lisse ; renforcée à l'entrée du vagin par un sphincter strié, *sphincter du vagin ;* 3° interne, muqueuse, pourvue de papilles et d'un épithélium pavimenteux stratifié.

Artères. Viennent des artères vaginales, utérines, vésicales, honteuses internes. — *Veines.* Même trajet; communiquent avec celles du bulbe et de l'utérus. — *Lymphatiques.* Vont aux ganglions pelviens et lombaires. — *Nerfs.* Viennent du grand sympathique et du plexus sacré.

§ 2. — Organes génitaux externes.

Ils se présentent, à l'extérieur, sous l'aspect d'une saillie cunéiforme (*cunnus*), continue en haut avec le *mont de Vénus,* éminence placée en avant de la symphyse. Sur la ligne médiane elle présente une fente verticale, la *vulve*, occupée dans sa moitié supérieure par la saillie du clitoris, et qui, dans sa moitié inférieure, conduit dans une cavité qui précède le vagin, *bulbe du vagin*. Nous étudierons successivement les replis cutanés du vestibule, le vestibule du vagin, les appareils érectiles et les musles du périnée.

1° REPLIS CUTANÉS DU VESTIBULE.

1° **Grandes lèvres.** — Analogues au sac dartoïque testiculaire, limitent de chaque côté la fente vulvaire ; elles ont une face externe bombée, couverte de poils, une face interne rosée, lisse, accolée à celle du côté opposé ; leur bord libre, convexe, se perd en haut dans le mont de Vénus ; en bas il se réunit à celui du côté opposé en constituant la *fourchette*.

Artères. Viennent des honteuses internes et externes. — *Veines.* Forment un riche plexus. — *Nerfs.* Viennent des branches abdomino-scrotales et du honteux interne.

2° **Petites lèvres.** — Replis muqueux, naissant de la face interne des grandes lèvres. Leur bord libre, convexe, se divise en haut en 2 lèvres ; l'externe passe au-dessus du clitoris en formant avec celle du côté opposé le *prépuce du clitoris* ; l'interne passe au-dessous en formant le frein du clitoris. En bas, elles se réunissent en constituant un repli, *frein de la vulve*, *fourchette* de quelques auteurs.

2° VESTIBULE DU VAGIN.

Cavité qui s'étend de la vulve à l'entrée du vagin. Le fond en est constitué par l'hymen ou les caroncules myrtiformes; latéralement il est limité par la face interne des petites lèvres ; en bas et en arrière, il présente entre le frein de la vulve et l'insertion de l'hymen une dépression, *fosse naviculaire* ; en haut, il répond au clitoris. Sa muqueuse a un épithélium pavimenteux stratifié, ainsi que celle des petites lèvres.

Glandes de Bartholin ou vulvo-vaginales. — Annexées au vestibule ; ce sont 2 petites glandes en grappe, de la grosseur d'une amande, situées en arrière et au-dessous de l'extrémité inférieure du bulbe du vagin. Leur conduit excréteur s'ouvre à la partie inférieure et latérale du vestibule, en arrière des caroncules.

3° APPAREILS ÉRECTILES DU VESTIBULE.

1° **Clitoris.** — Analogue des corps caverneux de la verge. Naît par 2 racines des bords de l'arcade pubienne et se termine par un petit renflement, *gland du clitoris.* A l'état d'érection, il a une longueur de $0^{m},02$ et s'infléchit en se dirigeant en bas.

2° **Bulbe du vagin.** — Analogue du corps spongieux de l'urèthre. Divisé en deux moitiés symétriques, de chaque côté du vestibule, entre lui et l'arcade du pubis. Sa face convexe répond au constricteur du vagin ; sa face concave embrasse le vestibule. Son extrémité inférieure, épaisse, répond en dedans à la glande de Bartholin ; son extrémité supérieure, allongée, se réunit à elle du côté opposé, en arrière du clitoris.

4° MUSCLES DU PÉRINÉE.

Même disposition fondamentale que chez l'homme. Le bulbo-caverneux mérite seul une description spéciale.

Bulbo-caverneux ou constricteur du vagin. — Embrasse de chaque côté le bulbe du vagin et la glande de Bartholin ; ses fibres postérieures s'entre-croisent en 8 de chiffre avec celles du sphincter externe ; ses fibres antérieures donnent naissance à 2 feuillets aponévrotiques qui engainent l'extrémité antérieure du clitoris.

CHAPITRE V. — GLANDES VASCULAIRES ET ORGANES LYMPHOÏDES.

1° GLANDE THYROÏDE.

Composée de 2 *lobes* réunis par une partie médiane ou *isthme :* 1° l'*isthme* répond aux 2e, 3e et 4e cerceaux de la trachée ; 2° les *lobes* ou *cornes* répondent par leur face interne aux 5 ou 6 premiers anneaux de la trachée, au cartilage cricoïde, aux lames du cartilage thyroïde et à l'œsophage, par leur face postérieure à la carotide primitive, par leur face antérieure au sterno-thyroïdien. Poids, 30 grammes. Quelquefois on trouve un lobe médian (*pyramide de Lalouette*).

Structure. — Elle a une enveloppe fibreuse et un parenchyme jaune rougeâtre, granuleux, formé par des cloisons fibreuses contenant des vésicules closes. Ces *vésicules* sont tapissées par un épithélium polygonal et contiennent un liquide et souvent une matière colloïde.

Artères. Viennent des thyroïdiennes. — *Veines.* Vont à la faciale commune, à la jugulaire interne et à la veine innominée gauche. — *Lymphatiques.* Vont aux ganglions post-glandulaires. — *Nerfs.* Viennent du grand sympathique.

2° RATE.

Située dans l'hypochondre gauche, entre le diaphragme, le rein gauche et le grand cul-de-sac de l'estomac.

Forme ovoïde ou quadrangulaire. Sa face externe,

costo-diaphragmatique, est convexe. Sa face interne est divisée en deux parties par un sillon vertical ou *hile;* la partie antérieure répond à l'estomac, la partie postérieure au rein gauche. Hauteur, $0^m,12$ sur $0^m,08$ de longueur. Poids, 195 grammes. Couleur, lie de vin.

Structure. — Elle est constituée par une enveloppe fibreuse, résistante, mince, et un parenchyme. Le parenchyme comprend des trabécules ou des cloisons qui circonscrivent des mailles dans lesquelles est contenue la *pulpe* ou *boue splénique,* substance molle, rougeâtre, composée par un réticulum très-fin de tissu connectif et par des éléments cellulaires (globules du sang, globules blancs, etc.).

Artères. Viennent de la splénique; présentent sur leur trajet des granulations molles, blanchâtres, *corpuscules de Malpighi,* qui ne sont pas autre chose que des infiltrations circonscrites de globules blancs analogues aux follicules clos. Les capillaires paraissent se terminer directement dans les mailles du réticulum connectif. — *Veines.* L'origine des veines est encore à l'étude; les capillaires veineux paraissent naître d'un système de lacunes (mailles du réticulum) intermédiaires aux capillaires artériels et aux capillaires veineux.— *Nerfs.* Viennent du plexus cœliaque.

3° CAPSULES SURRÉNALES.

Ce sont 2 petits organes situés au-dessus des reins. Ils ont la forme d'un bonnet phrygien; leur base, concave, s'applique sur la partie interne de l'extrémité supérieure du rein. Le *hile* de l'organe se trouve sur la face antérieure. Leur face postérieure répond au diaphragme, leur face antérieure, à droite, au lobe du foie, à gauche, au pancréas, à la rate et au grand cul-de-sac de l'estomac.

Structure. — Leur parenchyme se divise en substance corticale et substance médullaire. La *substance corticale* est jaunâtre et présente des loges cylindriques rayonnées qui contiennent des cellules granuleuses souvent infiltrées de graisse. La *substance médullaire,* gris rosé, contient des cellules analogues aux cellules nerveuses ganglionnaires.

Artères. Très-nombreuses; fournissent 15 à 20 branches. — *Veines.* Vont, à droite, dans la veine cave inférieure, à gauche, dans la veine rénale. — *Nerfs.* Très-nombreux; viennent du ganglion semi-lunaire.

Glande coccygienne. — Située en avant de la pointe du coccyx, à la terminaison de l'artère sacrée moyenne. Structure encore indéterminée.

Ganglion intercarotidien. — Situé à l'angle de bifurcation de la carotide primitive.

Glande pituitaire. — Située dans la selle turcique.

CHAPITRE VI. — PÉRITOINE.

Séreuse qui tapisse les parois de la cavité abdominale (*péritoine pariétal*) et se réfléchit de ces parois sur une partie des viscères contenus dans cette cavité (*péritoine viscéral*); dans sa réflexion, il constitue des replis (*mésentères, épiploons*) qui contiennent des vaisseaux et des nerfs. Chez l'homme, c'est un sac clos; chez la femme, il communique avec la cavité de la trompe au niveau du pavillon. Il a 2 faces, une face adhérente et une face libre, lisse, tournée du côté de la cavité péritonéale.

A. **Péritoine pariétal.** — Il tapisse les parois abdominales. 1° *Paroi antérieure.* De l'ombilic partent 4 replis péritonéaux, 2 supérieurs, 2 inférieurs. Le supérieur est le ligament suspenseur du foie; les inférieurs sont formés au milieu par l'ouraque, sur les côtés par les cordons fibreux des artères ombilicales; plus en dehors, il est soulevé par la saillie des artères épigastriques; il en résulte de chaque côté 3 *fossettes inguinales*, une interne, entre l'ouraque et l'artère ombilicale; une moyenne, entre celle-ci et l'artère épigastrique; une externe, en dehors de cette artère; celle-ci répond à l'anneau inguinal interne. Au niveau de l'anneau crural, le péritoine offre aussi une dépression, fossette crurale.

2° *Paroi postérieure.* — Tapisse la paroi abdominale, les gros vaisseaux, la face antérieure du pancréas, des reins, du duodénum, des capsules surrénales, le tiers antérieur des côlons ascendant et descendant et la moitié antérieure du cœcum. De cette paroi partent : le ligament coronaire, le mésocôlon transverse, le mésentère, le ligament phrénico-splénique, le mésocœcum et le mésocôlon iliaque.

3° *Parois latérales.* — Rien de particulier.

4° *Paroi supérieure.* — Tapisse la face inférieure du diaphragme; présente un repli, *ligament suspenseur du foie* ou *falciforme*, qui va de l'ombilic au foie et au ligament coronaire.

5° *Partie inférieure ou pelvienne.* — a.) *Chez l'homme*, il tapisse le sommet, les faces latérales et la face postérieure de la vessie en descendant jusqu'aux vésicules séminales, et se réfléchit sur la face antérieure du rectum en formant le cul-de-sac recto-vésical. b.) *Chez la femme*, il forme un large repli transversal qui enveloppe les organes génitaux internes. Au milieu, ce repli enveloppe l'utérus et se réfléchit en avant sur la vessie, en formant le cul-de-sac utéro-vésical, sans atteindre le col de l'utérus. En arrière, il tapisse un peu la face postérieure du vagin et se réfléchit sur le rectum, en formant le cul-de-sac recto-utérin, limité latéralement par les plis semi-lunaires de Douglas. Les parties latérales ou *ligaments larges* se continuent en bas avec le péritoine qui tapisse le petit bassin; leur partie supérieure, libre, présente 3 *ailerons*, ou replis secondaires; le postérieur contient l'ovaire, le moyen la trompe, l'antérieur le ligament rond.

B. Péritoine viscéral. — a.) *Replis péritonéaux rattachant les organes aux parois abdominales.* Ce sont les mésentères ou ligaments péritonéaux.

1° *Ligament suspenseur du foie* ou *falciforme.* — Triangulaire; contient le cordon fibreux de la veine ombilicale. Part de l'ombilic, se porte à droite et en arrière en s'élargissant jusqu'au sillon longitudinal du foie; là, il se divise en deux parties, une supérieure qui passe entre le diaphragme et la face supérieure du foie et arrive jusqu'au ligament coronaire; une partie inférieure qui accompagne le cordon fibreux de la veine ombilicale.

2° *Ligament coronaire.* — Va du bord postérieur du foie au diaphragme. A ses deux extrémités, il s'élargit pour former les 2 ligaments triangulaires droit et gauche.

3° *Ligament hépatico-rénal.* — Va de la face inférieure du lobe droit du foie au rein; son bord libre, tourné à gauche, limite en avant l'hiatus de Winslow.

4° *Ligament phrénico-splénique.* — Va du diaphragme à l'extrémité supérieure de la rate.

5° *Ligament phrénico-gastrique.* — Va du côté gauche de l'ouverture œsophagienne au côté gauche du cardia.

6° *Ligament duodéno-rénal.* — Unit la partie supérieure du duodénum au sommet du rein droit.

7° *Mésentère.* — Triangulaire; son sommet, tronqué,

racine du mésentère, va de la 2e vertèb lombaire à l'articulation sacro-iliaque droite ; bas élargie en éventail, s'insère au hile de l'intestin rêle

8° *Mésocœcum.* — Le cœcum est nveloppé par le péritoine jusqu'à l'abouchement de l'in stin grêle. L'appendice cœcal a un petit mésentère.

9° *Mésocôlon transverse.* — Composé de 2 feuillets, l'un postérieur, et inférieur, qui se continue avec le feuillet supérieur et droit du mésentère; l'autre, antérieur et supérieur, qui va au pancréas.

10° *Mésocôlon iliaque.* — Rattache l'S iliaque à la fosse iliaque gauche.

11° *Mésorectum.* — Continu au précédent; n'existe que pour la partie supérieure du rectum.

12° *Ligaments larges.* — Décrits plus haut.

b.) *Replis péritonéaux rattachant les organes entre eux.* — 1° *Grand épliploon* ou *épiploon gastro-colique.* Part de la grande courbure de l'estomac, descend en avant des anses intestinales (lame antérieure du grand épiploon), puis remonte (lame postérieure du grand épiploon), et les deux feuillets s'écartent pour entourer le côlon transverse et se continuer avec le mésocôlon transverse. (Chez le fœtus cette lame postérieure est distincte du mésocôlon transverse et se continue jusqu'à la paroi abdominale postérieure.)

2° *Petit épiploon* ou *épiploon gastro-hépatique.* — Va du sillon transverse du foie à la petite courbure et au duodénum (ligament hépatico-duodénal). Il contient dans son intérieur la veine porte, l'artère hépatique et le canal cholédoque; il limite en haut et en avant l'arrière-cavité des épiploons.

3° *Ligament gastro-splénique.* — Va du hile de la rate à l'estomac; contient les vaisseaux courts.

Arrière-cavité des épiploons. — Distincte de la grande cavité péritonéale et communique avec elle par une ouverture, *hiatus de Winslow*. Cet hiatus a pour limites : en avant, la veine porte et le ligament hépatico-duodénal ou la partie droite du petit épiploon ; en arrière, la veine cave inférieure ; en haut, la face inférieure du lobe droit du foie, près du col de la vésicule ; en bas, la partie supérieure du duodénum. L'arrière-cavité des épiploons est limitée : en haut, par le lobe de Spigel et le feuillet inférieur du ligament coronaire ; en bas, par la réflexion des 2 lames du grand épiploon ; en avant, par la face postérieure de l'estomac et la lame antérieure du grand épiploon ; en arrière, par la lame postérieure du grand épiploon et le mésocôlon transverse (chez l'adulte) ; à gauche, par les ligaments phrénico-gastrique, phrénico-splénique, gastro-splénique et le grand épiploon ; à droite, par le ligament duodéno-rénal et le grand épiploon.

Trajet du péritoine. — Si l'on suit son trajet sur une coupe verticale et médiane, on voit qu'il se divise en deux parties qu'on peut supposer partir du sillon transverse du foie.

1° *La partie qui tapisse la grande cavité péritonéale.* — Part du sillon transverse, descend vers la petite courbure en formant le feuillet antérieur de l'épiploon gastro-hépatique, tapisse la face antérieure de l'estomac ; arrivée à la grande courbure, elle descend comme feuillet antérieur du grand épiploon, remonte comme feuillet postérieur du même, arrive au côlon (chez l'adulte), forme le feuillet inférieur du mésocôlon transverse, recouvre la face antérieure de la 3e portion du duodénum, forme le feuillet supérieur droit du mésentère, entoure l'intestin grêle, forme le feuillet inférieur gauche du mésentère, et gagne le rectum. Dans le bassin, il constitue les culs-de-sac recto-vésical chez l'homme, recto-vaginal et utéro-vésical chez la femme, remonte le long de la paroi abdominale antérieure, tapisse la face concave du diaphragme, se réfléchit au niveau du bord postérieur du foie pour consituer le feuillet supérieur du ligament coronaire, recouvre la face convexe du foie, son bord antérieur, sa face inférieure, et arrive au sillon transverse.

2° *Le péritoine qui tapisse l'arrière-cavité des épiploons.* — Part du sillon transverse, forme le feuillet postérieur de l'épiploon gastro-hépatique, tapisse la face postérieure de l'estomac; au niveau de la grande courbure, il s'accole au feuillet externe du grand épiploon dont il constitue le feuillet interne et l'accompagne jusqu'au côlon transverse; il forme le feuillet supérieur du mésocôlon transverse, se porte en haut en avant du pancréas, fournit le feuillet inférieur du ligament coronaire, tapisse la face inférieure du foie, et arrive à son point de départ.

ORGANES DES SENS

PREMIÈRE SECTION

APPAREIL DE LA VISION

Il comprend, de chaque coté, un organe fondamental, *œil* ou *globe oculaire*, et des organes accessoires.

CHAPITRE Ier. — BULBE OU GLOBE OCULAIRE.

PRÉPARATION. — *Sa dissection doit se faire en grande partie sous l'eau. Son examen comporte deux sortes de préparations, les coupes, la séparation par couches. Les coupes se font sur des yeux durcis par l'acide chromique ou le sublimé. La séparation des diverses couches se fait de la façon suivante : pour mettre à nu la choroïde, on incise un peu la sclérotique ; dès que la couleur noire de la choroïde apparaît au fond de l'incision, on insuffle de l'air entre les deux membranes pour les séparer l'une de l'autre, et on incise alors circulairement la sclérotique de façon à la diviser en un segment antérieur et un segment postérieur ; on enlève alors chacun de ces segments avec attention pour mettre à nu la choroïde. Pour mettre à nu la rétine, on enlève la choroïde de la même façon ; faire attention au niveau de la zone de Zinn. Le canal de Petit est insufflé par une légère piqûre ; le canal de Fontana est injecté ordinairement au mercure.*

Situé dans la cavité orbitaire. Forme de sphéroïde, dont la partie antérieure (cornée) est plus bombée. L'*axe de l'œil* est la ligne passant par le centre du globe oculaire et le centre de la cornée ; l'*équateur* de l'œil est le plan perpendiculaire à l'axe et qui le divise en 2 hémisphères, un antérieur, un postérieur ; les *méridiens* sont les plans conduits par l'axe de l'œil. L'entrée du nerf optique dans le globe oculaire se fait à 3 ou 4 millimètres en dedans du pôle postérieur de l'œil, à 1 millimètre au-dessous du plan méridien horizontal.

Dimensions de l'œil.	Diamètre antéro-postérieur.	24mm.
	— transversal. . . .	23
	— vertical	23

L'œil se compose de membranes enveloppantes, qui sont de dehors en dedans : 1° la *sclérotique* avec la *cornée ;* 2° la *choroïde* et *l'iris ;* 3° la *rétine,* et de milieux transparents qui sont d'avant en arrière : 1° l'*humeur aqueuse ;* 2° le *cristallin ;* 3° le *corps vitré.*

ARTICLE 1er. — MEMBRANE EXTERNE DE L'ŒIL.

1° SCLÉROTIQUE OU CORNÉE OPAQUE.

Blanche ou blanc bleuâtre, plus épaisse en arrière (1 millimètre), occupe les cinq sixièmes postérieurs de l'œil. Sa face externe donne attache aux tendons des muscles de l'œil ; sa face interne, brunâtre, répond à la choroïde ; en arrière, elle est percée pour le passage du nerf optique ; en avant, elle se continue avec la cornée.

Elle est constituée par des faisceaux de tissu connectif entre-croisés.

Artères. Viennent des ciliaires postérieures et antérieures. — *Veines.* Vont aux veines ciliaires antérieures et postérieures.

2° CORNÉE TRANSPARENTE.

Transparente, occupe le sixième antérieur de l'œil. Elle

est plus bombée que la sclérotique, et paraît enchâssée dans l'ouverture antérieure de celle-ci, comme un verre de montre dans son cadre ; à la réunion des deux membranes est un canal circulaire, *canal de Schlemm* ou *de Fontana*, plus rapproché de leur face postérieure.

Structure. — La cornée se compose d'une membrane propre comprise entre deux couches épithéliales ayant chacune pour support une lamelle élastique mince. On y trouve donc, d'avant en arrière : 1° un *épithélium pavimenteux stratifié* ; 2° la *lame élastique antérieure* ; 3° la *membrane propre*, lamelleuse, constituée par une substance fondamentale connective continue avec le tissu de la sclérotique et des éléments cellulaires particuliers ; 4° la *lame élastique postérieure* (*membrane de Demours* ou *de Descemet*, *membrane vitrée*), très-cassante, élastique ; 5° une couche simple d'*épithélium polygonal*. Près du bord de la cornée (*limbe*), la lame élastique postérieure, épaissie, va en partie s'attacher à la face interne du canal de Fontana, en partie se réfléchit vers l'iris (*ligament pectiné*).

La cornée ne contient pas de vaisseaux. Elle contient des *nerfs* qui arrivent jusque dans l'épithélium antérieur.

ARTICLE 2. — MEMBRANE MOYENNE DE L'ŒIL.

1° CHOROÏDE.

Va depuis l'entrée du nerf optique jusqu'au limbe de la cornée, où elle se continue avec l'iris. Elle comprend 2 *zones*, séparées par une ligne dentelée, *ora serrata*, une *zone postérieure*, ou *choroïdienne*, et une *zone antérieure* ou *ciliaire*.

1° **Zone choroïdienne**. — Sa face externe est brune, peu adhérente à la sclérotique, sauf à l'entrée du nerf optique. Sa face interne est foncée, lisse, et n'adhère pas à la rétine. Elle est très-vasculaire et se divise facilement en 2 lames, une externe contenant les gros vaisseaux, une interne, *membrane de Ruysch*, qui offre un réseau capillaire très-fin ; sa face externe est séparée de la sclérotique par du tissu connectif lâche, riche en cellules pigmentaires (*lamina fusca*) ; sa face interne est séparée de la rétine par une simple couche de cellules pigmentaires hexagonales très-régulières (*membrane pigmentaire*). Elle comprend donc, de dehors en dedans, les couches suivantes : 1° *lamina fusca ;* 2° membrane vasculaire ; 3° membrane de Ruysch ; 4° membrane pigmentaire.

2° **Zone ciliaire.** — A partir de l'ora serrata, la choroïde s'épaissit, devient grisâtre et adhère à la sclérotique. Là elle se divise en deux parties, une partie externe, ou *muscle ciliaire*, et une partie interne, plissée, *couronne ciliaire. a.*) Le *muscle ciliaire* ou *tenseur de la choroïde* (*ligament* ou *cercle ciliaire*) constitue un anneau grisâtre, triangulaire sur une coupe ; sa face externe répond à la sclérotique, sa face interne à la couronne ciliaire, sa base à la naissance de l'iris ; il se compose de fibres lisses, les unes antéro-postérieures, les autres circulaires ; les premières s'attachent en avant à la partie interne du canal de Fontana et vont de là vers l'iris et la choroïde ; les secondes constituent un anneau musculaire au lieu de réunion de l'iris et des procès ciliaires. *b.*) La *couronne ciliaire* (*corps ciliaire*) est composée par 70 ou 80 replis ou *procès ciliaires ;* ce sont de petites lamelles triangulaires, placées de champ, dont l'extrémité antérieure, arrondie, fait saillie en arrière de l'iris ; leurs faces latérales sont contiguës à celles des procès ciliaires voisins. Leur tissu, très-mou, est très-vasculaire ; leur face interne est tapissée par une couche de pigment.

2° IRIS.

L'iris est situé en avant du cristallin et percé d'une ouverture circulaire, la *pupille*, placée un peu en dedans de sa partie centrale. Sa face antérieure est convexe et séparée de la cornée par un espace (*chambre antérieure*) rempli par l'humeur aqueuse. Sa face postérieure s'accole à la face antérieure du cristallin. Sa grande circonférence s'attache à la partie antérieure et interne du muscle ciliaire; sa petite circonférence (*bord pupillaire*) est denticulée et en contact avec le cristallin.

Structure. — L'iris présente d'avant en arrière les couches suivantes: 1° une couche épithéliale simple, continuation de la membrane de Descemet et de la cornée; 2° une membrane propre, connective, vasculaire, contenant des fibres lisses qui forment autour de la pupille le *sphincter de la pupille;* l'existence de fibres radiées (*dilatateur de la pupille*) est encore indéterminée; cette couche est riche en nerfs: 3° la *membrane pigmentaire* ou *uvée*, formée par une couche de cellules pigmentaires.

Système vasculaire de la choroïde et de l'iris. — *A. Artères.* La zone choroïdienne est fournie par les ciliaires courtes postérieures; la zone ciliaire de la choroïde et l'iris sont fournis par les ciliaires longues et les ciliaires antérieures; ces artères constituent 2 cercles artériels, l'un antérieur, *grand cercle artériel de l'iris*, à la périphérie de l'iris; l'autre postérieur et externe, *cercle du muscle ciliaire*. Le système artériel de la zone choroïdienne communique à l'entrée du nerf optique avec le système capillaire de la rétine; celui de la zone ciliaire communique au pourtour de la cornée avec le réseau capillaire sous-conjonctival et scléroticał antérieur. — *B. Veines.* Il n'y a qu'un seul système veineux pour la choroïde et pour l'iris; ces veines vont se jeter dans 4 veines, *vasa vorticosa,* situées à égale distance les unes des autres dans le plan équatorial de l'œil. Une partie des veines du muscle ciliaire vont dans le canal de Fontana et de là dans les veines ciliaires antérieures.

ARTICLE 3. — RÉTINE.

Membrane mince, molle, transparente, très-altérable, opaline après la mort. Ses deux faces sont lisses, sans adhérences. A l'entrée du nerf optique, elle présente la *papille optique,* soulèvement situé au centre d'une tache blanche circulaire, et d'où partent les vaisseaux de la rétine. En dehors de la papille se voit la *tache jaune,* de $0^m,002$ de diamètre, jaunâtre, dont la partie centrale, transparente, *fosse centrale,* fait l'effet d'un trou ; à ce niveau la rétine adhère un peu à la choroïde.

Structure. — La rétine contient les couches suivantes, de dehors en dedans :

1° *Membrane de Jacob* ou *couche des bâtonnets.* — Formée par les *bâtonnets* et les *cônes,* composés chacun d'un article interne et d'un article externe et placés à côté les uns des autres et perpendiculairement à la surface de la rétine. Les cônes sont moins longs, plus épais et moins nombreux ;

2° *Membrane limitante externe,* connective, très-mince ;

3° *Couche granuleuse externe,* formée par des fibrilles rattachées aux cônes et aux bâtonnets et présentant des renflements granuleux ;

4° *Couche intermédiaire,* composée de fibrilles nerveuses ;

5° *Couche granuleuse interne,* formée par de petites cellules à 2 prolongements;

6° *Couche moléculaire,* plus épaisse, composée de fibrilles nerveuses très-fines ;

7° *Couche ganglionnaire*, formée de grosses cellules nerveuses dont les prolongements s'unissent aux fibres du nerf optique ;

8° *Couche des fibres du nerf optique.* — Il y a probablement continuité depuis ces fibres jusqu'à la couche des bâtonnets (*fibre de Müller*) ;

9° *Membrane limitante interne*, amorphe, connective. Elle est rattachée à la membrane limitante externe par un système de fibres connectives radiées.

Dans la tache jaune et la fosse centrale, il n'y a plus que des cônes ; la couche granuleuse externe subsiste, mais les autres couches disparaissent. Au niveau de la papille, il n'y a que des fibres du nerf optique. Dans la partie antérieure de la rétine, les éléments nerveux disparaissent peu à peu. La couche des bâtonnets, la couche granuleuse externe et la fosse centrale sont tout à fait dépourvues de vaisseaux.

Le système vasculaire de la rétine (fourni par l'artère et la veine centrale) est tout à fait indépendant, sauf la communication à l'entrée du nerf optique avec le système vasculaire de la choroïde.

ARTICLE 4. — MILIEUX TRANSPARENTS.

1° HUMEUR AQUEUSE.

Liquide incolore, contenu dans les chambres antérieure et postérieure de l'œil. La *chambre antérieure* est comprise entre la face postérieure de la cornée et la face antérieure de l'iris et du cristallin (au niveau de la pupille). La *chambre postérieure* a la forme d'une cavité annulaire prismatique, limitée en avant par la face postérieure de l'iris, en dehors par les procès ciliaires, en arrière par la zone de Zinn.

2° CRISTALLIN.

Lentille biconvexe dont la face postérieure est plus bombée que l'antérieure. Consistance plus dure au centre (*noyau*), très-molle à la surface (*humeur de Morgagni*). Il est contenu dans une capsule élastique, *capsule cristalline* ou *cristalloïde*. La substance du cristallin consiste en *fibres* aplaties, dentelées, juxtaposées pour former des *lamelles* concentriques disposées de façon à former plusieurs segments qui se voient bien par l'écrasement du cristallin. Le cristallin ne contient ni vaisseaux ni nerfs. Il est fixé en place par l'hyaloïde.

3° CORPS VITRÉ.

Sphère transparente, creusée en avant d'une fossette qui reçoit le cristallin. Sa substance est homogène, gélatiniforme, filante (*humeur vitrée*), de nature connective. Elle est enveloppée par une membrane mince, *hyaloïde*. Il ne contient ni vaisseaux, ni nerfs.

Partie antérieure de l'hyaloïde et mode de fixation du cristallin. — A l'*ora serrata*, l'hyaloïde s'épaissit et se divise en 2 feuillets : 1° le *feuillet postérieur* tapisse la fossette lenticulaire du corps vitré et se soude à la partie postérieure de la capsule cristalline; 2° le *feuillet antérieur* (*zone de Zinn*), s'accole et se soude aux procès ciliaires, se plisse comme eux et va s'attacher à la partie antérieure de la périphérie du cristallin; son insertion décrit une ligne onduleuse. Entre ces 2 feuillets et le bord du cristallin est un canal annulaire, *canal de Petit*.

CHAPITRE II. — PARTIES ACCESSOIRES DE L'APPAREIL DE LA VISION.

Elles comprennent un appareil moteur, un appareil de protection et l'appareil lacrymal.

ARTICLE 1er. — MUSCLES DE L'ŒIL.

La graisse de l'orbite est séparée du globe oculaire par une aponévrose mince, *aponévrose orbito-oculaire* ou *aponévrose de Tenon*. Celle-ci forme une cloison verticale partant du rebord orbitaire et creusée en cupule pour recevoir le globe oculaire ; elle est traversée par le nerf optique et les muscles droits, auxquels elle fournit des gaînes.

Le globe oculaire a 6 muscles, 4 *droits* et 2 *obliques*, plus un muscle pour la paupière supérieure, *releveur de la paupière supérieure ;* tous ces muscles, sauf le petit oblique, s'attachent dans le fond de la cavité orbitaire. Au fond de la cavité orbitaire se voient le trou optique et la fente sphénoïdale ; par le premier passent le nerf optique et l'artère ophthalmique ; la fente sphénoïdale est divisée en 3 ouvertures secondaires par un anneau fibreux, *anneau de Zinn*, attaché en bas à la partie inférieure de la fente par un petit tendon, *tendon de Zinn*, en dehors à une saillie du bord inféro-externe de la fente, en haut et en dedans à la gaîne du nerf optique ; par l'ouverture externe passent le pathétique, le frontal et le lacrymal ; par l'ouverture moyenne ou anneau de Zinn passent les nerfs moteur oculaire commun, moteur oculaire externe, nasal, naso-ciliaire, et la veine ophthalmique ; par l'ouverture inférieure passe une veine orbitaire.

1° RELEVEUR DE LA PAUPIÈRE SUPÉRIEURE.

Insertions. — 1° Gaîne du nerf optique et partie voisine de l'anneau de Zinn.

2° Bord supérieur du cartilage tarse.

Nerf. — Nerf moteur oculaire commun.

2° MUSCLES DROITS.

Au nombre de 4, *supérieur, inférieur, externe* et *interne.*

Insertions. — 1° Gaîne du nerf optique et anneau de Zinn.

2° Sclérotique, près de la cornée (expansions fibreuses à l'aponévrose oculaire).

Nerf. — Le droit externe est innervé par le moteur externe, les autres par le moteur commun.

3° MUSCLES OBLIQUES.

A. Grand oblique. — *Insertions.* 1° Partie la plus reculée de l'angle interne et supérieur de l'orbite.

2° Partie postérieure de la sclérotique. Son tendon, arrivé au rebord orbitaire, passe dans un petit anneau fibreux, *poulie du grand oblique,* puis se réfléchit en se portant en arrière et en dehors, au-dessous du droit supérieur, pour aller à la sclérotique.

Action. Il dirige le regard en bas et en dehors. —*Nerf.* Nerf pathétique.

B. Petit oblique. — *Insertions.* 1° Partie inférieure et interne du rebord orbitaire en dehors de la gouttière lacrymale.

2° Partie postérieure et externe de la sclérotique, entre l'insertion du droit externe et le nerf optique. — *Action.*

Il dirige le regard en haut et en dehors. — *Nerf.* Nerf moteur commun.

ARTICLE 2. — APPAREIL DE PROTECTION.

1° SOURCILS.

Constitués par des poils qui forment une arcade au-dessus de l'orbite. La peau du sourcil se rapproche de celle du cuir chevelu. Pour les muscles, voir les *muscles de la face*.

2° PAUPIÈRES.

Présentent une face libre, cutanée, une face postérieure, oculaire, un bord libre, et se réunissent pour former les angles interne et externe de l'œil. Elles interceptent la fente palpébrale. Chaque paupière a une partie *orbitaire* et une partie *tarsienne*. Leur face postérieure est tapissée par la *conjonctive*, qui, en se réfléchissant sur le bulbe oculaire, forme les *sinus conjonctival supérieur* et *inférieur*.

Le *bord libre* est taillé en biseau, en dedans pour la paupière supérieure, en dehors pour l'inférieure, et présente une lèvre antérieure où se voient les *cils*, et une lèvre postérieure où se voient les orifices des glandes de Meibomius; à sa partie interne est un tubercule, *papille lacrymale*, qui porte l'orifice des points lacrymaux. L'*angle interne*, ou *grand angle de l'œil*, offre un élargissement, *lac lacrymal*, qui contient une saillie rougeâtre, *caroncule lacrymale*, et un repli semi-lunaire de la conjonctive. L'*angle externe*, ou *petit angle de l'œil*, est un peu plus haut que l'interne.

Structure. — Les paupières comprennent les couches suivantes en allant de dehors en dedans: 1° *peau;* vers le bord libre, elle contient les follicules des cils pourvus de glandes sébacées; 2° *couche musculaire* (orbiculaire des paupières); 3° *tarse* ou *cartilage tarse*, lame fibreuse, souple, semi-lunaire; la *couche glanduleuse des glandes de Meibomius* est située dans leur épaisseur et se voit à leur face postérieure, ce sont des glandes sébacées; 4° *conjonctive*, muqueuse à épithélium pavimenteux stratifié; dans sa partie oculaire elle a la même structure.

Artères. — Viennent de l'ophthalmique, de la temporale, de la sous-orbitaire et de la faciale. Celles de la partie antérieure de la conjonctive scléroticale viennent des ciliaires antérieures. — *Veines*. Les sous-cutanées vont à la veine faciale, les sous-conjonctivales à la veine ophthalmique. — *Lymphatiques*. Vont aux ganglions sous-maxillaires et parotidiens. — *Nerfs*. Viennent de la branche ophthalmique et du sous-orbitaire (sensitifs) et du facial (moteurs).

ARTICLE 3. — APPAREIL LACRYMAL.

Il comprend la glande lacrymale et les voies lacrymales, composées des conduits lacrymaux, du sac lacrymal et du canal nasal.

1° GLANDE LACRYMALE.

Glande en grappe, située à la partie supérieure et externe de l'orbite. Elle comprend une *partie orbitaire* placée dans la fossette lacrymale, et une partie *palpébrale* placée dans l'épaisseur de la paupière supérieure, derrière le tendon du releveur. Les conduits excréteurs (3 à 5) s'ouvrent dans la partie externe du sinus conjonctival supérieur.

Artères. Viennent de l'ophthalmique. — *Veines*. Vont à la veine ophthalmique. — *Nerfs*. Viennent de l'ophthalmique et du rameau orbitaire du maxillaire supérieur.

2° VOIES LACRYMALES.

1° **Conduits lacrymaux.** — Vont des points lacrymaux à la paroi externe du sac lacrymal. Aux *points lacrymaux*, situés au sommet de la papille lacrymale, fait suite une dilatation en ampoule d'où part le *conduit lacrymal*, un pour chaque paupière; ces conduits lacrymaux se dirigent en dedans, derrière le tendon de l'orbiculaire, et s'unissent en un seul conduit qui s'ouvre dans le sac lacrymal, à la réunion du quart supérieur et des trois quarts inférieurs. Leur longueur est de 7 à 8 millimètres. Leur muqueuse a un épithélium pavimenteux stratifié.

2° **Sac lacrymal.** — Situé dans la gouttière lacrymale de l'orbite, forme un cylindre aplati transversalement, de 11 à 13 millimètres de hauteur. Sa paroi postéro-interne est constituée par la gouttière lacrymale; sa paroi postéro-externe par une lame fibreuse insérée aux deux lèvres de cette gouttière et soudée, en avant, au ligament palpébral interne, en arrière, au tendon réfléchi de l'orbiculaire. Sa muqueuse a un épithélium vibratile. Elle présente des replis, *valvules de Rosenmüller* et de *Béraud*.

3° **Canal nasal.** — Va du sac lacrymal au méat inférieur. Longueur, 12 à 15 et même 20 millimètres; calibre, 1 millimètre en moyenne. Un peu comprimé transversalement. Direction verticale avec une légère courbure à concavité postérieure et interne. Son extrémité inférieure s'ouvre plus ou moins haut dans le méat inférieur, à la réunion du quart antérieur et des trois quarts postérieurs. Sa muqueuse a un épithélium vibratile.

4° **Partie ciliaire de l'orbiculaire et muscle de Horner.** — Le bord libre des paupières est longé par un faisceau musculaire mince situé en avant des racines des cils et allant de la crête lacrymale de l'unguis au ligament palpébral externe. Une partie de ces fibres (*muscle de Horner*) va au tendon réfléchi de l'orbiculaire.

Artères. Viennent des palpébrales et des artères des fosses nasales. — *Veines.* Suivent les artères.

DEUXIÈME SECTION

APPAREIL DE L'AUDITION

Il se compose de trois parties : l'oreille externe, l'oreille moyenne et l'oreille interne.

CHAPITRE Ier. — OREILLE EXTERNE.

Elle comprend le pavillon de l'oreille et le conduit auditif externe.

1° PAVILLON DE L'OREILLE.

Conformation extérieure. — Il a 2 faces, 2 bords et 2 extrémités. La *face externe* présente 4 saillies : 1° l'*hélix*, qui entoure le pavillon et se termine en s'enfonçant dans la cavité de la conque; 2° l'*anthélix*, saillie concentrique à l'hélix et divisée en avant en 2 branches qui interceptent une fossette, *fossette scaphoïde ;* 3° le *tragus,* sorte d'opercule couvert de poils situé en avant de la conque; 4° l'*antitragus,* situé vis-à-vis du tragus, en arrière de la conque. Ces saillies circonscrivent 3 cavités : 1° la *conque*, qui donne accès dans le conduit auditif externe; 2° la *gouttière de l'hélix,* placée entre l'hélix et l'anthélix; 3° la *fossette scaphoïde*. La *face interne*, attachée au crâne, a une disposition inverse de celle de la face externe. Le *bord antérieur* est adhérent, le *bord postérieur* libre. L'*extrémité supérieure* est large, arrondie; l'*extrémité inférieure* présente le *lobule de l'oreille*.

Conformation intérieure. — A. *Cartilage du pavillon ou de la conque*. A la forme générale de l'oreille; n'existe pas au niveau du lobule; au niveau du tragus et de l'antitragus, il se continue avec le cartilage du conduit auditif externe. Des ligaments le rattachent en avant au tubercule de l'apophyse zygomatique, en arrière à l'apophyse mastoïde.

B. *Muscles du pavillon*. — a.) *Muscles situés à la face externe du pavillon :* 1° *muscle du tragus*. Va du bord supérieur à la partie inférieure du tragus; 2° *grand muscle de l'hélix*. Va d'une petite saillie de l'hélix à la peau; 3° *petit muscle de l'hélix*. Situé au lieu d'inflexion de l'hélix pour s'enfoncer dans la conque; 4° *muscle de l'antitragus*. Va du bord postérieur de l'antitragus à la languette cartilagineuse de l'hélix. b) *Muscles situés à la face interne du pavillon :* 1° *muscle transverse*. Va de la convexité de la conque à la convexité de la gouttière de l'hélix; 2° *muscle oblique*. Va de la convexité de la conque à la convexité de la fossette scaphoïde.

Artères du pavillon. Viennent de la temporale superficielle et de la carotide externe. — *Veines*. Suivent les artères. — *Lymphatiques*. Vont aux ganglions parotidiens et occipitaux. — *Nerfs*. Viennent de la branche auriculaire du plexus cervical et du sous-occipital (sensitifs) et du facial (moteurs).

2° CONDUIT AUDITIF EXTERNE.

Canal allant de la conque à la membrane du tympan.

Son orifice externe est elliptique, à grand axe vertical. Il se dirige d'abord un peu en avant, puis en arrière, puis de nouveau en avant; il en résulte 2 coudes, un postérieur aigu, un antérieur mousse. Il présente en outre une courbure à convexité supérieure. Sa longueur est en moyenne de 24 millimètres. Son calibre est plus petit dans sa partie moyenne.

Structure. — Il comprend une portion osseuse et une portion cartilagineuse. Le cartilage forme une gouttière ouverte en haut, dont la partie postérieure et externe se continue avec le cartilage du pavillon; 2 échancrures, *incisures de Santorini*, le divisent en 3 anneaux incomplets. La peau du conduit auditif externe contient des glandes volumineuses, *glandes cérumineuses*, analogues comme structure aux glandes sudoripares et qui sécrètent une matière sébacée, le *cérumen*.

Artères. Viennent de l'auriculaire postérieure et des parotidiennes. — *Veines*. Suivent les artères. — *Lymphatiques*. Vont aux mêmes ganglions que ceux du pavillon. — *Nerfs*. Viennent de l'auriculo-temporal, de la branche auriculaire du plexus cervical et du rameau auriculaire du pneumo-gastrique.

CHAPITRE II. — OREILLE MOYENNE.

Préparation. — *L'étudier d'abord sur des temporaux de fœtus et de nouveau-nés. Faire les coupes dans différentes directions. Pour voir les osselets en place avec leurs muscles, faire 2 préparations : 1° ouvrir la caisse par sa paroi supérieure; 2° enlever toute la partie antérieure et inférieure du conduit auditif.*

L'oreille moyenne comprend une partie osseuse et des parties molles.

a. — *Parties osseuses de l'oreille moyenne.*

Elles se composent de la caisse du tympan et des osselets de l'ouïe.

1° CAISSE DU TYMPAN.

Elle présente 2 parois, une interne, une externe, et une circonférence d'où partent en avant le conduit musculo-tubaire, en arrière l'orifice de communication des cellules mastoïdiennes. Son axe est dirigé en bas, en dehors et en avant, de façon qu'elle est couchée obliquement sur le conduit auditif externe.

A. *Paroi externe.* — Elle présente une ouverture circulaire fermée par la membrane du tympan.

B. *Paroi interne.* — Elle offre au milieu une saillie, le *promontoire,* dont la base correspond à l'origine du limaçon et sur lequel se voient des sillons pour le nerf de Jacobson et les filets qui en partent. Au-dessus du promontoire est la *fenêtre ovale* qui conduit dans le vestibule, et au-dessous et en arrière la *fenêtre ronde* qui mène dans le limaçon. En arrière du promontoire est une saillie tubuleuse, la *pyramide,* qui s'abouche dans le canal de Fallope.

C. *Circonférence.* — Formée en haut par une lamelle osseuse, *toit du tympan.* En arrière, elle offre l'ouverture des cellules mastoïdiennes et l'orifice du canal de la corde du tympan; en avant, on y trouve la scissure de Glaser, l'orifice de sortie de la corde du tympan et le conduit musculo-tubaire.

D. *Cellules mastoïdiennes.* — Creusées dans l'épaisseur de l'apophyse mastoïde.

E. *Conduit musculo-tubaire.*— Va de l'angle rentrant du temporal à la partie antérieure de la caisse; a une direction parallèle à l'axe du rocher. Divisé en 2 canaux secondaires par une lamelle osseuse, l'un *supérieur*, *canal du muscle du marteau*, terminé en avant par un coude en forme de bec, *bec de cuiller*; l'autre inférieur, *partie osseuse de la trompe d'Eustache*, évasé en entonnoir à son extrémité tympanique.

2° OSSELETS DE L'OUIE.

1° **Marteau.** Présente une tête, un col et 3 apophyses, le manche, l'apophyse grêle de Raw et l'apophyse externe. La *tête* est arrondie, pourvue en arrière d'une facette en selle articulée avec l'enclume, et logée dans la paroi supérieure de la caisse. Le *col* est aplati. Le *manche* est allongé, un peu recourbé en *S* à son sommet et dirigé en bas et un peu en dedans et en arrière. L'*apophyse grêle de Raw*, ou *apophyse antérieure*, est longue, grêle, et s'engage dans la scissure de Glaser. L'*apophyse externe* est courte, part de la partie supérieure du manche et va en bas et en dehors.

2° **Enclume.** — Elle a un corps et 2 apophyses. Le *corps*, aplati de dehors en dedans, offre en avant une facette pour la tête du marteau. L'*apophyse supérieure*, courte, épaisse, va en arrière se loger dans une dépression de la caisse. L'*inférieure*, longue, grêle, descend verticalement en dedans et en arrière du manche du marteau; elle porte à son sommet une petite facette concave qui reçoit l'os lenticulaire.

3° **Os lenticulaire.** — Très-petit, intermédiaire entre l'enclume et l'étrier.

4° **Étrier.** — Va horizontalement de l'os lenticulaire à la fenêtre ovale. Il comprend une *tête* concave articulée avec l'os lenticulaire et continue par un *col* avec les 2 *branches*. Celles-ci se rejoignent à la *base* de l'os, qui s'enfonce dans la fenêtre ovale. La branche antérieure est droite.

b. — *Parties molles de l'oreille moyenne.*

1° LIGAMENTS DES OSSELETS.

Le marteau et l'enclume d'une part, l'enclume, l'os lenticulaire et l'étrier d'autre part, sont réunis par des articulations pourvues de synoviales et de capsules fibreuses. En outre, 4 ligaments rattachent le marteau et l'enclume aux parois de la caisse : 1° *ligament suspenseur du marteau,* qui va du sommet de la tête à la voûte du tympan ; 2° *ligament antérieur du marteau* (pris longtemps pour un muscle, *muscle antérieur du marteau*), qui va de l'épine du sphénoïde au col de l'os en passant par la scissure de Glaser; 3° *ligament postérieur de l'enclume,* qui va de l'apophyse postérieure de l'enclume à la circonférence de la caisse; 4° *ligament supérieur de l'enclume,* qui va de la voûte du tympan au corps de l'enclume.

2° MUSCLES DES OSSELETS.

A. **Muscle du marteau.** (*Tensor tympani.*) — *Insertions.* 1° Naît de l'angle antérieur du rocher, de la grande aile du sphénoïde, de la paroi supérieure de la trompe et de l'orifice antérieur du canal musculo-tubaire; 2° partie interne du manche du marteau près de sa base. — *Rapports.* Il est situé dans le canal osseux placé au-dessus de la trompe; son tendon se réfléchit au bec de cuiller. — *Action.* Il porte en dedans le manche du marteau et la membrane du tympan qu'il tend. — *Nerf.* Innervé par le trijumeau.

B. **Muscle de l'étrier.** (*Laxator tympani.*)— *Insertions.* 1° Canal de la pyramide; 2° partie postérieure de la tête de l'étrier. — *Action.* Paraît relâcher la membrane du tympan. — *Nerf.* Innervé par le nerf facial.

3° MUQUEUSE DE LA CAISSE DU TYMPAN.

Mince, blanc rosé; prolongée dans les cellules mastoïdiennes et la trompe d'Eustache. Enveloppe la chaîne des osselets. Épithélium pavimenteux simple.

4° TROMPE D'EUSTACHE.

Va de la caisse au pharynx. Composée d'une partie osseuse et d'une partie cartilagineuse. Longueur, $0^{m},035$. Son calibre est le plus étroit à la réunion des 2 portions. Direction oblique en dehors, en arrière et un peu en haut, avec un angle très-obtus ouvert en bas. Sa face postéro-interne répond en arrière au canal carotidien et au pharynx; sa face antéro-externe répond au péristaphylin externe et est reçue dans une échancrure du bord postérieur de l'aile interne de l'apophyse ptérygoïde. L'*orifice tympanique* s'ouvre à la partie antérieure et supérieure de la caisse; l'orifice pharyngien, très-évasé (*pavillon de la trompe*), est situé à 7 centimètres de l'ouverture antérieure des fosses nasales, au niveau du bord supérieur du cornet inférieur.

Structure. — Le cartilage de la trompe n'existe qu'à sa paroi interne et au bord supérieur; en dehors et en bas, il est remplacé par une lamelle fibreuse (*partie membraneuse de la trompe*). La muqueuse est tapissée par un épithélium vibratile; elle contient des glandes en grappe.

5° MEMBRANE DU TYMPAN.

Membrane mince, transparente, gris-perle ou rose pâle, adhérente au manche du marteau. Elle est circulaire

(1 centimètre de diamètre) et fait avec la paroi inférieure du conduit auditif un angle aigu; sa face interne est concave, l'externe convexe.

Elle comprend 3 couches, qui sont de dehors en dedans: 1° une couche épidermique continue à celle du conduit auditif externe; 2° une trame fibreuse; 3° une muqueuse recouverte d'un épithélium pavimenteux.

6° MEMBRANE DE LA FENÊTRE RONDE OU TYMPANUM SECONDARIUM.

Ferme la fenêtre ronde.

Artères. Viennent de la stylo-mastoïdienne, de la tympanique et de la méningée moyenne. — *Veines.* Vont dans les veines correspondantes. — *Nerfs sensitifs.* Viennent du nerf de Jacobson et du grand sympathique.

CHAPITRE III. — OREILLE INTERNE OU LABYRINTHE.

Le labyrinthe comprend le labyrinthe osseux et le labyrinthe membraneux.

1° LABYRINTHE OSSEUX.

Il comprend le *conduit auditif interne,* le *vestibule,* les 3 *canaux demi-circulaires* et le *limaçon.*

1° **Conditif auditif interne.** — Long de 8 millimètres; va transversalement de la face postérieure du rocher au vestibule et à la base du limaçon. Son fond est divisé par une crête transversale en 2 fossettes; la *supérieure* offre en avant l'*orifice interne du canal de Fallope,* en arrière des trous conduisant au vestibule; l'*inférieure* offre en avant des trous en spirale, *tractus spiralis foraminosus*, correspondant à la base du limaçon, et en arrière un trou, *foramen singulare*, qui va à l'ampoule du canal demi-circulaire postérieur.

2° **Vestibule.** — Ovoïde, divisé par la *crête du vestibule* en deux parties; une supérieure et postérieure, *fossette ovoïde*, une antérieure et inférieure, *fossette hémisphérique*. A l'état sec, communique, en avant et en dehors, avec la caisse par la fenêtre ovale, en arrière et en dehors, par 5 orifices, avec les canaux demi-circulaires, en avant et en bas avec la rampe vestibulaire du limaçon. Il communique en outre, par les *taches criblées*, antérieure, moyenne et postérieure, avec le fond du conduit auditif interne.

3° **Canaux demi-circulaires.** — Situés dans 3 plans se coupant à angle droit : *canal demi-circulaire supérieur*, vertical, transversal à l'axe du rocher; *canal demi-circulaire postérieur*, vertical, parallèle à l'axe du rocher; *canal demi-circulaire horizontal*, convexe en dehors. Chaque canal a 2 orifices, dont l'un est dilaté (*orifice ampullaire*); les 2 canaux verticaux ont un orifice non-ampullaire commun.

4° **Limaçon.** Situé en dedans et en avant du vestibule, en avant du conduit auditif interne, en arrière de la trompe d'Eustache. Son *axe, modiolus*, est un cône creux dont la base correspond au *tractus spiralis foraminosus ;* cet axe est horizontal, perpendiculaire à l'axe du rocher. Le *canal du limaçon*, *canal spiral*, s'enroule en spirale autour de l'axe en formant 2 tours et demi de spire; la base ouverte de ce canal correspond à la fenêtre ronde et au plancher du vestibule; son sommet fermé répond au sommet du cône et du limaçon. La lamelle osseuse qui le constitue s'appelle *lame des contours*. Ce canal spiral est divisé en 2 tubes secondaires, ou *rampes*, par une lame, *lame spirale*, en partie osseuse, en partie membraneuse. La rampe inférieure ou *tympanique* est postérieure et commence à la fenêtre ronde; la rampe supérieure ou *vestibulaire* est antérieure et commence dans le vestibule; la lame spirale osseuse qui les sépare se termine au sommet du canal spiral par un petit crochet, *hamulus*. Les 2 rampes communiquent par un orifice au sommet du canal spiral.

2° LABYRINTHE MEMBRANEUX.

Il comprend deux parties, l'utricule et les canaux demi-circulaires, le saccule et le limaçon.

Arrivé au fond du conduit auditif interne, le nerf auditif se divise en 2 branches, une antérieure, *nerf du limaçon*, qui pénètre dans l'axe du limaçon; une postérieure, *nerf vestibulaire*, qui donne 3 rameaux, un supérieur pour l'utricule et les ampoules des canaux demi-circulaires supérieur et horizontal, un moyen pour le saccule, un inférieur pour l'ampoule du canal demi-circulaire inférieur.

1° Utricule et canaux demi-circulaires. — L'*utricule* forme le confluent des canaux demi-circulaires; il est logé dans la fossette ovoïde. Les canaux demi-circulaires s'ouvrent au côté externe de l'utricule par 5 orifices. Ils sont séparés de la paroi osseuse par un liquide, la *périlymphe*, et contiennent un liquide clair, l'*endolymphe*. A l'entrée des nerfs utriculaire et ampullaires se trouvent des taches blanc jaunâtre, *tache* et *crêtes acoustiques*.

2° Saccule et limaçon. — Le *saccule* est situé dans la fossette hémisphérique; en haut, il se soude à l'utricule. Le *limaçon* est constitué de la façon suivante : la lame spirale osseuse est complétée par 2 lamelles membraneuses, l'une inférieure, *membrane basilaire*, l'autre supérieure, *membrane de Corti*. Il y a donc entre ces 2 membranes une *rampe moyenne*, comprise entre les rampes vestibulaire et tympanique. Cette rampe moyenne contient l'*organe de Corti*. Cet organe de Corti se compose d'environ 3,000 petits arcs élastiques tendus sur la membrane basilaire.

TROISIÈME SECTION

APPAREIL DE L'OLFACTION

Il comprend le *nez* et les *cavités nasales*.

1° NEZ.

On lui décrit : un *sommet* ou *racine du nez ;* une *base* qui offre les orifices des 2 narines, séparées par la *sous-cloison ;* un bord antérieur, *dos du nez ;* un angle antérieur, lobule du nez, et 2 faces latérales.

Conformation intérieure. — 1° **Charpente osseuse ;** constituée par l'apophyse montante du maxillaire supérieur et des os du nez.

2° **Cartilages.** — *a*) *Cartilage de la cloison,* vertical, quadrilatère, reçu dans l'angle rentrant formé par le vomer et la lame perpendiculaire de l'ethmoïde; son bord antérieur répond au dos du nez, son bord inférieur, très-court, à la sous-cloison. *b*) *Cartilages latéraux.* Triangulaires, continus au bord antérieur du cartilage de la cloison; forment les parties latérales du nez ; leur bord supérieur s'unit au bord inférieur des os du nez. *c*) *Cartilages de l'aile du nez.* Ils sont formés par 2 branches interceptant un angle ouvert en arrière ; la branche externe, épaisse, irrégulière, suit le bord supérieur de l'aile du nez ; la branche interne, rectangulaire, s'adosse par sa face interne à celle du côté opposé et forme avec elle la sous-cloison. Ces cartilages sont réunis par une membrane fibreuse.

3° **Muscles du nez.** (Voir page 142.)

4° **Peau du nez.** — Très-riche en glandes sébacées.

Artères. Viennent des nasales, faciales et coronaire labiale supérieure. — *Veines.* Vont à la veine faciale. — *Lymphatiques.* Vont aux ganglions sous-maxillaires. — *Nerfs.* Viennent de l'ophthalmique (sensitifs) et du facial (moteurs).

2° CAVITÉS NASALES.

Elles comprennent, en allant d'avant en arrière : 1° les *narines* ; 2° les *fosses nasales* ; 3° l'*arrière cavité des fosses nasales* impaire, décrite avec le pharynx.

1° **Narines.** — Formées en dehors par l'aile du nez, en dedans par la cloison et la sous-cloison. La peau qui les tapisse présente des poils nombreux, *vibrisses.*

2° **Fosses nasales.** — Décrites page 38. Tapissées par une muqueuse, *membrane pituitaire* ou *de Schneider,* qui se continue dans les sinus dont elle rétrécit les orifices de communication avec les fosses nasales.

Dans la *région olfactive* (partie où se distribue le nerf olfactif), la muqueuse est jaune brunâtre, molle et tapissée par un épithélium cylindrique. Dans le reste des fosses nasales (*région respiratoire*), elle est épaisse, rosée et tapissée par un épithélium vibratile. Dans les sinus, elle est beaucoup plus mince.

Artères. Viennent de la maxillaire interne et de l'ophthalmique. — *Veines.* Très-nombreuses ; vont aux veines faciale et sphéno-palatine. — *Nerfs.* Viennent du nerf olfactif, de la branche ophthalmique de Willis et du maxillaire supérieur.

QUATRIÈME SECTION

PEAU

Composée de deux parties, une partie profonde, *derme*, et une partie superficielle, *épiderme*, à laquelle se rattachent les *poils* et les *ongles*. Elle possède en outre deux espèces de glandes, des *glandes sudoripares* et des *glandes sébacées*, auxquelles on peut rattacher les *glandes mammaires*. Enfin elle se relie aux parties sous-jacentes par le *tissu cellulaire sous-cutané*.

Elle a une étendue de plus d'un mètre carré. La couleur varie suivant les races. Elle présente des plis nombreux (plis musculaires, articulaires, rides, etc.), et à la plante des pieds et à la paume des mains des papilles disposées en séries linéaires.

1° DERME CUTANÉ OU CHORION.

Membrane blanche, demi-transparente, élastique. Sa face externe est couverte de papilles (*couche papillaire*); sa partie profonde circonscrit des aréoles remplies de graisse (*couche réticulaire*).

Le derme se compose de faisceaux connectifs et élastiques entre-croisés. Les *papilles* du derme sont surtout développées à la paume de la main et à la plante du pied, où elles forment des séries linéaires régulières. Les unes ne contiennent que des vaisseaux (*papilles vasculaires*); les autres contiennent des nerfs (*papilles nerveuses*); dans celles-ci les nerfs se terminent dans des corpuscules ovoïdes, *corpuscules du tact* ou *de Meissner*. Les nerfs du derme sont fournis par les 31 paires nerveuses, et pour le segment antérieur de la tête, par le trijumeau. Le derme est très-riche en lymphatiques.

2° ÉPIDERME.

Complétement dépourvu de vaisseaux et de nerfs et formé uniquement par des cellules épithéliales. Il se moule sur la surface externe du derme dont il peut être détaché par la macération.

Il se compose de 2 couches : 1° une couche externe, *cornée*, très-épaisse à la main et au pied et constituée par des lamelles épithéliales dont les plus superficielles sont dépourvues de noyau ; 2° une couche profonde, *couche de Malpighi*, composée de cellules à noyaux, dentelées et aplaties près de la couche cornée, cylindriques et perpendiculaires au derme dans leur partie profonde. C'est dans ces cellules cylindriques que se dépose surtout le pigment qui donne à la peau sa couleur. La couche de Malpighi est moins épaisse au niveau des papilles, d'où son aspect réticulé quand elle a été enlevée par la macération (*réseau de Malpighi*).

3° ONGLES.

Lames cornées dépendant de l'épiderme, reçues dans un repli du derme, *matrice* de l'ongle.

L'*ongle* présente une face supérieure lisse ; une face profonde, creusée de sillons longitudinaux qui s'engrènent avec des crêtes correspondantes de la matrice de l'ongle ; 2 bords latéraux, logés en arrière dans la matrice unguéale, et une extrémité postérieure ou *racine*, plus molle, logée aussi dans la matrice, sauf quelquefois sa partie antérieure semi-lunaire (*lunule*). L'ongle se compose, comme l'épiderme, d'une couche muqueuse adhérente à la matrice et d'une couche cornée dure, transparente.

La *matrice* de l'ongle a la même structure que le derme cutané. Sa surface est garnie, en avant (*lit de l'ongle*), de 70 à 80 petites crêtes linéaires qui commencent en arrière, dans le fond de la rainure unguéale, et se dirigent en avant en divergeant. Ces crêtes sont pourvues de papilles vasculaires.

4° POILS.

Le poil se compose d'une partie libre, *tige du poil*, et d'une partie, *racine du poil*, implantée dans le *follicule pileux*.

1° *Tige du poil.* — Elle présente, suivant les régions, des différences très-grandes de largeur, d'épaisseur, de forme, de couleur, etc. Ils existent sur toute la surface cutanée, à l'exception des endroits suivants : paupière supérieure, paume de la main, plante des pieds, face dorsale des dernières phalanges des doigts et des orteils, lame interne du prépuce et gland. Leur implantation se fait en général obliquement et suivant des lignes courbes régulières.

La *racine* du poil est implantée dans le follicule pileux; sa partie inférieure, molle, renflée (*bulbe pileux*), est creusée d'une dépression qui reçoit la *papille du poil*, bourgeon qui naît du follicule pileux.

Structure. — 1° *Poil.* Il comprend, de l'extérieur au centre, une couche épidermique, une substance corticale dont les fibres sont formées par des lamelles épithéliales pourvues de pigment, et une substance médullaire formée par des traînées de cellules rectangulaires. 2° *Follicule pileux.* C'est un repli de la peau qui comprend une partie dermique, *follicule du poil*, connective et vasculaire, et une couche épidermique, *gaîne de la racine du poil.* Du fond du follicule s'élève un petit bourgeon analogue aux papilles du derme, *papille du poil.*

5° GLANDES SUDORIPARES.

Glandes en tube. Existent sur toute la surface de la peau, sauf les lèvres, les bords des paupières, le gland et la lame interne du prépuce. Elles sont très-nombreuses à la paume de la main; et à la plante du pied. Dans le conduit auditif externe, elles forment les *glandes cérumineuses.* Elles s'ouvrent à la surface de la peau par des orifices très-étroits. Elles se composent d'un glomérule sécréteur et d'un canal excréteur. Le *glomérule* est constitué par l'enroulement sur lui-même du canal sécréteur terminé en cul-de-sac. Le conduit excréteur traverse le derme, puis l'épiderme en s'enroulant en spirale; là il est dépourvu de parois propres.

6° GLANDES SÉBACÉES.

Annexées aux follicules pileux. Manquent là où manquent les poils. Ce sont des glandes en grappe simples, 2 à 5 par follicule. Elles s'ouvrent dans le follicule pileux même.

7° GLANDE MAMMAIRE CHEZ LA FEMME.

Les glandes mammaires sont situées au niveau du grand pectoral et vont de la 3e à la 7e côte. Leur sommet est occupé par une papille volumineuse, le *mamelon,* situé à la hauteur du 4e espace intercostal, et entouré par une zone rose ou brunâtre, *aréole.*

Isolée, la glande mammaire a la forme d'un disque plus épais au centre. Hors l'état de lactation, elle est blanc grisâtre, dure, homogène. Pendant la lactation, elle devient plus volumineuse et ses lobules (12 à 15) deviennent plus marqués. Ces lobules ont la structure des glandes en grappe, et chacun donne naissance à un canal excréteur, *conduit galactophore*, qui s'ouvre sur le mamelon après avoir présenté une dilatation fusiforme (*ampoule* ou *sinus galactophore*). On trouve dans la paroi de ces conduits des fibres musculaires lisses. Une couche adipeuse recouvre la mamelle et lui donne sa forme arrondie. L'aréole et le mamelon sont très-riches en fibres musculaires lisses et présentent des papilles volumineuses.

Artères. Viennent de la mammaire interne, de la thoracique longue et des intercostales aortiques. — *Veines* Accompagnent les artères. — *Lymphatiques*. Vont aux ganglions de l'aisselle. — *Nerfs*. Viennent des 4e, 5e et 6e nerfs intercostaux et des branches thoraciques du plexus brachial.

Chez l'homme, la glande mammaire est rudimentaire.

8° TISSU CELLULAIRE SOUS-CUTANÉ.

Formé par des lamelles connectives et élastiques entrecroisées qui circonscrivent des mailles dans lesquelles se dépose la graisse. Ordinairement, ce tissu peut se décomposer en 2 couches : une superficielle, aréolaire, serrée, riche en graisse ; une profonde, lamelleuse, ou *fascia superficialis*.

Dans les endroits où la peau glisse sur des parties résistantes ou est soumise à des pressions répétées, on trouve des *bourses séreuses sous-cutanées* (olécrane, épitrochlée, rotule, ischion, etc.).

EMBRYOLOGIE

I. — Développement de l'ovule après la fécondation.

1° Structure de l'ovule. — Grosseur, $0^{mm},1$ à $0^{mm},2$. Il comprend : une membrane d'enveloppe, *membrane vitelline* ou *zone pellucide;* un contenu granuleux, *vitellus;* un noyau excentrique, *vésicule germinative,* qui contient une granulation, *tache germinative.*

2° Phénomènes qui se passent dans l'ovule jusqu'à l'apparition de l'embryon. — Après la fécondation, la vésicule et la tache germinative disparaissent, le vitellus se contracte et se divise en 2, puis 4, 8, etc. (*segmentation du vitellus*), et se trouve ainsi formé par une masse de globules, *globules vitellins.* Ces globules sont peu à peu refoulés à la face interne de la membrane vitelline par un liquide qui s'accumule dans la partie centrale de la masse vitelline, et constituent ainsi un feuillet membraneux, le *blastoderme,* appliqué comme un épithélium pavimenteux simple à la face interne de la membrane vitelline, qui prend le nom de *chorion primitif.* Dans le blastoderme, au 8e jour, apparaît une tache, *tache embryonnaire* ou *aire germinative;* en même temps, il se divise en 2 feuillets, et l'œuf se compose alors de 3 vésicules emboîtées : le chorion, le feuillet externe et le feuillet interne du blastoderme. Bientôt le feuillet interne se divise à son tour en 2 feuillets, seulement au niveau de la tache embryonnaire, et il se forme ainsi un 3e feuillet, *feuillet moyen du blastoderme.* La tache embryonnaire s'épaissit, se soulève en forme de bouclier et paraît comme une tache sombre, *aire opaque;* dans son centre est un endroit clair, *aire transparente,* et au milieu une petite ligne foncée, *aire embryonnaire,* première ébauche de l'embryon. Cette aire embryonnaire se creuse sur sa face dorsale ou convexe d'un sillon linéaire, *gouttière primitive.*

3° **Développement des 3 feuillets du blastoderme.** — A. *Feuillet externe (feuillet sensitif, feuillet séreux, feuillet animal).* Il contribue à former des parties fœtales et des parties extra-fœtales (enveloppes de l'œuf). *a) Parties fœtales.* La gouttière primitive s'élargit, puis se transforme en un canal fermé, *canal médullaire,* qui constituera le système nerveux central. Le reste du feuillet externe (*lames épidermiques* ou *cornées*) forme l'épiderme de toute la surface cutanée de l'embryon, les poils, les ongles, les glandes de la peau, le cristallin. *b) Parties extra-fœtales.* L'embryon s'incurve en avant, en arrière et sur les côtés, vers un point central, *ombilic,* situé du côté ventral; il entraîne ainsi la partie extra-embryonnaire du feuillet externe du blastoderme qui le coiffe de tous côtés (*capuchons céphalique, caudal, latéraux*) en formant l'*amnios,* qui peu à peu finit par envelopper complétement l'embryon lorsque ses replis se sont soudés derrière l'embryon. L'amnios se continue au niveau de l'ombilic avec l'épiderme cutané. La partie du feuillet blastodermique externe, qui ne prend pas part à la formation de l'amnios, reste accolée au chorion primitif.

B. *Feuillet interne du blastoderme (feuillet muqueux ou intestino-glandulaire).* — Comme parties intra-fœtales, il forme l'épithélium de l'intestin et de la vessie; comme parties extra-fœtales, l'épithélium de la vésicule ombilicale et de l'allantoïde. a) *Formation de la cavité intestinale et de la vésicule ombilicale.* L'incurvation de l'embryon vers l'ombilic divise le feuillet blastodermique interne en une partie *intra-embryonnaire*, qui tapisse la concavité de l'embryon, *gouttière intestinale*, et une partie *extra-embryonnaire*, *vésicule ombilicale*; les cavités de l'intestin et de la vésicule ombilicale communiquent d'abord par un large conduit qui se rétrécit peu à peu, *conduit vitellin* ou *omphalo-mésentérique*, et qui s'oblitère plus tard. La cavité intestinale se termine d'abord en avant et en arrière par 2 culs-de-sac qui s'ouvrent ensuite (orifices buccal et anal); le cul-de-sac antérieur, *cavité céphalo-intestinale*, présente en outre 4 fentes temporaires, *fentes pharyngiennes*. b) *Formation de la vessie et de l'allantoïde.* La paroi antérieure du cul-de-sac postérieur de l'intestin (*cavité pelvi-intestinale*) se déprime et forme une petite vésicule d'abord contenue dans l'intérieur de l'embryon, puis qui s'agrandit et devient extra-embryonnaire. La partie de cette vésicule, qui reste dans l'embryon, constitue la vessie (épithélium vésical); la partie qui est en dehors de l'embryon constitue l'*allantoïde*; les deux communiquent à l'ombilic par un canal, *canal allantoïdien*, d'abord large, puis étroit, dont l'ouraque est un reste.

C. *Feuillet moyen du blastoderme* (*feuillet germinatif*, *feuillet vasculaire*). Il forme tout le reste de l'embryon et la partie fibreuse de l'amnios, de l'allantoïde et de la vésicule ombilicale. Vers le 14ᵉ jour, au-dessous de la gouttière médullaire, paraît un cordon cylindrique, la corde dorsale, ébauche des corps vertébraux et des disques. De chaque côté de cette corde dorsale, le feuillet moyen (*lames latérales*) se divise en deux lames; l'une, interne, *lame fibro-intestinale*, forme la partie fibro-vasculaire de l'intestin, de la vésicule ombilicale et de l'allantoïde ; l'autre, externe, *lame cutanée*, forme le derme cutané, les muscles et les os du tronc (côtes, etc.); entre ces deux lames se trouve la *cavité pleuro-péritonéale*. Dans la région céphalique, ces lames (*lames céphaliques*) forment les parties non épithéliales de la tête et du cou, à l'exception des centres nerveux.

II. — Développement de l'œuf et des annexes du fœtus.

1° **Vésicule ombilicale.** — Transitoire. Formée par la partie extra-embryonnaire du feuillet blastodermique interne (épithéliale), doublée par une lamelle fibreuse vasculaire venant du feuillet moyen. A la 5e semaine, elle a son complet développement. A cette vésicule correspond la 1re forme de circulation (*circulation omphalo-mésentérique*). Elle communique avec l'intestin par le *conduit omphalo-mésentérique*. Elle se résorbe peu à peu et a à peu près disparu à la fin de la grossesse.

2° **Enveloppes de l'œuf.** — Il y en a 3 : une interne, l'*amnios ;* une moyenne, le *chorion ;* une externe, la *caduque,* qui appartient à l'utérus. Le chorion et la caduque se soudent et s'hypertrophient en un point pour former le *placenta,* rattaché au fœtus par le *cordon ombilical.*

a) *Membrane interne de l'œuf. Amnios.* — Commence à se former dans le cours de la 2e semaine. Séparé de l'embryon par un liquide séreux, *eau de l'amnios,* qui augmente peu à peu et dans lequel nage l'embryon. Il se compose de 2 couches, une interne épithéliale, une externe fibreuse.

b) *Membrane moyenne. Chorion.* — L'œuf présente dans le cours de son développement 2 chorions : 1° le *chorion primitif,* constitué par la membrane vitelline et qui disparaît le 15e jour; 2° le *chorion secondaire.* Celui-ci comprend un feuillet externe épithélial provenant de la vésicule séreuse, et un feuillet interne vasculaire provenant de l'allantoïde. Cette partie vasculaire se développe et présente des villosités qui couvrent d'abord toute la surface du chorion secondaire. Puis, vers le 3e mois, ces villosités s'atrophient, sauf en un point où elles s'hypertrophient considérablement pour constituer le *placenta fœtal.*

c) *Membrane externe de l'œuf. Caduque.* — L'œuf, une fois arrivé dans l'utérus, s'engage dans un des replis de la muqueuse; celle-ci s'ypertrophie autour de l'œuf et finit par l'envelopper complétement en formant la *caduque réfléchie;* on appelle *caduque vraie* la muqueuse qui tapisse la cavité utérine et *sérotine,* la partie de cette muqueuse qui correspond au placenta. A partir du 3e mois, les caduques s'amincissent; au 5e mois, elles se soudent, et à la fin de la grossesse ne forment plus qu'une seule membrane mince qui enveloppe l'œuf.

d) *Placenta.* — Il se compose de deux parties, une partie fœtale formée par le chorion secondaire, une partie maternelle formée par la sérotine. Il a la forme d'un disque aplati dont la face convexe adhère à l'utérus, dont la face concave, lisse, couverte par l'amnios, donne insertion au cordon ombilical, et dont les bords se continuent avec le chorion. Jusqu'au milieu de la grossesse, on peut le diviser en deux parties, placenta fœtal et placenta maternel. Le *placenta fœtal* est formé par les villosités vasculaires du chorion (*cotylédons*), qui plongent dans les lacunes remplies de sang qui, dans le *placenta maternel,* remplacent le réseau capillaire. Le sang de la mère et celui du fœtus sont séparés par la paroi des capillaires des villosités et par leur épithélium.

e) *Cordon ombilical.* — Il paraît vers la fin du 1er moi
A la fin de la grossesse, il a $0^{m},5$ de long; il est tordu e
spirale. Au début, il contient le pédicule de l'allantoï
avec les 4 vaisseaux ombilicaux, et le pédicule de la v
sicule ombilicale avec les 4 vaisseaux omphalo-mésent
riques. Plus tard, le pédicule de la vésicule ombilicale
les vaisseaux omphalo-mésentériques s'atrophient, u
des veines ombilicales, disparaît, ainsi que le pédicule
l'allantoïde, et il ne reste plus au milieu de la grosses
que la veine ombilicale, autour de laquelle s'enroulent l
2 artères du même nom. Ces vaisseaux sont entourés p
une masse gélatineuse, *gélatine de Wharton*, et envelopp
dans une gaîne fournie par l'amnios.

III. — Développement du corps et des organes.

TABLEAU DES POINTS OSSEUX DES DIFFÉRENTS OS
SQUELETTE ET ÉPOQUE DE LEUR APPARITION.

OS.	POINTS OSSEUX PRIMITIFS.	ÉPOQUE D'APPARITIC
Vertèbres	Corps.	Fin du 2e mois (*v.*
	Base des ap. transverses.	Fin du 2e mois (*v*
Axis.	Corps.	5e mois (*v. f.*).
	Ap. odontoïde.	Id.
	Base des ap. transverses.	50e jour (*v. f.*).
Sacrum (1re *vertèb.*).	Point médian.	4e mois (*v. f.*).
	Points latéraux.	5e mois (*v. f.*).
— (2e *vertèb.*).	Point médian.	Id.
	Points latéraux.	6e mois (*v. f.*).
— (3e *vertèb.*).	Point médian.	Id.
	Points latéraux.	7e mois (*v. f.*).
— (4e *vertèb.*).	Point médian.	Id.
	Points latéraux.	8e mois (*v. f.*).

[1] Les lettres *v. f.* signifient que l'apparition a lieu pendant la *vie fœtale*.

OS.	POINTS OSSEUX PRIMITIFS.	ÉPOQUE D'APPARITION.
Sacrum (5e *vertèb.*).	Point médian.	8e mois (*v. f.*).
	Points latéraux.	9e mois (*v. f.*).
Coccyx (1re *vertèb.*).	Point médian.	A la naissance.
— (2e *vertèb.*)..	Id.	5 à 10 ans.
— (3e *vertèb.*)..	Id.	10 à 15 ans.
— (4e *vertèb.*)..	Id.	15 à 20 ans.
Occipital.	Partie basilaire.	Fin du 3e mois (*v. f.*).
	Parties condyliennes. .	Id.
	Écaille.	Id.
Sphénoïde postérieur	Corps.	3e mois (*v. f.*).
	Sillon carotidien. . . .	Id.
	Grandes ailes.	Id.
	Aile externe de l'ap. ptérygoïde	Id.
Sphénoïde antérieur.	Petites ailes	Id.
	Corps.	3 mois et demi (*v. f.*).
Temporal	Écaille.	3e mois (*v. f.*).
	Rocher.	5e mois (*v. f.*).
	Anneau tympanique . .	4e mois (*v. f.*).
	Ap. styloïde	8 ans.
Ethmoïde.	Masses latérales	5e mois (*v. f.*).
	Cornet inférieur	9e mois (*v. f.*).
	Ap. crista-galli	1re année.
Frontal	Arcades orbitaires . . .	50e jour (*v. f.*).
Pariétal	Point médian.	Id.
Maxillaire supérieur	Point incisif (os intermaxillaire)	40e jour (*v. f.*).
	Ap. malaire	Id.
	Fosse canine.	Id.
	Ap. palatine	Id.
	Plancher de l'orbite . .	3e mois (*v. f.*).
Palatin.	Point unique.	45e jour (*v. f.*).
Malaire	Id.	Id.
Vomer.	2 points	Fin du 2e mois (*v. f.*).
Unguis.	Point unique.	3e mois (*v. f.*).
Os du nez.	Id.	Id.
Maxillaire inférieur.	2 points	30e jour (*v. f.*).

OS.	POINTS OSSEUX PRIMITIFS.	ÉPOQUE D'APPARITION.
Os hyoïde	Corps	9e mois (*v. f.*)
	Grandes cornes	Id.
	Petites cornes	Variable.
Côtes	Point unique	40e jour (*v. f.*).
Sternum (1re *pièce*)	2 points	6e mois (*v. f.*).
— (2e *pièce*)	Id.	7e mois (*v. f.*).
— (3e *pièce*)	Id.	8e mois (*v. f.*).
— (4e *pièce*)	Id.	9e mois (*v. f.*).
— (5e *pièce*)	Id.	10e mois.
— (*appendice xiphoïde.*)	Id.	6 à 15 ans.
Clavicule	Point unique	Av. le 30e jour (*v. f.*).
Omoplate	Fosse sous-épineuse	40e jour (*v. f.*).
Humérus	Corps	Id.
	Tête	2e année.
	Grosse tubérosité	3e année.
	Petite tubérosité	5e année.
	Condyle	Fin de la 2e année.
	Épitrochlée	5 ans.
	Bord int. de la trochlée	12 ans.
	Épicondyle	13 ans.
Cubitus	Corps	8e semaine (*v. f.*).
	Extrémité inférieure	5 ans.
	Olécrane	10 ans.
Radius	Corps	8e semaine (*v. f.*).
	Extr. inférieure	5 ans.
	Tête	6 ans.
Grand os	1 point	1 an.
Os crochu	Id.	1 à 2 ans.
Pyramidal	1 point	3 ans.
Trapèze	Id.	5 ans.
Semi-lunaire	Id.	5 ans.
Scaphoïde	Id.	8 ans.
Trapézoïde	Id.	9 ans.
Pisiforme	Id.	12 ans.
Métacarpiens	Corps	8e semaine (*v. f.*).
	Extr. digitale	5 à 6 ans.

OS.	POINTS OSSEUX PRIMITIFS.	ÉPOQUE D'APPARITION.
Mét. du pouce . . .	Corps.	8e semaine (*v. f.*).
	Extr. supérieure	3 ans.
Phalanges	Corps.	8e à 10e semaine (*v. f.*).
	Extr. supérieure	3 à 6 ans.
Os iliaque	Ilion.	8e à 9e semaine (*v. f.*).
	Ischion.	3e mois (*v. f.*).
	Pubis.	4e mois (*v. f.*).
Fémur.	Corps	7e semaine (*v. f.*).
	Extr. inférieure	9e mois (*v. f.*).
	Tête	1re année.
	Grand trochanter. . . .	4e année.
	Petit trochanter	13e année.
Rotule.	1 point.	3e année.
Tibia	Corps.	7e semaine (*v. f.*).
	Extr. supérieure	9e mois (*v. f.*).
	Extr. inférieure	2e année.
Péroné.	Corps.	8e semaine (*v. f.*).
	Extr. supérieure	2e année.
	Extr. inférieure	4e année.
Calcanéum.	1 point.	6e mois (*v. f.*).
Astragale	Id.	7e mois (*v. f.*).
Cuboïde	Id.	Après la naissance.
1er *cunéiforme* . . .	Id.	3 ans.
2e *cunéiforme*. . . .	Id.	4 ans.
3e *cunéiforme*. . . .	Id.	1 an.
Scaphoïde	Id.	4 à 5 ans.
Métatarsiens. . . .	Corps.	8e semaine (*v. f.*).
	Extr. antérieure	4 ans.
Mét. du gros orteil..	Corps.	8e semaine (*v. f.*).
	Extr. postérieure. . . .	4 ans.
Phalanges	Corps.	9e semaine (*v. f.*).
	Extr. postérieure. . . .	6 ans.

TABLEAU DU DÉVELOPPEMENT DES CENTRES NERVEUX.

1er *stade*. — Gouttière médullaire.

2e *stade*. — Canal médullaire.

3e *stade*. — Formation des 3 vésicules cérébrales antérieure, moyenne et postérieure.

4e *stade*. — Division des 3 vésicules cérébrales en 5 renflements secondaires et formation de l'encéphale.

1o Vésicule antérieure.	1o Cerveau antérieur. . .	Hémisphères. Corps striés. Trigone. Corps calleux. Rétine. Oreille interne.
	2o Cerveau intermédiaire.	Couches optiques. Commissure grise. Glande pinéale.
2o Vésicule moyenne.	3o Cerveau moyen	Tubercules quadrijumeaux.
3o Vésicule postérieure.	4o Cerveau postérieur. . .	Cervelet. 4e ventricule.
	5o Arrière-cerveau	Moelle allongée.

TABLEAU DU DÉVELOPPEMENT DU CŒUR.

1er *stade*. — Tube rectiligne (10e jour).

2e *stade*. — Incurvation en *S*.

3e *stade*. — Formation de 3 dilatations : 1o antérieure, *bulbe aortique;* 2o moyenne, *cavité ventriculaire simple;* 3o postérieure, *cavité auriculaire*.

4e *stade*. — Formation de la cloison ventriculaire (4e semaine) et division du bulbe aortique en aorte et artère pulmonaire.

5e *stade*. — Formation de la cloison des oreillettes (8e semaine) et du trou de Botal.

6e *stade*. — Occlusion du trou de Botal (après la naissance).

TABLEAU DU DÉVELOPPEMENT DES ARCS AORTIQUES.

ARCS AORTIQUES.	DROIT.	GAUCHE.
1re *paire*. . .	Disparaît.	Disparaît.
2e *paire*. . .	Disparaît.	Disparaît.
3e *paire*. . .	Carotide	Carotide.
4e *paire*. . .	Tronc brachio-céphalique. . Sous-clavière.	Crosse de l'aorte. Sous-clavière.

ARCS AORTIQUES.	DROIT.	GAUCHE.
5e *paire*. .	Disparaît.	Artère pulmonaire. Canal artériel. Partie sup. de l'aorte descendante.

TABLEAU DE L'ÉPOQUE D'ÉRUPTION DES DENTS.

	DENTS DE LAIT (20).	DENTS PERMANENTES (32)
6 à 8 mois. . . .	Incis. moyennes inférieures.	
6 1/2 à 8 1/2 mois.	Incis. moyennes supérieures.	
7 à 9 mois. . . .	Incis. latérales inférieures.	
7 1/2 à 9 1/2 mois.	Incis. latérales supérieures.	
1 an	1res molaires.	
15 à 20 mois. . .	Canines.	
2 à 6 ans	2es molaires.	
7 ans.	. . . .	1re grosse molaire.
8 ans.	. . . .	Incisives moyennes.
9 ans.	. . . .	Incisives latérales.
10 ans	. . . .	1res petites molaires.
11 ans	. . . .	2es petites molaires.
12 ans	. . . .	Canines.
13 ans	. . . .	2es grosses molaires.
18 à 25 ans . . .	. . . .	Dent de sagesse.

TABLEAU DU DÉVELOPPEMENT COMPARÉ DES ORGANES GÉNITAUX.

ORGANES GÉNITAUX.		ÉTAT INDIFFÉRENT.	TYPE FÉMININ.	TYPE MASCULIN.
Internes.		Glande génitale.	Ovaire.	Testicule.
	Corps de Wolff.	Canalicules.	Organe de Rosenmüller	Tête de l'épididyme ; organe de Giraldès.
		Canal excréteur.	Disparu. (*Canal de Gartner*).	Canal de l'épididyme ; canal déférent, conduit éjaculateur.
	Conduit de Müller.	Partie supér.	Trompe.	Hydatide de Morgagni.
		Partie infér.	Utérus et vagin.	Utricule prostatique.

ORGANES GÉNITAUX.	ÉTAT INDIFFÉRENT.	TYPE FÉMININ.	TYPE MASCULIN.
Externes.	Sinus uro-génital.	Vestibule du vagin.	P. prostatique et membraneuse de l'urèthre.
	Tubercule génital.	Clitoris.	Pénis.
	Sillon génital.	Petites lèvres.	P. spongieuse de l'urèthre.
	Replis génitaux.	Grandes lèvres.	Scrotum.

Pour ce qui concerne les divers modes de circulation fœtale, nous renvoyons aux *Nouveaux Éléments d'anatomie*, de Beaunis et Bouchard, 2e édition, 1873, et aux *Nouveaux Éléments de Physiologie*, de Beaunis, 1876.

TABLEAU DES INSERTIONS MUSCULAIRES.

ATLAS.

Tubercule antérieur. — Long du cou (p. 134).

Tubercule postérieur. — Petit droit postérieur de la tête (p. 112).

Apophyses transverses. — Angulaire de l'omoplate (p. 110); splénius (p. 111); petit droit antérieur du cou (p. 134); petit droit latéral (p. 135); grand oblique de la tête (p. 112); petit oblique de la tête (p. 113); 1re paire des intertransversaires du cou (p. 115).

AXIS.

Apophyse épineuse. — Grand droit postérieur de la tête (p. 112); grand oblique de la tête (p. 112); transversaire épineux (p. 114); interépineux du cou (p. 115).

Corps. — Long du cou (p. 134).

Apophyses transverses. — Angulaire de l'omoplate (p. 110); splénius (p. 111); scalène postérieur (p. 133); intertransversaires du cou (p. 115).

TROISIÈME VERTÈBRE CERVICALE.

Apophyse épineuse. — Transversaire épineux (p. 114); interépineux (p. 115).

Corps. — Long du cou (p. 134).

Apophyses transverses. — Angulaire de l'omoplate (p. 110); splénius (p. 111); scalène antérieur (p. 133); scalène postérieur (p. 133); grand droit antérieur du cou (p. 134); long du cou (p. 134); transversaire du cou (p. 112); sacro-lombaire (p. 114); intertransversaires (p. 115).

Apophyses articulaires. — Petit complexus (p. 111); faisceaux profonds du transversaire épineux (p. 115).

QUATRIÈME VERTÈBRE CERVICALE.

Apophyse épineuse. — Transversaire épineux (p. 114); interépineux (p. 115).

Corps. — Long du cou (p. 134).

Apophyses transverses. — Angulaire de l'omoplate (p. 110); scalène antérieur (p. 133); scalène postérieur (p. 133); grand droit antérieur du cou (p. 134); long du cou (p. 134); transversaire du cou (p. 122); sacro-lombaire (p. 114); intertransversaires (p. 115). — *Nota. Mêmes insertions que la troisième vertèbre, sauf le splénius.*

Apophyses articulaires. — Grand complexus (p. 111); petit complexus (p. 111); faisceaux profonds du transversaire épineux (p. 115).

CINQUIÈME VERTÈBRE CERVICALE.

Apophyse épineuse. — Transversaire épineux (p. 114); interépineux (p. 115).

Corps. — Long du cou (p. 134).

Apophyses transverses. — Scalène antérieur (p. 133); scalène postérieur (p. 133); grand droit antérieur (p. 134); long du cou (p. 134); transversaire du cou (p. 112); sacro-lombaire (p. 114); intertransversaires (p. 115).

Apophyses articulaires. — Grand complexus (p. 111); petit complexus (p. 111); faisceaux profonds du transversaire épineux (p. 115). — *Nota. Mêmes insertions que la quatrième vertèbre, sauf l'angulaire.*

SIXIÈME VERTÈBRE CERVICALE.

Mêmes insertions que la cinquième.

SEPTIÈME VERTÈBRE CERVICALE.

Apophyse épineuse. — Trapèze (p. 108); rhomboïde (p. 109); petit dentelé postérieur et supérieur (p. 109); splénius (p. 111); transversaire épineux (p. 114); derniers interépineux (p. 115).

Corps. — Long du cou (p. 134).

Apophyses transverses. — Scalène postérieur (p. 133); transversaire du cou (p. 112); sacro-lombaire (p. 114); long du cou (p. 134); premier surcostal (p. 125); intertransversaires (p. 115).

Apophyses articulaires. — Grand complexus (p. 111); petit complexus (p. 111); faisceaux profonds du transversaire épineux (p. 115).

PREMIÈRE VERTÈBRE DORSALE.

Apophyse épineuse. — Trapèze (p. 108); rhomboïde (p. 109); petit dentelé postérieur et supérieur (p. 109); splénius (p. 111); grand complexus (p. 111); long dorsal (p. 114); transversaire épineux (p. 114); dernier interépineux du cou (p. 115).

Corps. — Long du cou (p. 134).

Apophyses transverses. — Grand complexus (p. 111); long dorsal (p. 114); transversaire épineux (p. 114); dernier intertransversaire du cou (p. 115); deuxième surcostal (p. 125).

DEUXIÈME VERTÈBRE DORSALE.

Apophyse épineuse. — Trapèze (p. 108); rhomboïde (p. 109); petit dentelé postérieur et supérieur (p. 109); splénius (p. 111); grand complexus (p. 111); long dorsal (p. 114); transversaire épineux (p. 114).

Corps. — Long du cou (p. 134).

Apophyses transverses. — Grand complexus (p. 111); transversaire du cou (p. 112); long dorsal (p. 114); transversaire épineux (p. 114); troisième surcostal (p. 125). — *Nota. Mêmes insertions que la première dorsale, sauf les interépineux et les intertransversaires en moins et le transversaire du cou en plus.*

TROISIÈME VERTÈBRE DORSALE.

Apophyse épineuse. — Trapèze (p. 108); rhomboïde (p. 109); petit dentelé postérieur et supérieur (p. 109); splénius (p. 111); long dorsal (p. 114); transversaire épineux (p. 114).

Corps. — Long du cou (p. 134).

Apophyses transverses. — Grand complexus (p. 111); transversaire du cou (p. 112); long dorsal (p. 114); transversaire épineux (p. 114); quatrième surcostal (p. 125). — *Nerfs. Mêmes insertions que la deuxième dorsale, sauf celles du grand complexus à l'apophyse épineuse.*

QUATRIÈME VERTÈBRE DORSALE.

Apophyse épineuse. — Trapèze (p. 108); rhomboïde (p. 109); splénius (p. 111); long dorsal (p. 114); transverse épineux (p. 114).

Apophyses transverses. — Grand complexus (p. 111); transversaire du cou (p. 112); long dorsal (p. 114); transversaire épineux (p. 114); cinquième surcostal (p. 125).

CINQUIÈME VERTÈBRE DORSALE.

Mêmes insertions que la quatrième vertèbre dorsale.

SIXIÈME VERTÈBRE DORSALE.

Apophyse épineuse. — Trapèze (p. 108); long dorsal (p. 114).

Apophyses transverses. — Grand complexus (p. 111); transversaire du cou (p. 112); long dorsal (p. 114); transversaire épineux (p. 114); septième surcostal (p. 125).

SEPTIÈME VERTÈBRE DORSALE.

Apophyse épineuse. — Trapèze (p. 108); long dorsal (p. 114); grand dorsal (p. 108).
Apophyses transverses. — Long dorsal (p. 114); transversaire épineux (p. 114); huitième surcostal (p. 125).

HUITIÈME VERTÈBRE DORSALE.

Mêmes insertions que la septième vertèbre dorsale.

NEUVIÈME VERTÈBRE DORSALE.

Mêmes insertions que la septième vertèbre dorsale.

DIXIÈME VERTÈBRE DORSALE.

Mêmes insertions que la septième vertèbre dorsale.

ONZIÈME VERTÈBRE DORSALE.

Apophyse épineuse. — Grand dorsal (p. 108); petit dentelé postérieur et inférieur (p. 109).
Apophyses transverses. — Long dorsal (p. 114); transversaire épineux (p. 114); dixième surcostal (p. 125).

DOUZIÈME VERTÈBRE DORSALE.

Apophyse épineuse. — Grand dorsal (p. 108); petit dentelé postérieur et inférieur (p. 109); interépineux des lombes (p. 115).
Corps. — Petit psoas (p. 162).
Apophyses transverses. — Long dorsal (p. 114); transversaire épineux (p. 114); intertransversaires des lombes (p. 116).

PREMIÈRE VERTÈBRE LOMBAIRE.

Apophyse épineuse. — Grand dorsal (p. 108); petit dentelé postérieur et inférieur (p. 109); masse commune (p. 113); long dorsal (p. 114); interépineux (p. 115).

Corps. — Arcade du diaphragme (p. 127).

Apophyses transverses. — Long dorsal (p. 114); carré des lombes (p. 121); arcade du diaphragme et ligament cintré (p. 127); psoas (p. 161); intertransversaires (p. 116).

Tubercules apophysaires. — Long dorsal (p. 114); faisceaux profonds du transversaire épineux (p. 114).

DEUXIÈME VERTÈBRE LOMBAIRE.

Mêmes insertions que la première, à l'exception de l'arcade et du ligament cintré du diaphragme.

TROISIÈME VERTÈBRE LOMBAIRE.

Mêmes insertions que la seconde et en plus :

Corps. — Piliers du diaphragme (p. 127).

QUATRIÈME VERTÈBRE LOMBAIRE.

Apophyse épineuse. — Grand dorsal (p. 108); masse commune (p. 113); long dorsal (p. 114); interépineux (p. 115).

Corps. — Piliers du diaphragme (p. 127).

Apophyses transverses. — Long dorsal (p. 114); carré des lombes (p. 121); psoas (p. 161); intertransversaires (p. 116).

Tubercules apophysaires. — Long dorsal (p. 114); faisceaux profonds du transversaire épineux (p. 114). — *Nota. Mêmes insertions que la troisième lombaire, moins le petit dentelé postérieur et inférieur.*

CINQUIÈME VERTÈBRE LOMBAIRE.

Mêmes insertions que la quatrième, moins les piliers du diaphragme. Du reste, à part les insertions du petit dentelé postérieur et inférieur et du diaphragme, toutes les vertèbres lombaires ont les mêmes insertions.

SACRUM.

Base. — Psoas et iliaque (p. 161).
Face antérieure. — Pyramidal (p. 164).
Face postérieure. — Grand dorsal (p. 108); masse commune (p. 113); transversaire épineux (p. 114); grand fessier (p. 163).

COCCYX.

Grand fessier (p. 163); releveur de l'anus (p. 364); ischio-coccygien (p. 364); sphincter externe de l'anus (p. 363).

OCCIPITAL.

Ligne demi-circulaire supérieure. — Occipital (p. 137); trapèze (p. 108); splénius (p. 111); sterno-mastoïdien (p. 129).
Au-dessous de la ligne demi-circulaire supérieure. — Grand complexus (p. 111).
Ligne demi-circulaire inférieure. — Petit oblique (p. 113); grand droit postérieur (p. 112); petit droit postérieur (p. 112).
Au-dessous de la ligne demi-circulaire inférieure. — Petit droit postérieur (p. 112).
Apophyse basilaire. — Grand droit antérieur (p. 134); petit droit antérieur (p. 134); constricteur supérieur du pharynx (p. 322).
Eminence jugulaire. — Droit latéral (p. 135).

SPHÉNOIDE.

Petites ailes. — Releveur de la paupière supérieure (p. 390); muscles droits de l'œil (p. 390); grand oblique de l'œil (p. 390).

Grandes ailes. — Temporal (p. 143); ptérygoïdien externe (p. 144).

Apophyses ptérygoïdes. — Ptérygoïdien externe (p. 144); ptérygoïdien interne (p. 144); péristaphylin externe (p. 316); constricteur supérieur du pharynx (p. 316).

FRONTAL.

Sourcilier (p. 139); orbiculaire des paupières (p. 138); temporal (p. 143).

TEMPORAL.

Écaille. — Temporal (p. 143).

Région mastoïdienne. — Splénius (p. 111); petit complexus (p. 111); sterno-mastoïdien (p. 129); digastrique (p. 130).

Apophyse zygomatique. — Masséter (p. 143).

Rocher. — Péristaphylin interne (p. 316).

Apophyse styloïde. — Stylo-hyoïdien (p. 131); stylo-glosse (p. 318); stylo-pharyngien (p. 323).

PARIÉTAL.

Temporal (p. 143).

MAXILLAIRE SUPÉRIEUR.

Face orbitaire. — Petit oblique de l'œil (p. 390).

Face antérieure. — Releveur profond (p. 140); canin (p. 140); transverse du nez (p. 142), myrtiforme (p. 142).

Apophyse montante. — Orbiculaire des paupières (p. 138); releveur superficiel de l'aile du nez et de la lèvre supérieure (p. 140).

Rebord alvoléaire. — Buccinateur (p. 141).

PALATIN.

Lame horizontale. — Péristaphylin externe (p. 316); palato-staphylin (p. 315).

Apophyse pyramidale. — Ptérygoïdien externe (p. 144); ptérygoïdien interne (p. 144).

UNGUIS.

Tendon réfléchi de l'orbiculaire des paupières.

OS NASAL.

Pyramidal (p. 137).

OS MALAIRE.

Grand zygomatique (p. 139); petit zygomatique (p. 139); masséter (p. 143).

MAXILLAIRE INFÉRIEUR.

Face antérieure du corps. — Houppe du menton (p. 141); triangulaire des lèvres (p. 140); carré du menton (p. 141); buccinateur (p. 141).

Face postérieure du corps. — Génio-glosse (p. 319); génio-hyoïdien (p. 132); mylo-hyoïdien (p. 131); digastrique (p. 130).

Face externe des branches. — Masséter (p. 143).

Face interne des branches. — Ptérygoïdien interne (p. 144).

Apophyse coronoïde. — Temporal (p. 143).

Col du condyle. — Ptérygoïdien externe (p. 144).

STERNUM.

Face antérieure. — Sterno-cléido-mastoïdien (p. 129); grand pectoral (p. 123); grand droit de l'abdomen (p. 120).

Face postérieure. — Sterno-hyoïdien (p. 132); sterno-thyroïdien (p. 133); diaphragme (p. 127); triangulaire du sternum (p. 126).

PREMIÈRE CÔTE.

Scalène antérieur (p. 133); scalène postérieur (p. 133);

grand dentelé (p. 124); sacro-lombaire (p. 114); long dorsal (p. 114); intercostaux internes et externes (p. 125); premier surcostal (p. 125).

DEUXIÈME CÔTE.

Scalène postérieur (p. 133); grand dentelé (p. 124); sacro-lombaire (p. 114); long dorsal (p. 114); petit dentelé postérieur et supérieur (p. 109); intercostaux internes et externes (p. 125); surcostaux (p. 125); sous-costaux (p. 126).

TROISIÈME CÔTE.

Grand dentelé (p. 124); sacro-lombaire (p. 114); long dorsal (p. 114); petit dentelé postérieur et supérieur (p. 109); petit pectoral (p. 124); intercostaux internes et externes (p. 125); sur- et sous-costaux (p. 125 et 126).

QUATRIÈME CÔTE.

Mémes insertions que la 3e.

CINQUIÈME CÔTE.

Grand dentelé (p. 124); sacro-lombaire (p. 114); long dorsal (p. 114); petit dentelé postérieur et supérieur (p. 109); petit pectoral (p. 124); intercostaux internes et externes (p. 125); sur- et sous-costaux (p. 125 et 126); grand oblique de l'abdomen (p. 117). — *Nota. Mêmes insertions que les* 3e *et* 4e *côtes, et de plus celles du grand oblique de l'abdomen.*

SIXIÈME CÔTE.

Sacro-lombaire (p. 114); long dorsal (p. 114); grand oblique de l'abdomen (p. 117); grand dentelé (p. 124); intercostaux internes et externes (p. 125); sur- et sous-costaux (p. 125 et 126).

SEPTIÈME CÔTE.

Sacro-lombaire (p. 114); long dorsal (p. 114); grand oblique de l'abdomen (p. 117); grand dentelé (p. 124); intercostaux internes et externes (p. 125); sur- et sous-costaux (p. 125 et 126); transverse de l'abdomen (p. 120); diaphragme (p. 127). — *Nota. Mêmes insertions que la 6e, et de plus le transverse et le diaphragme.*

HUITIÈME CÔTE.

Mêmes insertions que la 7e.

NEUVIÈME CÔTE.

Grand dorsal (p. 108); sacro-lombaire (p. 114); long dorsal (p. 114); grand oblique de l'abdomen (p. 117); grand dentelé, quelquefois (p. 124); intercostaux internes et externes (p. 125); sur- et sous-costaux (p. 125 et 126); transverse de l'abdomen (p. 120); diaphragme (p. 127); petit dentelé postérieur et inférieur (p. 109). — *Nota. Mêmes insertions que la 7e et la 8e, et de plus grand dorsal et petit dentelé postérieur et inférieur.*

DIXIÈME CÔTE.

Mêmes insertions que la 9e, de plus : petit oblique de l'abdomen (p. 119).

ONZIÈME CÔTE.

Mêmes insertions que la 10e, sauf le grand dentelé en moins.

DOUZIÈME CÔTE.

Mêmes insertions que la 11e, et de plus : carré des lombes (p. 121).

CLAVICULE.

Face supérieure. — Trapèze (p. 108); sterno-cléido-mastoïdien (p. 129); grand pectoral (p. 129); deltoïde (p. 145).

Face inférieure. — Sous-clavier (p. 124).

Bord antérieur. — Grand pectoral (p. 123); deltoïde (p. 145).

Bord postérieur. — Trapèze (p. 108); sterno-mastoïdien (p. 129).

OMOPLATE.

Face antérieure. — Sous-scapulaire (p. 146); grand dentelé (p. 124).

Face postérieure. — Sus-épineux (p. 145); sous-épineux (p. 145); petit rond (p. 146); grand rond (p. 146).

Épine de l'omoplate et acromion. — Trapèze (p. 108); deltoïde (p. 145).

Bord supérieur. — Sus-épineux (p. 145); omo-hyoïdien (p. 132).

Bord interne. — Angulaire (p. 110); rhomboïde (p. 109); grand dentelé (p. 124).

Bord externe. — Triceps (p. 148).

Apophyse coracoïde. — Petit pectoral (p. 124); tendons réunis du court chef du biceps (p. 147) et du coraco-brachial (p. 147).

HUMÉRUS.

Face postérieure. — Triceps brachial (p. 148).

Face externe. — Deltoïde (p. 145); brachial antérieur (p. 148).

Face interne. — Coraco-brachial (p. 147); brachial antérieur (p. 148).

Coulisse bicipitale. — Grand pectoral (p. 123); grand dorsal (p. 108); grand rond (p. 146)

Bord interne. — Rond pronateur (p. 149).

Bord externe. — Long supinateur (p. 152); premier radial externe (p. 152).

Grand trochanter. — Sus-épineux (p. 145); sous-épineux (p. 145); petit rond (p. 146).

Petit trochanter. — Sous-scapulaire (p. 146).

Épitrochlée. — Rond pronateur (p. 149); grand palmaire (p. 149); palmaire grêle (p 150); cubital antérieur (p. 150); fléchisseur superficiel (p. 150).

Épicondyle. — Second radial externe (p. 152); extenseur commun des doigts (p. 153); extenseur propre du petit doigt (p 154); cubital postérieur (p. 154); anconé (p. 154); court supinateur (p. 153).

CUBITUS.

Face antérieure. — Fléchisseur profond des doigts (p. 151); carré pronateur (p. 152).

Face interne. — Fléchisseur profond des doigts (p. 151).

Face postérieure. — Anconé (p. 154); court supinateur (p. 153); long abducteur du pouce (p. 154); long extenseur du pouce (p. 155); extenseur propre de l'index (p. 155).

Crête du cubitus. — Cubital antérieur (p. 150).

Bord externe. — Court supinateur (p. 153).

Olécrane. — Triceps (p. 148); cubital postérieur (p. 154); anconé (p. 154).

Apophyse coronoïde. — Brachial antérieur (p. 148); fléchisseur superficiel (p. 150).

RADIUS.

Face antérieure. — Court supinateur (p. 153); fléchisseur superficiel (p. 150); long fléchisseur propre du pouce (p. 151); carré pronateur (p. 152).

Face postérieure. — Court supinateur (p. 153); long abducteur et court extenseur du pouce (p. 154)

Face externe. — Court supinateur (p. 153); rond pronateur (p. 149).

Tubérosité bicipitale. — Biceps (p. 147).
Apophyse styloïde. — Long supinateur (p. 152).

SCAPHOÏDE.

Court abducteur du pouce (p. 156).

PISIFORME.

Cubital antérieur (p. 150); court abducteur du petit doigt (p. 157).

TRAPÈZE.

Court abducteur du pouce (p. 156); court fléchisseur du pouce (p. 156); opposant du pouce (p. 157).

GRAND OS.

Court adducteur du pouce (p. 157).

OS CROCHU.

Court fléchisseur du petit doigt (p. 157); opposant du petit doigt (p. 158)

PREMIER MÉTACARPIEN.

Long abducteur du pouce (p. 154); opposant du pouce (p. 157); premier interosseux dorsal (p. 158).

DEUXIÈME MÉTACARPIEN.

Grand palmaire (p. 149); premier radial externe (p. 152); adducteur du pouce (p. 157); 1er et 2e interosseux dorsaux et 1er interosseux palmaire (p. 158).

TROISIÈME MÉTACARPIEN.

Second radial externe (p. 152); adducteur du pouce (p. 157); 2e et 3e interosseux dorsaux (p. 158).

QUATRIÈME MÉTACARPIEN.

3e et 4e interosseux dorsaux et 2e interosseux palmaire (p. 158).

CINQUIÈME MÉTACARPIEN.

Cubital postérieur (p. 154); opposant du petit doigt (p. 158); 4e interosseux dorsal et 3e interosseux palmaire (p. 158).

PREMIÈRE PHALANGE DU POUCE.

Court extenseur du pouce (p. 154); court abducteur du pouce (p. 156); court fléchisseur du pouce (p. 156); court adducteur du pouce (p. 157).

PREMIÈRE PHALANGE DE L'INDEX.

1er interosseux dorsal (p. 158); 1er interosseux palmaire (p. 158).

PREMIÈRE PHALANGE DU MÉDIUS.

2e et 3e interosseux dorsaux (p. 158).

PREMIÈRE PHALANGE DE L'ANNULAIRE.

4e interosseux dorsal et 2e interosseux palmaire (p. 158).

PREMIÈRE PHALANGE DE L'AURICULAIRE.

Abducteur du petit doigt (p. 157); court fléchisseur du petit doigt (p. 157); 3e interosseux palmaire (p. 158).

SECONDE PHALANGE DU POUCE.

Long extenseur du pouce (p. 155); long fléchisseur propre du pouce (p. 151).

SECONDES PHALANGES DES QUATRE DERNIERS DOIGTS.

Extenseur commun des doigts (p. 153); fléchisseur superficiel (p. 150).

TROISIÈMES PHALANGES DES QUATRE DERNIERS DOIGTS.

Extenseur commun des doigts (p. 153); fléchisseur profond (p. 151).

OS ILIAQUE.

Face externe. — Grand fessier (p. 163); moyen fessier

(p. 163); petit fessier (p. 164); tendon réfléchi du droit antérieur (p. 167); obturateur externe (p. 165); petit adducteur (p. 168).

Face interne. — Psoas et iliaque (p. 161); obturateur interne (p. 165); releveur de l'anus (p. 364).

Crête iliaque. — Grand dorsal (p. 108); grand oblique (p. 117); petit oblique (p. 119); transverse de l'abdomen (p. 120); carré des lombes (p. 121); masse commune (p. 113).

Bord inférieur. — Droit interne (p. 168).

Épine iliaque antérieure et supérieure. — Couturier (p. 166); tenseur du fascia lata (p. 167).

Épine iliaque antérieure et inférieure. — Tendon direct du droit antérieur (p. 167).

Crête et surface pectinéales. — Pectiné (p. 168).

Épine du pubis. — Moyen adducteur (p. 168); grand droit de l'abdomen (p. 120).

Ischion. — Tendon commun du biceps (p. 170) et du demi-tendineux (p. 169); grand adducteur (p. 169); carré crural (p. 165); jumeau supérieur (p. 165); transverse du périnée (p. 362); ischio-caverneux (p. 361).

Épine sciatique. — Jumeau inférieur (p. 165); ischio-coccygien (p. 364).

FÉMUR.

Face antérieure. — Vaste interne (p. 167).

Face interne. — Vaste interne (p. 167).

Face externe. — Vaste interne et vaste externe (p. 167).

Ligne âpre. — Grand fessier (p. 163); pectiné (p. 168); moyen adducteur (p. 168); petit adducteur (p. 168); grand adducteur (p. 169); courte portion du biceps (p. 170); vaste interne et vaste externe (p. 167).

Grand trochanter. — Moyen fessier (p. 163); petit fessier

(p. 164); pyramidal (p. 164); obturateur interne et jumeaux (p. 165); obturateur externe (p. 165); carré crural (p. 165); vaste externe (p. 167).

Tubérosité interne. — Jumeau interne (p. 173); grand adducteur (p. 169).

Tubérosité externe. — Plantaire grêle (p. 174); jumeau externe (p. 173); poplité (p. 174).

TIBIA.

Face externe. — Jambier antérieur (p. 171).

Face interne. — Patte d'oie; tendons des couturiers (p. 166); demi-tendineux (p. 169) et droit interne (p. 169).

Face postérieure. — Poplité (p. 174); soléaire (p. 174); fléchisseur commun des orteils (p. 175); jambier postérieur (p. 175).

Tubérosité externe. — Extenseur commun des orteils (p. 172); jambier antérieur (p. 171).

Tubérosité interne. — Demi-membraneux (p. 169).

Tubérosité antérieure. — Tendon rotulien (p. 167); tenseur du fascia lata (p. 167).

PÉRONÉ.

Face interne. — Extenseur commun des orteils et péronier antérieur (p. 172); extenseur propre du gros orteil (p. 171); jambier postérieur (p. 175).

Face postérieure. — Soléaire (p. 174); fléchisseur propre du gros orteil (p. 176).

Face externe. — Long péronier latéral (p. 172); court péronier latéral (p. 173).

Extrémité supérieure. — Biceps (p. 170); soléaire (p. 174); long péronier latéral (p. 172).

ROTULE.

Triceps fémoral (p. 167).

CALCANÉUM.

Face supérieure. — Pédieux (p. 176).

Face inférieure. — Court fléchisseur commun des orteils (p. 177); abducteur du gros orteil (p. 178); court abducteur du petit orteil (p. 180); accessoire du long fléchisseur commun des orteils (p. 178).

Face postérieure. — Tendon d'Achille (p. 174).

SCAPHOÏDE.

Jambier postérieur (p. 175).

PREMIER CUNÉIFORME.

Jambier antérieur (p. 171).

TROISIÈME CUNÉIFORME.

Court fléchisseur du gros orteil (p. 179); adducteur oblique (p. 179).

CUBOÏDE.

Adducteur oblique du gros orteil (p. 179).

PREMIER MÉTATARSIEN.

Long péronier latéral (p. 172); jambier antérieur (p. 171); premier interosseux dorsal (p. 180).

SECOND MÉTATARSIEN.

Premier et second interosseux dorsaux (p. 180).

TROISIÈME MÉTATARSIEN.

Adducteur oblique du gros orteil (p. 179); premier interosseux plantaire et 2e interosseux dorsal (p. 180).

QUATRIÈME MÉTATARSIEN.

Adducteur oblique du gros orteil (p. 179); 3e interosseux dorsal et 2e interosseux plantaire (p. 180).

CINQUIÈME MÉTATARSIEN.

Court péronier latéral (p. 173); péronier antérieur (p. 172);

court fléchisseur du petit orteil (p. 180); abducteur du petit orteil (p. 180); 4e interosseux dorsal et 3e interosseux plantaire (p. 180).

PREMIÈRE PHALANGE DU GROS ORTEIL.

Pédieux (p. 176); court abducteur du gros orteil (p. 178); adducteur oblique et adducteur transverse (p. 179).

PREMIÈRE PHALANGE DU SECOND ORTEIL.

1er interosseux dorsal et 1er interosseux plantaire (p. 180).

PREMIÈRE PHALANGE DU TROISIÈME ORTEIL.

3e interosseux dorsal et 2e interosseux plantaire (p. 180).

PREMIÈRE PHALANGE DU QUATRIÈME ORTEIL.

4e interosseux dorsal et 3e interosseux plantaire (p. 180).

PREMIÈRE PHALANGE DU CINQUIÈME ORTEIL.

Court abducteur du petit orteil (p. 180); court fléchisseur du petit orteil (p. 180); 3e interosseux plantaire (p. 180).

SECONDE PHALANGE DU GROS ORTEIL.

Extenseur propre du gros orteil (p. 171); long fléchisseur propre du gros orteil (p. 176).

SECONDES PHALANGES DES QUATRE DERNIERS ORTEILS.

Extenseur commun des orteils (p. 172); court fléchisseur commun des orteils (p. 175).

OS HYOÏDE.

Corps. — Digastrique (p. 130); stylo-hyoïdien (p. 131); mylo-hyoïdien (p. 131); génio-hyoïdien (p. 132); hyoglosse (p. 318); sterno-hyoïdien (p. 132); omo-hyoïdien (p. 132); thyro-hyoïdien (p. 133).

Grandes cornes. — Thyro-hyoïdien (p. 133); hyo-glosse (p. 318); constricteur moyen du pharynx (p. 322).

Petites cornes. — Constricteur moyen du pharynx (p. 322).

TABLEAU DE L'ACTION DES MUSCLES

MOUVEMENTS DU RACHIS.

1 *Flexion.* — Grand droit antérieur de l'abdomen, grand oblique, petit oblique, sterno-mastoïdien, scalène, long du cou.

2 *Extension.* Interépineux du cou, long épineux du dos, splénius du cou, long dorsal, sacro-lombaire, transversaire du cou, transversaire épineux, intertransversaires postérieurs du cou, intertransversaires des lombes, angulaire; surcostaux.

3 *Inclinaison latérale.* — Scalènes, intertransversaires du cou et des lombes, carré des lombes, transversaire du cou, sacro-lombaire, angulaire, surcostaux.

4 *Rotation de la face antérieure du tronc du même côté.* — Petit oblique de l'abdomen, splénius, long dorsal, faisceaux supérieurs du long du cou.

5 *Rotation du côté opposé.* — Grand oblique de l'abdomen, transversaire épineux, faisceaux inférieurs du long du cou.

MOUVEMENTS DE LA TÊTE.

1 *Rotation de la tête du même côté.* — Splénius, grand

droit postérieur, grand oblique de la tête, grand droit antérieur, petit droit antérieur.

2 *Rotation du côté opposé.* — Sterno-mastoïdien, trapèze, grand complexus.

3 *Flexion.* Grand droit antérieur de la tête, petit droit antérieur, droit latéral, muscles sous- et sus-hyoïdiens (accessoirement).

4 *Extension* — Trapèze, splénius, grand complexus, grand et petit droits postérieurs de la tête, petit oblique de la tête.

5 *Inclinaison latérale.* — Trapèze, splénius, petit complexus, petit oblique de la tête, droit latéral, sterno-mastoïdien.

MOUVEMENTS DE LA MACHOIRE INFÉRIEURE.

1 *Abaissement.* — Digastrique, muscles sus-hyoïdiens, peaucier.

2 *Élévation.* — Masséter, temporal, ptérygoïdien interne.

3 *Mouvement en avant.* — Ptérygoïdien externe.

4 *Mouvement en arrière.* — Digastrique.

5 *Mouvements de latéralité.* — Ptérygoïdiens interne et externe, digastrique.

MOUVEMENTS DES CÔTES.

1 *Élévation.* — Diaphragme, scalènes, intercostaux internes et externes, sur-costaux, sous-costaux (?); grand pectoral, petit pectoral, grand dorsal (accessoirement).

2 *Abaissement.* — Grand droit de l'abdomen, grand oblique, petit oblique, transverse, petit dentelé postérieur et inférieur.

MOUVEMENTS DE LA CLAVICULE.

1 *Élévation.* Trapèze, faisceau externe du sterno-mastoïdien.

2 *Abaissement.* — Grand pectoral, deltoïde, sous-clavier.

3 *Mouvement en avant.* — Sous-clavier, grand pectoral, deltoïde (quand le bras est porté en avant).

4 *Mouvement en arrière.* — Trapèze, sterno-mastoïdien.

MOUVEMENTS DU MOIGNON DE L'ÉPAULE.

1 *Elévation.* — Trapèze, grand dentelé (ses faisceaux inférieurs).

2 *Abaissement.* — Petit pectoral, grand dorsal, rhomboïde, angulaire, grand dentelé (faisceau supérieur).

3 *Mouvement en avant.* — Grand pectoral, sous-clavier.

4 *Mouvement en arrière.* — Trapèze, sterno-mastoïdien.

MOUVEMENTS DE L'HUMÉRUS.

1 *Adduction.* — Grand pectoral, coraco-brachial, triceps, court chef du biceps, grand dorsal, grand rond, petit rond, sous-épineux, sous-scapulaire.

2 *Abduction.* — Deltoïde, sus-épineux.

3 *Rotation en dedans.* — Grand pectoral, grand dorsal, grand rond, sous-scapulaire.

4 *Rotation en dehors.* — Sous-épineux, petit rond.

5 *Mouvement en avant.* — Grand pectoral, biceps, coraco-brachial, faisceaux antérieurs du deltoïde.

6 *Mouvement en arrière.* — Grand dorsal, faisceaux postérieurs du deltoïde.

MOUVEMENTS DE L'AVANT-BRAS.

1 *Flexion.* — Biceps, brachial antérieur, muscles épitrochléens, huméro-radial, 1er radial externe.

2 *Extension.* — Triceps, anconé.

3 *Pronation.* — Rond pronateur, carré pronateur ; accessoirement : grand palmaire, 1er radial externe.

4 *Supination.* — Biceps, court supinateur.

MOUVEMENTS DE LA MAIN.

1 *Flexion.* — Grand palmaire, palmaire grêle, cubital antérieur, fléchisseur superficiel et profond des doigts, long fléchisseur propre du pouce, abducteur du pouce.

2 *Extension de la main.* — 1er et 2e radial externe, extenseur commun des doigts, extenseur propre du petit doigt, cubital postérieur, court extenseur et long extenseur du pouce, extenseur propre de l'index.

3 *Inclinaison radiale.* — Grand palmaire, 1er et 2e radial externe, long abducteur du pouce, long et court extenseur du pouce.

4 *Inclinaison cubitale.* — Cubital antérieur, cubital postérieur.

MOUVEMENTS DU POUCE (1er MÉTACARPIEN).

1 *Flexion* (*opposition*). — Court abducteur, court fléchisseur, opposant.

2 *Extension.* — Long et court extenseur.

3 *Adduction.* — Court adducteur.

4 *Abduction.* — Long abducteur.

MOUVEMENTS DE LA PREMIÈRE PHALANGE DU POUCE.

1 *Flexion* — Court abducteur, court fléchisseur, court adducteur, long fléchisseur.

2 *Extension.* — Long et court extenseur.

3 *Adduction.* — Court adducteur.

4 *Abduction.* — Long abducteur.

MOUVEMENTS DE LA SECONDE PHALANGE DU POUCE.

1 *Flexion.* — Long fléchisseur du pouce.

2 *Extension.* — Long extenseur, court adducteur, court abducteur, court fléchisseur.

MOUVEMENTS DES PREMIÈRES PHALANGES DES DOIGTS.

1 *Flexion.* — Interosseux, lombricaux, fléchisseurs superficiel et profond.
2 *Extension.* — Extenseur commun des doigts.
3 *Adduction* (*par rapport à l'axe de la main*). — Interosseux palmaires.
4 *Abduction.* — Interosseux dorsaux.

MOUVEMENTS DES SECONDES PHALANGES.

1 *Flexion.* — Fléchisseur superficiel.
2 *Extension.* — Interosseux, lombricaux, extenseur commun (accessoirement).

MOUVEMENTS DES TROISIÈMES PHALANGES.

1 *Flexion.* — Fléchisseur profond.
2 *Extension.* — Interosseux, lombricaux.

MOUVEMENTS DU FÉMUR.

1 *Flexion.* — Psoas et iliaque, couturier, droit antérieur, pectiné, faisceaux antérieurs du moyen fessier.
2 *Extension.* — Grand fessier, faisceaux postérieurs du moyen fessier.
3 *Rotation en dehors.* — Grand fessier, faisceaux postérieurs du moyen et du petit fessier, pyramidal, obturateur interne et jumeaux, carré crural, obturateur externe, adducteurs, psoas et iliaque.
4 *Rotation en dedans.* — Faisceaux antérieurs du moyen et du petit fessier.
5 *Adduction.* — Adducteurs, droit interne, pectiné.
6 *Abduction.* — Muscles fessiers, pyramidal.

MOUVEMENTS DE LA JAMBE.

1 *Flexion.* — Biceps, demi-tendineux, demi-membraneux, couturier, droit interne, jumeaux, poplité.

2 *Extension.* — Triceps, tenseur du fascia lata.

3 *Rotation en dedans.* — Demi-tendineux, demi-membraneux, couturier, droit interne, tenseur du fascia lata (très-faiblement), poplité.

4 *Rotation en dehors.* — Biceps.

MOUVEMENTS DU PIED.

1 *Flexion.* — Tibial antérieur, extenseur propre du gros orteil, extenseur commun des orteils, péronier antérieur.

2 *Extension.* — Triceps sural, long péronier latéral, court péronier latéral, long fléchisseur commun des orteils, tibial postérieur, fléchisseur propre du gros orteil.

3 *Adduction.* — Tibial antérieur, tibial postérieur, extenseur propre du gros orteil, triceps sural.

4 *Abduction.* — Long péronier latéral, court péronier latéral, extenseur commun des orteils, péronier antérieur.

MOUVEMENTS DES PREMIÈRES PHALANGES DES ORTEILS.

1 *Flexion.* — Interosseux, lombricaux, fléchisseurs des orteils, abducteur du gros orteil, adducteur oblique, abducteur du petit orteil.

2 *Extension.* — Extenseur commun des orteils, extenseur propre du gros orteil, pédieux.

3 *Adduction* (*par rapport à l'axe du 2e métatarsien*). — Interosseux plantaires.

4 *Abduction.* — Interosseux dorsaux.

MOUVEMENTS DES SECONDES PHALANGES.

1 *Flexion.* — Court fléchisseur commun, fléchisseur propre du gros orteil.

2 *Extension.* — Interosseux, lombricaux, pédieux, long

extenseur commun des orteils, extenseur propre du gros orteil.

MOUVEMENTS DES TROISIÈMES PHALANGES.

1 *Flexion.* — Long fléchisseur commun des orteils.
2 *Extension.* — Interosseux, lombricaux, extenseur commun des orteils, pédieux.

TABLEAU DE L'INNERVATION DES MEMBRES

SUPÉRIEUR ET INFÉRIEUR.

Membre supérieur.

	MUSCLES.	PEAU.
Plexus cervical.	. . . .	Branches sus-claviculaire et sus-acromiale.
Branches collatérales du plexus brachial.	Grand pectoral . . . Petit pectoral. . . . Sous-scapulaire. . . Grand rond . . . . . Grand dorsal . . . . Angulaire. . . . . . Rhomboïde . . . . . Sus- et sous-épineux. Sous-clavier.	Nerf accessoire du brachial cutané interne, à la peau de la partie interne du bras.
Nerf axillaire.	Deltoïde . . . . . . Grand rond.	Rameau cutané de l'épaule, à la peau du moignon de l'épaule.
Nerf brachial cutané interne.	. . . .	A la peau de la moitié interne de l'avant-bras.
Nerf musculo-cutané.	Coraco-brachial. . . Biceps . . . . Brachial antérieur. .	A la peau de la moitié externe de l'avant-bras.

	MUSCLES.	PEAU.
Nerf médian.	Tous les muscles de la région antérieure de l'avant-bras, sauf le cubital antérieur et les deux faisceaux internes du fléchisseur profond; tous les muscles du pouce, sauf l'adducteur; les deux premiers lombricaux.	A la peau de la moitié externe de la paume de la main et à celle de la face antérieure des doigts, en dehors d'une ligne passant par le milieu de l'annulaire.
Nerf cubital.	Muscle cubital antérieur; les deux faisceaux internes du fléchisseur profond, les muscles de la région hypothénar, les interosseux, les derniers lombricaux.	A la peau de la moitié interne de la face antérieure du 4e doigt, à celle de la face antérieure du 5e, à celle de la partie interne de la paume de la main et à celle de la moitié interne de la face dorsale de la main et des doigts, à partir d'une ligne passant par le milieu du médius.
Nerf radial.	Triceps brachial . . Anconé. . . . . . . Tous les muscles de la région externe et de la région postérieure de l'avant-bras.	Peau de l'épaule et de la partie interne du bras (par les rameaux cutanés); peau de la face externe et postérieure de l'avant-bras; peau de la moitié externe du dos de la main et des doigts, en dehors d'une ligne passant par le milieu du médius.

Membre inférieur.

12e nerf intercostal.	. . . .	Par son rameau perforant latéral à la peau de la partie supérieure des fesses.

	MUSCLES	PEAU.
Nerf fémoro-cutané.	. . . .	Peau de la moitié externe et antérieure de la cuisse, peau de la partie supérieure et postérieure de la cuisse et de la fesse.
Nerf génito-crural.	. . . .	Peau de la région antéro-interne de la cuisse.
Nerf obturateur.	Muscles obturateurs; pectiné, droit interne; muscles adducteurs de la cuisse	Peau de la région inférieure et interne de la cuisse.
Nerf crural.	Couturier.	Peau de la région antérieure de la cuisse.
Nerf du triceps fémoral.	Vaste interne. Vaste externe. Droit antérieur.	
Nerf saphène interne.	. . . .	Peau des parties supérieure, antérieure, inférieure et interne du genou; peau de la moitié interne de la jambe jusqu'au dos du pied.
Plexus sacré; branches collatérales.	Muscles fessiers, pyramidal, jumeaux pelviens, carré crural.	
Nerf petit sciatique.	. . . .	Peau de la fesse, peau de la face postérieure de la cuisse, peau de la partie supérieure et postérieure de la jambe.
Tronc du sciatique.	Biceps. Demi-tendineux. Demi-membraneux. Grand adducteur.	
Nerf musculo-cutané.	Muscles péroniers latéraux.	Peau de la région externe de la moitié de la jambe, peau du dos du pied jusqu'au milieu du 4e orteil.

	MUSCLES.	PEAU.
Nerf tibial antérieur.	Muscles de la région antérieure de la jambe; muscle pédieux.	Peau du gros orteil et de la moitié interne du second par les nerfs profonds du dos du pied.
Nerf saphène externe.	. . . .	Peau de la région externe du talon, de la région externe du dos du pied, de la moitié du 4e orteil et du 5e orteil.
Nerf sciatique poplité interne.	Muscles jumeaux, soléaire, plantaire grêle.	
Nerf tibial postérieur.	Muscles de la région postérieure de la jambe.	Peau de la partie postérieure et interne de la plante du pied.
Nerf plantaire interne.	Muscle court fléchisseur commun, adducteur du gros orteil, court fléchisseur du gros orteil, premier et deuxième lombricaux.	Peau du bord interne du pied, peau plantaire des orteils jusqu'au milieu du 4e.
Nerf plantaire externe.	Muscles abducteur du petit orteil, accessoire du long fléchisseur commun, abducteur oblique du gros orteil, abducteur transverse, deux derniers lombricaux, et à tous les interosseux.	Peau de la face plantaire du 5e orteil et de la moitié du 4e.

RESUMÉ DE DISSECTION

Ce qu'on rencontre, couche par couche, en disséquant.

1° NUQUE.

1 Peau.

2 Aponévrose.

3 Trapèze (p. 108); branches de l'artère occipitale (p. 205); branches du grand nerf occipital (p. 290); branches postérieures des nerfs cervicaux (p. 290).

4 Aponévroses du sterno-mastoïdien, du splénius et de l'angulaire.

5 Splénius (p. 111); angulaire (p. 110); rhomboïde (p. 109); petit dentelé supérieur (p. 109); branches de l'artère cervicale transverse (p. 213), de l'occipitale (p. 205); branches du grand nerf occipital (p. 290).

6 Grand complexus (p. 111); petit complexus (p. 111); transversaire du cou (p. 112).

7 Grand droit postérieur (p. 112); grand oblique (p. 112); petit oblique (p. 113); petit complexus (p. 111); transversaire du cou (p. 112); branches postérieures des nerfs cervicaux (p. 290); veine jugulaire postérieure (p. 211); artères occipitale (p. 205) et cervicale profonde (p. 213).

8 Petit droit postérieur (p. 112); petit droit latéral (p. 135); transversaire épineux (p. 114).

9 Partie postérieure des articulations de l'atlas, de l'axis et de l'occipital (p. 74) et des vertèbres cervicales (p. 72). Muscles interépineux et intertransversaires (p. 115).

2° RÉGION DORSO-LOMBAIRE.

1 Peau.
2 Aponévrose.
3 Trapèze (p. 108); grand dorsal (p. 108); aponévrose des muscles sous-épineux; branches des artères scapulaires supérieure (p. 213) et inférieure (p. 214); branches postérieures des nerfs spinaux (p. 290).
4 Rhomboïde (p. 109); grand dentelé (p. 124).
5 Petits dentelés et leur aponévrose (p. 109). Branches des artères scapulaires (p. 213 et 214), intercostales et lombaires (p. 201).
6 Muscles des gouttières vertébrales (p. 113); côtes et intercostaux (p. 125).
7 Articulations des vertèbres entre elles (p. 72) et avec les côtes (p. 79).

3° RÉGION SCAPULAIRE.

1 Peau.
2 Branches des nerfs sus-acromiaux (p. 292) et du nerf axillaire (p. 295).
3 Aponévrose du deltoïde et du trapèze.
4 Deltoïde (p. 145); trapèze (p. 108).
5 Aponévrose sous-épineuse.
6 Muscles sus-épineux (p. 145), sous-épineux (p. 145); petit rond et grand rond (p. 146). Artère scapulaire supérieure (p. 213).
7 Nerf axillaire (p. 295). Artères circonflexe postérieure (p. 215), scapulaires supérieure (p. 213) et inférieure (p. 214). Longue portion du triceps et vaste externe (p. 148).
8 Face postérieure de l'omoplate (p. 46). Articulation de l'épaule (p. 84).

9 Sous-scapulaire (p. 146) et paroi postérieure de l'aisselle.

4° RÉGION ANTÉRIEURE DE L'ABDOMEN.

1 Peau.
2 Aponévrose.
3 Grand oblique (p. 147). Branches des nerfs intercostaux (p. 298); branches des artères intercostales et lombaires (p. 201).
4 Aponévrose antérieure du grand droit.
5 Grand droit et pyramidal (p. 120). Branches de l'artère épigastrique (p. 222). Nerfs intercostaux (p. 298).
6 Petit oblique (p. 119) et feuillet postérieur de la gaîne du grand droit. Côtes et cartilages costaux.
7 Nerfs intercostaux; grande branche abdomino-scrotale (p. 300). Branches des artères intercostales et lombaires (p. 201).
8 Transverse de l'abdomen (p. 120).
9 Fascia transversalis (p. 121).

5° RÉGION LATÉRALE DE L'ABDOMEN.

1 Peau.
2 Aponévrose du grand oblique (p. 118).
3 Branches des nerfs intercostaux (p. 298). Branches des artères intercostales (p. 201) et lombaires (p. 202). Grand oblique (p. 117); grand dorsal (p. 108).
4 Côtes et muscles intercostaux (p. 125); petit oblique (p. 119). Branches de l'artère circonflexe iliaque (p. 222).
5 Transverse de l'abdomen (p. 120).

6° RÉGION INGUINO-ABDOMINALE.

1 Peau.
2 Fascia superficialis. Artère et veines sous-cutanées abdominales (p. 223).

3 Rameaux perforants des derniers nerfs intercostaux (p. 298); rameau génital de la grande branche abdomino-scrotale (p. 300).

4 Aponévrose du grand oblique et feuillet antérieur de la gaîne du grand droit (p. 118 et 120); anneau inguinal externe (p. 118) et cordon (p. 356).

5 Petit oblique (p. 119); pyramidal et grand droit (p. 120); anneau inguinal et ses piliers (p. 118); cordon; arcade crurale (p. 118).

6 Transverse de l'abdomen (p. 120); partie postérieure de la gaîne du grand droit et, *en bas*, fascia transversalis. Artère épigastrique (p. 222) et veines satellites; artère circonflexe iliaque (p. 222) et veines satellites. Grande et petite branches abdomino-scrotales (p. 300).

7 Anneau inguinal interne (p. 122) et origine de l'artère épigastrique (p. 122).

8 Péritoine (p. 376).

7° RÉGION STERNO-MAMMAIRE.

1 Peau.

2 Branches sus-claviculaires du plexus cervical (p. 292); thoraciques du plexus brachial (p. 294); cutanées des nerfs intercostaux (p. 298). Branches des artères thoraciques (p. 214) et mammaires interne (p. 213) et externe (p. 214). Veines thoraciques superficielles.

3 Glande mammaire (p. 409).

4 Aponévrose.

5 Grand pectoral (p. 123); grand droit (p. 120); insertions du grand dentelé (p. 124) et du grand oblique (p. 118); insertions sternales du sterno-mastoïdien (p. 129).

6 Sous-clavier (p. 124); petit pectoral (p. 124).

7 Intercostaux externes (p. 125); cartilages costaux, côtes et sternum.

8° RÉGION SUS-HYOÏDIENNE.

1 Peau.
2 Branches du plexus cervical superficiel (p. 292).
3 Peaucier (p. 129); veine jugulaire antérieure (p. 215).
4 Branche cervico-faciale du nerf facial (p. 282); ganglions superficiels.
5 Aponévrose cervicale superficielle (p. 135).
6 Ventre antérieur du digastrique (p. 130); ganglions profonds; veine faciale (p. 236); glande sous-maxillaire (p. 332).
7 Mylo-hyoïdien (p. 131); artères faciale et sous-mentale (p. 204).
8 Nerf grand hypoglosse (p. 287); veine linguale; génio-hyoïdien (p. 132); stylo-hyoïdien (p. 131).
9 Hyo-glosse (p. 318).
10 Artère linguale (p. 204); génio-glosse (p. 319).

9° RÉGION SOUS-HYOÏDIENNE.

1 Peau.
2 Bourse séreuse préthyroïdienne.
3 Peaucier (p. 129); veine jugulaire antérieure (p. 235); branche cervicale transverse du plexus cervical (p. 292).
4 Aponévrose superficielle (p. 135).
5 Veines jugulaires antérieures sous-aponévrotiques; branche cervicale transverse du plexus cervical.
6 Sterno-hyoïdien (p. 193); omo-hyoïdien (p. 132); aponévrose moyenne (p. 136).
7 Thyro-hyoïdien (p. 133); sterno-thyroïdien (p. 133); rameau thyro-hyoïdien et crico-thyroïdien de l'artère thyroïdienne supérieure (p. 204).
8 Nerfs laryngé supérieur et laryngé externe (p. 285); artère thyroïdienne supérieure (p. 203); plexus

thyroïdien (p. 212); muscle crico-thyroïdien (p. 340); glande thyroïde (p. 373).

9 Os hyoïde (p. 68); membrane thyro-hyoïdienne (p. 338); cartilage thyroïde (p. 337); membrane crico-thyroïdienne (p. 339); cartilage cricoïde (p. 337); trachée (p. 343).

10° RÉGION STERNO-MASTOÏDIENNE.

1 Peau.

2 Branches cervicale transverse et sus-claviculaire du plexus cervical (p. 292); peaucier (p. 129).

3 Veine jugulaire externe (p. 235).

4 Aponévrose superficielle (p. 135).

5 Branches du plexus cervical superficiel, auriculaire, mastoïdienne, cervicale transverse, sus-claviculaire (p. 292).

6 Sterno-cléido-mastoïdien (p. 129).

7 Feuillet profond de la gaîne du muscle.

8 Aponévrose cervicale moyenne (p. 136), et muscles omo-hyoïdien et sterno-hyoïdien (p. 132); artère sterno-mastoïdienne de la thyroïdienne supérieure (p. 204).

9 Anse de l'hypoglosse (p. 288); veine jugulaire interne (p. 236); spinal (p. 287); branches du plexus cervical (p. 292); nerf phrénique (p. 293).

10 Splénius (p. 111); angulaire (p. 110); scalènes antérieur et postérieur (133); plexus brachial (p. 293); carotides primitive (p. 202), interne (p. 208) et externe (p. 203); pneumo-gastrique (p. 284).

11 Petit complexus (p. 111); transversaire du cou (p. 112).

12 Artère sous-clavière (p. 210); artères thyroïdienne inférieure (p. 212), cervicale ascendante (p. 212), vertébrale (p. 211), cervicale profonde (p. 213); thy-

roïdienne supérieure (p. 203); origines de la linguale et de la faciale (p. 204); occipitale (p. 205); nerfs grand sympathique (p. 308), récurrent (p. 285); trachée (p. 343); œsophage (p. 324); larynx (p. 337); obliques supérieur (p. 113) et inférieur de la tête (p. 112); grand complexus (p. 111).

13 Artère (p. 211) et veine vertébrales; artère cervicale profonde (p. 213); branches antérieures des nerfs cervicaux (p. 291); muscles intertransversaires (p. 115); muscle transversaire épineux (p. 114); grand droit postérieur (p. 112).

11° RÉGION PAROTIDIENNE.

1 Peau.

2 Fascia superficialis; artère et veine temporales superficielles (p. 206); rameau du nerf auriculaire du plexus cervical (p. 292); ganglions superficiels.

3 Aponévrose superficielle (p. 135).

4 Parotide (p. 331).

5 Tronc du facial avec ses deux branches (p. 280); nerf auriculo-temporal (p. 278); artère carotide externe (p. 203) et ses branches auriculaire postérieure et temporale superficielle (p. 206); veine temporale superficielle et veine jugulaire externe (p. 235).

6 Aponévrose profonde (p. 136).

7 Ventre postérieur du digastrique (p. 130); artère palatine inférieure (p. 204).

8 Stylo-hyoïdien (p. 131); nerf grand hypoglosse (p. 287); nerf spinal (p. 287); artère occipitale (p. 205).

9 Artère carotide externe (p. 203); artère carotide interne (p. 208); veine jugulaire interne (p. 236).

10 Nerf pneumo-gastrique (p. 285); laryngé supérieur (p. 285); premier et deuxième nerfs cervicaux

(p. 291); glosso-pharyngien (p. 282); muscle stylo-pharyngien (p. 323).

12° RÉGION SUS-CLAVICULAIRE.

1 Peau.
2 Branches sus-claviculaires du plexus cervical (p. 292).
3 Peaucier (p. 129).
4 Aponévrose superficielle (p. 135).
5 Artère cervicale transverse (p. 213); veine jugulaire externe (p. 235); ganglions; branches sus-claviculaires et sus-acromiales du plexus cervical (p. 292).
6 Aponévrose moyenne ou omo-claviculaire (p. 136); muscle omo-hyoïdien (p. 132).
7 Nerf phrénique (p. 293); nerf spinal (p. 287); branches du plexus cervical (p. 291); veine sous-clavière (p. 232).
8 Scalène antérieur (p. 133).
9 Artère sous-clavière (p. 210); plexus brachial (p. 293).
10 Scalène postérieur (p. 133); angulaire (p. 110); splénius du cou (p. 111).
11 Thyroïdienne inférieure (p. 212); vertébrale (p. 211); cervicale profonde (p. 213); scapulaire supérieure (p. 213); cervicale transverse (p. 213).
12 Grand complexus (p. 111); petit complexus (p. 111); transversaire du cou (p. 112).
13 Oblique inférieur (p. 112); transversaire épineux (p. 114); première côte (p. 44); artère intercostale supérieure (p. 213); plèvre (p. 346).

13° RÉGION OCCIPITO-FRONTALE.

1 Peau.
2 *En avant*, artères sus-orbitaire et frontale interne (p. 209); veines frontale externe et préparate (p. 236); nerfs frontal interne et frontal externe (p. 275).

En arrière, artères occipitale et auriculaire postérieure (p. 205); veines occipitale et mastoïdienne; branches du grand nerf occipital (p. 290) et branche mastoïdienne du plexus cervical (p. 292).

Sur les côtés, branches de l'artère temporale superficielle (p. 206); veine temporale superficielle; nerf auriculo-temporal (p. 278).

3 Aponévrose épicrânienne et, *en avant*, muscle frontal, *en arrière*, occipital, *sur les côtés*, auriculaire supérieur (p. 137).

4 Péricrâne.

5 Os; frontal, occipital, pariétal.

14° RÉGION SOURCILIÈRE ET PALPÉBRALE SUPÉRIEURE.

1 Peau.

2 Branches de l'artère sus-orbitaire (p. 209); branches des veines préparate (p. 236), frontale externe et temporale; nerfs frontal externe et frontal interne (p. 275); branches du facial (p. 280).

3 Muscles sourcilier (p. 139); orbiculaire des paupières (p. 138); frontal (p. 137).

4 Artères palpébrale supérieure (p. 210), sus-orbitaire, frontale interne; branches palpébrales de la temporale; branches des veines préparate et frontale externe; branches des nerfs frontal interne, frontal externe, nasal (p. 275); aponévrose palpébrale et cartilage tarse (p 392); sac lacrymal et conduit lacrymal supérieur (p. 393).

5 Releveur de la paupière supérieure (p. 390); os frontal, glande lacrymale (p. 392); tendon du grand oblique de l'œil (p. 390); muscle de Horner (p. 394).

15° RÉGION PALPÉBRALE INFÉRIEURE.

1 Peau.
2 Branches des artères transversale de la face (p. 206) et faciale (p. 204); branches de la veine faciale (p. 236); branches des nerfs nasal (p. 275), sous-orbitaire (p. 276), malaire (p. 276), facial (p. 280); orbiculaire des paupières (p. 138).
3 Aponévrose palpébrale et cartilage tarse (p. 292); artère palpébrale inférieure (p. 210) et branches palpébrales des artères temporale (p. 206), faciale (p. 204), sous-orbitaire (p. 207); branches de la veine faciale (p. 236); sac lacrymal et conduit lacrymal inférieur (p. 393); insertions supérieures du releveur profond et du canin (p. 140).
4 Os malaire, maxillaire supérieur, muscle petit oblique (p. 390); muscle de Horner (p. 394).

16° RÉGION ORBITAIRE SUPÉRIEURE.

1 Voûte orbitaire osseuse (p. 37).
2 Aponévrose orbito-oculaire (p. 389).
3 *En dedans*, nerf pathétique (p. 273), grand oblique (p. 390); nerf nasal (p. 275); artère nasale (p. 209).
En dehors, nerf lacrymal (p. 276); artère lacrymale (p. 209); droit externe (p. 390); glande lacrymale (p 392).
Au milieu, nerf frontal (p. 275); artère sus-orbitaire (p. 209); releveur de la paupière supérieure (p. 390).
4 *En dedans*, droit interne (p. 390) et sa branche nerveuse (p. 273); nerf nasal (p. 275).
En dehors, droit externe (p. 390); nerf moteur externe (p. 279).
Au milieu, droit supérieur (p. 390).

5 Ganglion ophthalmique et nerfs ciliaires (p. 276); nerf du petit oblique et racine motrice du ganglion (p. 273); artère ophthalmique (p. 209) et veine ophthalmique (p. 234); artère frontale interne (p. 209).

6 Nerf optique (p. 272); artères ciliaires longues (p. 210).

7 Nerf du droit inférieur (p. 273) et muscle droit inférieur (p. 390).

17° RÉGION ORBITAIRE INTERNE.

1 Paroi interne de l'orbite (p. 37).

2 Aponévrose orbito-oculaire (p. 389).

3 Droit interne (p. 390) et sa branche nerveuse (p. 273); grand oblique (p. 390); artère sus-orbitaire (p. 209); artère lacrymale (p. 209); nerf pathétique (p. 273).

4 Nerf nasal (p. 275).

5 Nerf optique (p. 272) et globe oculaire.

18° RÉGION ORBITAIRE EXTERNE.

1 Paroi externe de l'orbite (p. 37).

2 Rameau orbitaire du maxillaire supérieur (p. 276).

3 Aponévrose orbito-oculaire (p. 389).

4 Muscle droit externe (p. 390); nerf ophthalmique (p. 275).

5 *En bas*, petit oblique (p. 390); droit inférieur (p. 390); branche inférieure du moteur oculaire commun (p. 273).

En haut, releveur de la paupière supérieure (p. 390); droit supérieur (p. 390); glande lacrymale (p. 392); artère sus-orbitaire (p. 209); branche supérieure du moteur oculaire commun (p. 273); moteur oculaire externe (p. 279); nerf lacrymal (p. 276).

Au milieu, ganglion ophthalmique, ses racines et nerfs

ciliaires (p. 276); artère ophthalmique (p. 209) et veine ophthalmique (p. 234).

6 Globe oculaire et nerf optique (p. 272).

19° RÉGION LABIALE.

1 Peau.

2 Orbiculaire des lèvres (p. 141); branches du nerf facial (p. 280) et de plus :

En haut, releveur superficiel (p. 140) et petit zygomatique (p. 139); branches des nerfs nasal (p. 275) et sous-orbitaire (p. 276).

En bas, triangulaire (p. 140); houppe du menton (p. 141); carré du menton (p. 141); peaucier du cou (p. 129); nerf mentonnier (p. 278).

Aux commissures, grand zygomatique (p. 139); risorius de Santorini (p. 140); branches de l'artère transversale de la face (p. 206).

3 Releveur profond (p. 140); buccinateur (p. 141); mêmes branches nerveuses.

4 Couche glanduleuse (p. 314).

5 Artères coronaires labiales (p. 205).

6 Muqueuse (p. 314).

20° RÉGION GÉNIENNE OU JOUE.

1 Peau.

2 Tissu graisseux sous-cutané.

3 Releveur superficiel (p. 140); grand et petit zygomatiques (p. 139); artère faciale (p. 204); transversale de la face (p. 206); veine faciale (p. 236); branches des nerfs facial et sous-orbitaire (p. 276).

4 Releveur profond (p. 140); artère et veine faciales; branches de l'artère sous-orbitaire (p. 207); branches des nerfs facial et sous-orbitaire.

5 Canin (p. 140); trou sous-orbitaire (p. 24) et vaisseaux et nerfs sous- orbitaires.
6 Aponévrose superficielle du buccinateur; boule graisseuse; nerf buccal (p. 278) et artère et veine buccales (p. 207).
7 Buccinateur (p. 141); canal de Sténon (p. 332); artère transverse de la face (p. 206); filets du facial.
8 Feuillet profond de l'aponévrose du buccinateur et aponévrose buccinato-pharyngienne (p. 141).
9 Muqueuse buccale (313).

21° RÉGION NASALE.

1 Peau.
2 Artère nasale (p. 209) et artère faciale (p. 204); veine angulaire (p. 236); nerf nasal (p. 275); branches du facial (p. 280); transverse du nez (p. 142); releveur superficiel (p. 140); dilatateur de l'aile du nez (p. 142); nerf naso-lobaire (p. 176).
3 Releveur profond (p. 140); myrtiforme (p. 142); artère nasale (p. 209); nerf nasal (p. 275); branches des vaisseaux (p. 207) et nerfs sous-orbitaires (p. 276).
4 Charpente ostéo-cartilagineuse du nez (p. 404).

22° RÉGION DU MENTON.

1 Peau.
2 Peaucier du cou (p. 129); triangulaire (p. 140); carré du menton (p. 141); houppe du menton (p. 141); nerf mentonnier (p. 278); branches du nerf facial (p. 280); branches de l'artère mentonnière (p. 207).
3 Maxillaire inférieur (p. 31).

23° RÉGION MASSÉTÉRINE.

1 Peau.
2 Fascia superficialis et peaucier (p. 129); rameaux de

la branche auriculaire du plexus cervical (p. 292), du nerf facial (p. 280); ganglions lymphatiques superficiels; artère temporale superficielle (p. 206).
3 Aponévrose superficielle.
4 Partie antérieure de la parotide et canal de Sténon (p. 332); ganglions lympathiques; artère transversale de la face (p. 206) avec les veines correspondantes; branches du nerf facial (p. 280).
5 Masséter (p. 143); *en avant,* artère et veine faciales (p. 204).
6 Artère et veines massétérines (p. 207); nerf massétérin (p. 278); articulation temporo-maxillaire (p. 77).
7 Branche montante du maxillaire inférieur (p. 31); insertion inférieure du temporal (p. 143).
8 Artère dentaire inférieure (p. 207) et veines correspondantes; nerf dentaire inférieur (p. 278); nerf lingual (p. 278); ligament sphéno-maxillaire (p. 78); artères temporales profondes antérieure et postérieure (p. 206 et 207).
9 Ptérygoïdien externe (p. 144).
10 Ptérygoïdien interne (p. 144).
11 Muscles styliens, stylo-glosse (p. 318) et stylo-hyoïdien (p. 131); digastrique (p 130); artère maxillaire interne (p. 206).
12 Constricteur supérieur du pharynx (p. 322).

24° RÉGION TEMPORALE.

1 Peau.
2 Fascia superficialis; artère et veines temporales superficielles (p. 206); nerf auriculo-temporal (p. 278); branches du nerf facial (p. 280); *en arrière,* branches de l'artère auriculaire postérieure (p. 205); branche mastoïdienne du plexus cervical (p. 292).

3 Aponévrose épicrânienne et muscles auriculaires antérieur et supérieur (p. 137).
4 Aponévrose temporale (p. 143).
5 Muscle temporal (p. 143); artère temporale moyenne (p. 206).
6 Artères temporales profondes antérieure et postérieure (p. 206 et 207) et veines satellites; nerfs temporaux profonds antérieur, moyen et postérieur (p. 277 et 278).
7 Os pariétal (p. 23), frontal (p. 17); grande aile du sphénoïde (p. 15), écaille du temporal (p. 19).

25° RÉGION SOUS-CLAVICULAIRE.

1 Peau.
2 Branches des artères acromio-thoracique (p. 214) et circonflexes (p. 215); veine céphalique (p. 232); branches sus-claviculaires et sus-acromiales du plexus cervical (p. 292); branche cutanée du nerf axillaire (p. 296).
3 Aponévrose.
4 Deltoïde (p. 145); grand pectoral (p. 123).
5 Articulation acromio-claviculaire (p. 84); ligaments coraco-claviculaires (p. 84); ligament acromio-coracoïdien (p. 85); insertions à l'apophyse coracoïde des muscles petit pectoral (p. 124), coraco-brachial (p. 147), et courte portion du biceps (p. 147); tendon de la longue portion du biceps.
6 Articulation scapulo-humérale (p. 84); artère circonflexe antérieure (p. 215).
7 Clavicule (p. 45); acromion et apophyse coracoïde (p. 46); humérus (p. 47).

26° RÉGION DU MOIGNON DE L'ÉPAULE.

1 Peau.
2 Nerfs sus-acromiaux (p. 292) et branches cutanées du nerf axillaire (p. 296).
3 Aponévrose.
4 Deltoïde (p. 145).
5 Aponévrose acromio-claviculaire ; ligament acromio-coracoïdien (p. 85) ; artères acromio-thoracique (p. 214) et circonflexe postérieure (p. 215); insertions des muscles sus-épineux (p. 145); sous-épineux (p. 145) et petit rond (p. 146); triceps et vaste externe (p. 148); nerf axillaire (p. 295).
6 Articulation scapulo-humérale (p. 84) et humérus (p. 47).

27° RÉGION AXILLAIRE.

1 Peau.
2 Branches sus-claviculaires du plexus cervical (p. 292).
3 Aponévrose.
4 Filets des branches thoraciques du plexus brachial (p. 294); grand pectoral (p. 123).
5 Branches des artères thoraciques (p. 214); nerfs thoraciques du plexus brachial.
6 Aponévrose profonde du grand pectoral.
7 Aponévrose traversée par la veine céphalique (p. 232); feuillet superficiel de l'aponévrose du petit pectoral, et aponévrose qui lui fait suite (ligament suspenseur de l'aisselle).
8 Petit pectoral (p. 124).
9 Feuillet profond de l'aponévrose du petit pectoral.
10 Veine axillaire (p. 213).
11 Plexus brachial (p. 293) et artère axillaire (p. 214).

28° RÉGION BRACHIALE ANTÉRIEURE.

1 Peau.
2 Partie inférieure de la veine basilique (p. 212); veine céphalique (p. 232); rameaux cutanés des nerfs axillaire (p. 295), radial (p. 298), brachial cutané interne (p. 295) et son accessoire (p. 294).
3 Aponévrose.
4 Biceps (p. 147).
5 Nerf médian (p. 296); artère et veines humérales (p. 215); nerf musculo-cutané (p. 295).
6 Coraco-brachial (p. 147); brachial antérieur (p. 148).
7 Humérus (p. 47).

29° RÉGION BRACHIALE POSTÉRIEURE.

1 Peau.
2 Veines superficielles; rameau cutané de l'épaule du nerf axillaire (p. 296); rameaux cutanés du 2e nerf intercostal (p. 299), du brachial cutané interne (p. 295), du radial (p. 298).
3 Aponévrose.
4 Vaste externe et longue portion du triceps (p. 148).
5 Nerf radial (p. 298); artère humérale profonde ou collatérale externe (p. 215) et veines satellites; nerf cubital (p. 297).
6 Vaste interne (p. 148).

30° PLI DU COUDE.

1 Peau.
2 Veines superficielles (p. 232); rameaux des nerfs brachial cutané interne (p. 295), musculo-cutané (p. 295), radial (p. 298).
3 Aponévrose et expansion aponévrotique du biceps.

4 Biceps (p. 147); long supinateur (p. 152); rond pronateur (p. 149).
5 Nerf médian (p. 296); artère et veines humérales, et division en radiale et cubitale (p. 215); artère collatérale interne (p. 215) et récurrente radiale antérieure (p. 216); nerf radial (p. 298); nerf cubital (p. 297).
6 Brachial antérieur (p. 148); premier radial externe (p. 152); grand palmaire (p. 149); palmaire grêle (p. 150).
7 Second radial externe (p. 152); fléchisseur superficiel (p. 150).
8 Court supinateur (p. 153); fléchisseur profond (p. 151); fléchisseur propre du pouce (p. 151).
9 Articulations du coude et radio-cubitale supérieure (p. 86); artères articulaires.

31° RÉGION POSTÉRIEURE DU COUDE.

1 Peau.
2 Veines superficielles; branches des nerfs brachial cutané interne (p. 295), musculo-cutané (p. 295), radial (p. 298).
3 Aponévrose.
4 Triceps (p. 148); anconé (p. 154); artères récurrentes radiale (p. 218) et cubitale postérieures (p. 217).
5 Artères articulaires.
6 Partie postérieure de l'articulation (p. 86).

32° RÉGION ANTÉRIEURE DE L'AVANT-BRAS.

1 Peau.
2 Veines superficielles (p. 232); rameaux des nerfs brachial cutané interne (p. 295), musculo-cutané (p. 295), radial (p. 298).

3 Aponévrose.

4 *En dehors,* long supinateur (p. 152); tendon du long abducteur du pouce (p. 154); artère radiale (p. 216) et veines satellites; branche antérieure du nerf radial (p. 298).

En dedans, rond pronateur (p. 149); grand palmaire (p. 149); palmaire grêle (p. 150); cubital antérieur (p. 150).

5 Fléchisseur superficiel (p. 150); premier radial externe, *en dehors* (p. 152); nerf cubital (p. 297); artères et veines cubitales (p. 217).

6 Fléchisseur profond des doigts (p. 151); nerf médian (p. 296) et son artère; fléchisseur propre du pouce (p. 151); 2e radial externe (p. 152).

7 Court supinateur (p. 153); artère interosseuse antérieure (p. 218) et nerf interosseux (p. 297); carré pronateur (p. 152).

8 Os et membrane interosseuse (p. 86).

33° RÉGION POSTÉRIEURE DE L'AVANT-BRAS.

1 Peau.

2 Veines superficielles; rameaux cutanés des nerfs brachial cutané interne (p. 295), musculo-cutané (p. 295), radial (p. 298).

3 Aponévrose.

4 Anconé (p. 154); extenseur commun des doigts (p. 153); extenseur propre du petit doigt (p. 154); cubital postérieur (p. 154); long supinateur (p. 152); 1er radial externe (p. 152).

5 Artère interosseuse postérieure (p. 218); rameau postérieur du nerf radial (p. 298).

6 Deuxième radial externe (p. 152); court supinateur (p. 153); long abducteur, court extenseur et long

extenseur du pouce (p. 154); extenseur propre de l'index (p. 155).

7 Os et membrane interosseuse (p. 86).

34° RÉGION PALMAIRE.

1 Peau.

2 Palmaire cutané (p. 156); rameau cutané palmaire du médian (p. 297); rameaux cutanés du cubital (p. 297).

3 Aponévrose palmaire (p. 160).

4 Artère radio-palmaire (p. 216); artère cubitale (p. 217); arcade palmaire superficielle (p. 217) et branches collatérales des doigts; veines satellites; nerf cubital (p. 297).

5 Ligament annulaire du carpe (p. 90); muscle court abducteur du pouce (p. 156); abducteur du petit doigt (p. 157).

6 Opposant du pouce (p. 157); court fléchisseur du pouce (p. 156); opposant du petit doigt (p. 158) et court fléchisseur du petit doigt (p. 157).

7 Tendons du fléchisseur superficiel (p. 150) et du long fléchisseur propre du pouce (p. 151); nerf médian (p. 296); nerfs collatéraux des doigts (p. 296 et 297).

8 Tendons du fléchisseur profond et lombricaux (p. 151).

9 Adducteur du pouce (p. 157).

10 Branche profonde de l'artère cubitale et arcade palmaire profonde (p. 216 et 217); branche profonde du nerf cubital (p. 297).

11 Interosseux (p. 158); artères interosseuses (p. 217).

35° RÉGION PALMAIRE DES DOIGTS.

1 Peau.

2 Nerfs collatéraux palmaires (p. 286 et 297); artères et veines collatérales des doigts (p. 217 et 218).

3 Gaîne aponévrotique des fléchisseurs (p. 160).
4 Fléchisseurs superficiel (p. 150) et profond (p. 151).
5 Partie antérieure des articulations phalangiennes (p. 91).
6 Phalanges.

36° RÉGION DORSALE DE LA MAIN.

1 Peau.
2 Veines dorsales superficielles, céphalique du pouce, salvatelle (p. 232); branches du brachial cutané interne (p. 295); rameaux de la branche dorsale du radial (p. 298) et du cubital (p. 297); nerfs collatéraux dorsaux (p. 297 et 298).
3 Aponévrose.
4 Tendons de l'extenseur commun des doigts (p. 153); de l'extenseur propre de l'index (p. 155); du petit doigt (p. 154); du long extenseur (p. 155) et du court extenseur du pouce (p. 154).
5 Tendons des radiaux externes (p. 152); interosseux dorsaux (p. 158); artère transverse postérieure du carpe (p. 216); artères interosseuses (p. 217); veines satellites; rameau articulaire de la branche postérieure du nerf radial (p. 298).
6 Partie postérieure des articulations radio-carpienne (p. 88), carpo-carpienne (p. 88), carpo-métacarpienne (p. 89) et métacarpo-phalangienne (p. 90).
7 Os.

37° RÉGION DORSALE DES DOIGTS.

1 Peau.
2 Nerfs collatéraux dorsaux.
3 Tendons des extenseurs (p. 153).
4 Partie postérieure des articulations phalangiennes (p. 91).
5 Phalanges.

38° RÉGION INGUINO-CRURALE. TRIANGLE DE SCARPA.

1 Peau.
2 Fascia superficialis ; artères et veines honteuses externes (p. 223).
3 Graisse et ganglions lymphatiques superficiels ; veine sàphène interne (p. 239) ; rameaux du nerf génito-crural (p. 301), de la branche fémorale cutanée (p. 301), et rameaux perforants du nerf crural (p. 301).
4 Fascia lata (p. 181) et fascia cribriformis (p. 182).
5 Couturier (p. 166) ; artère crurale (p. 223) ; veine crurale (p. 239) ; ganglion lymphatique de l'anneau crural (p. 182) ; branches du nerf crural (p. 301) ; branche perforante accessoire du nerf saphène interne (p. 301) ; moyen adducteur (p. 168).
6 Aponévrose du psoas et iliaque et du pectiné ; anneau crural (p. 182) ; ligament de Gimbernat (p. 118).
7 Psoas et iliaque (p. 161) ; nerf crural (p. 301), pectiné (p. 168) ; droit antérieur (p. 167).
8 Bourse séreuse du psoas (p. 162) ; branche du nerf obturateur pour le moyen adducteur (p. 301).
9 Articulation coxo-fémorale (p. 95).

39° RÉGION ANTÉRIEURE DE LA CUISSE.

1 Peau.
2 Veine saphène interne (p. 239) ; veines superficielles ; rameau perforant accessoire du nerf saphène interne (p. 301) ; branches du nerf fémoro-cutané (p. 301) et rameaux perforants du nerf crural (p. 301).
3 Aponévrose.
4 Tenseur du fascia lata (p. 167) ; couturier (p. 166) ;

droit antérieur (p. 167); moyen adducteur (p. 168); droit interne (p. 168).

5 Gaîne du grand adducteur (p. 169); nerf saphène interne (p. 302); nerf musculo-cutané interne (p. 302); artère fémorale (p. 223); veine fémorale (p. 239); nerfs du triceps (p. 302); vaste interne et vaste externe (p. 167); droit interne (p. 168); branches de l'artère musculaire (p. 223).

6 Branche de l'obturateur pour les adducteurs (p. 301); petit adducteur (p. 168).

7 Grand adducteur (p. 169); vaste interne (p. 167); artère fémorale profonde (p. 223).

40° RÉGION FESSIÈRE.

1 Peau.

2 Branches superficielles des artères fessières, ischiatiques (p. 221) et circonflexes (p. 224); rameaux du nerf fémoro-cutané (p. 301) et du petit nerf sciatique (p. 303).

3 Aponévrose du grand fessier.

4 Grand fessier (p. 163).

5 Aponévrose profonde du grand fessier.

6 Artères fessière et ischiatique (p. 221) et veines satellites; nerf du pyramidal (p. 303); moyen fessier (p. 163) et pyramidal (p. 164); grand et petit nerfs sciatiques (p. 303); grand ligament sacro-sciatique (p. 92); branche génitale du petit nerf sciatique (p. 303); tendons supérieurs du biceps (p. 170), du demi-membraneux (p. 169) et du demi-tendineux (p. 169).

7 Nerf fessier supérieur (p. 303); artère et veine fessières (p. 221); petit fessier (p. 164); obturateur interne et jumeaux (p. 185); carré crural (p. 165);

branche postérieure de l'artère circonflexe interne (p. 224); artère honteuse interne (p. 221).

8 Petit ligament sacro-sciatique (p. 93); partie postérieure de l'articulation coxo-fémorale (p. 95) et de l'articulation sacro-iliaque (p. 92).

9 Os; sacrum et coccyx (p. 10); os iliaque (p. 57); fémur (p. 58).

41° RÉGION POSTÉRIEURE DE LA CUISSE.

1 Peau.

2 Veines superficielles; rameaux du nerf fémoro-cutané (p. 301) et du petit sciatique (p. 303).

3 Aponévrose.

4 Branches génitale et fémorale du petit sciatique (p. 303); muscles biceps (p. 170), demi-membraneux (p. 169), demi-tendineux (p. 169), droit interne (p. 168).

5 Nerf sciatique et ses branches (p. 303); branches perforantes de l'artère fémorale profonde (p. 223); veine poplitée (p. 239).

6 Grand adducteur (p. 169); courte portion du biceps (p. 170).

42° RÉGION ANTÉRIEURE DU GENOU.

1 Peau.

2 Veines superficielles; bourse séreuse pré-rotulienne sous-cutanée; rameaux des nerfs fémoro-cutané et crural (p. 301); branche sous-rotulienne du nerf saphène interne (p. 302); branches superficielles des artères articulaires (p. 225).

3 Aponévrose.

4 Bourse pré-rotulienne sous-aponévrotique.

5 Triceps et tendon rotulien (p. 167); artères articu-

laires; tendons de la patte-d'oie (p. 166); jambier antérieur (p. 171).

6 Articulation du genou (p. 96); articulation péronéo-tibiale supérieure (p. 98).

43° RÉGION POPLITÉE.

1 Peau.

2 Rameaux de la branche fémorale du petit nerf sciatique (p. 303).

3 Aponévrose.

4 Veine saphène externe (p. 240) et nerf saphène tibial (p. 305); nerf saphène péronier (p. 304); branches des artères jumelles (p. 225).

5 *En haut et en dehors*, biceps (p. 170); *en haut et en dedans*, demi-tendineux et demi-membraneux (p. 169); droit interne (p. 168); *en bas*, jumeaux (p. 173).

6 Nerfs sciatiques poplités interne (p. 305) et externe (p. 304).

7 Veine poplitée (p. 239).

8 Artère poplitée (p. 224).

9 Grand adducteur (p. 269); plantaire grêle (p. 174); poplité (p. 174); soléaire (p. 174).

10 Partie postérieure de l'articulation du genou (p. 97).

44° RÉGION ANTÉRO-EXTERNE DE LA JAMBE.

1 Peau.

2 Veines superficielles; branches du nerf musculo-cutané (p. 304); branche cutanée-péronière du sciatique poplité externe (p. 304).

3 Aponévrose.

4 Jambier antérieur (p. 171); tendon de l'extenseur propre du gros orteil (p. 171); extenseur commun

des orteils et péronier antérieur (p. 172); long et court péroniers latéraux (p. 172); nerf musculo-cutané (p. 304).

5 Artère tibiale antérieure (p. 225) et veines satellites; nerf tibial antérieur (p. 304); extenseur propre du gros orteil (p. 171); court péronier latéral (p. 173).

6 Tibia (p. 60); membrane interosseuse (p. 98); péroné (p. 61).

45° RÉGION POSTÉRIEURE DE LA JAMBE

1 Peau.

2 Veine saphène externe (p. 240) et veines superficielles; nerf saphène péronier (p. 304); saphène tibial (p. 305); filets postérieurs du nerf saphène interne (p. 302).

3 Aponévrose.

4 Jumeaux (p. 173).

5 Tendon du plantaire grêle (p. 174).

6 Soléaire et tendon d'Achille (p. 174).

7 Aponévrose profonde.

8 Artère tibiale postérieure (p. 227) et ses veines satellites; nerf tibial postérieur (p. 305); artère péronière et ses veines satellites (p. 226).

9 Long fléchisseur propre du gros orteil (p. 176); tibial postérieur (p. 175); long fléchisseur commun des orteils (p. 175).

10 Péroné (p. 61); membrane interosseuse (p. 98); tibia (p. 60).

46° RÉGION MALLÉOLAIRE INTERNE.

1 Peau.

2 Veine saphène interne (p. 239) et veines superficielles; branches du nerf saphène interne (p. 302).

3 Aponévrose et ligament annulaire du tarse (p. 182).

4 *En avant de la malléole interne*, tendon du jambier antérieur (p. 171); artère malléolaire interne (p. 225).

En arrière de la malléole interne, tendon du jambier postérieur (p. 175); tendon du fléchisseur commun des orteils (p. 175); artère (p. 227) et veines tibiales postérieures; nerf tibial postérieur (p. 305); tendon d'Achille (p. 174).

5 Partie interne de l'articulation tibio-tarsienne (p. 99).

47° RÉGION MALLÉOLAIRE EXTERNE.

1 Peau.

2 Veine saphène externe (p. 240) et veines superficielles; branches du nerf saphène externe (p. 205) en arrière, et du nerf musculo-cutané (p. 303) en avant.

3 Aponévrose et ligament annulaire du tarse.

4 *En avant de la malléole externe*, tendons de l'extenseur commun des orteils et du péronier antérieur (p. 172); branche de l'artère malléolaire externe (p. 225).

En arrière de la malléole externe, tendon du court péronier latéral (p. 173), tendon du long péronier latéral (p. 172); branche de l'artère péronière (p. 226); tendon d'Achille (p. 174).

5 Partie externe de l'articulation tibio-tarsienne (p. 99).

48° RÉGION DORSALE DU PIED.

1 Peau.

2 Veines d'origine des saphènes interne et externe (p. 239 et 240); branches des nerfs saphène interne (p. 302), musculo-cutané (p. 304) et saphène externe (p. 305).

3 Aponévrose et ligament annulaire du tarse (p. 182).
4 Tendons du jambier antérieur (p. 171), de l'extenseur propre du gros orteil (p. 171), de l'extenseur commun des orteils et du péronier antérieur (p. 172).
5 Aponévrose du pédieux.
6 Pédieux (p. 176).
7 Artères pédieuse (p. 225), dorsale du tarse, dorsale du métatarse et interosseuses dorsales (p. 226); nerf tibial antérieur (p. 304); rameau profond externe du dos du pied (p. 305).
8 Aponévrose interosseuse.
9 Muscles interosseux dorsaux (p. 180).
10 Partie dorsale des articulations du pied (p. 98 et suiv.).
11 Face dorsale des os du pied (p. 62).

49° RÉGION PLANTAIRE.

1 Peau.
2 Rameau cutané plantaire du tibial postérieur (p. 305); rameaux cutanés des nerfs plantaires (p. 305); branches cutanées des artères calcanéennes et plantaires.
3 Aponévrose plantaire (p. 183).
4 Artères calcanéennes interne et externe; artères plantaires interne et externe (p. 227) et artères collatérales des orteils; veines satellites; rameaux des nerfs plantaires externe et interne (p. 305 et 306).
5 Muscles abducteur du gros orteil (p. 179), court fléchisseur commun des orteils (p. 177), abducteur du petit orteil (p. 180).
6 Tronc des artères plantaires interne et externe et veines satellites; nerfs plantaires interne et externe.
7 Accessoire du long fléchisseur commun (p. 178); tendon du long fléchisseur commun (p. 175); lombricaux (p. 178); tendon du fléchisseur propre du

gros orteil (p. 176); court fléchisseur du gros orteil (p. 179); court fléchisseur du petit orteil (p. 180).

8 Adducteur oblique et adducteur transverse du gros orteil (p. 179).

9 Grand ligament plantaire (p. 101) et gaîne du long péronier latéral.

10 Tendons du long péronier latéral (p. 172) et du jambier postérieur (p. 175).

11 Branches profondes de l'artère plantaire externe (p. 227) et du nerf plantaire externe (p. 306).

12 Muscles interosseux (p. 180).

13 Face plantaire des articulations du pied (p. 98).

50° RÉGION PÉRINÉALE (HOMME).

1 Peau.

2 Plexus veineux sous-cutané; dartos (p. 353); partie superficielle du sphincter de l'anus (p. 363).

3 Fascia superficialis; graisse du creux ischio-rectal; branches du nerf périnéal (p. 303); branches de l'artère périnéale superficielle (p. 222) et de l'artère hémorrhoïdale inférieure (p. 222); veines correspondantes.

4 Aponévrose superficielle (p. 365).

5 Muscles bulbo-caverneux (p. 362), ischio-caverneux (p. 361), transverse du périnée (p. 362); artère périnéale superficielle; nerf périnéal superficiel; branche génitale du petit sciatique (p. 303); *en arrière*, sphincter externe (p. 363); aponévrose inférieure du releveur de l'anus (p. 365); artère hémorrhoïdale inférieure (p. 222); nerf ano-cutané (p. 302)

6 Racine des corps caverneux (p. 357); bulbe et partie spongieuse de l'urèthre (p. 359).

7 Aponévrose périnéale moyenne (p. 365).

8 Artère honteuse interne (p. 221); nerf honteux interne (p. 202); glande de Cowper (359); artère transverse du périnée (p. 222); muscle transverse profond (p. 363).
9 Feuillet profond de l'aponévrose moyenne (p. 365).
10 Muscle ischio-coccygien (p 364), releveur de l'anus (p. 364), muscle de Wilson (p. 363); partie membraneuse de l'urèthre (p. 359).
11 Prostate (p. 358) et plexus veineux prostatique.
12 Aponévrose profonde du périnée (p. 365).

51° RÉGION PÉRINÉALE (FEMME).

1 Peau et parties génitales externes.
2 Sac dartoïque de la grande lèvre (p. 371); sphincter externe de l'anus (p. 363).
3 Branches des artères honteuses externes (p. 223), périnéale superficielle (p. 222), hémorrhoïdales inférieures (p. 222); branches du nerf périnéal superficiel (p. 303); fascia superficialis.
4 Aponévrose périnéale superficielle (p. 365); graisse du creux ischio-rectal.
5 Muscles constricteurs du vagin (p. 372), ischio-caverneux (p. 361), transverse du périnée (p. 362); artère périnéale superficielle (p. 222); nerf périnéal superficiel; *en arrière*, sphincter externe, aponévrose inférieure du releveur; artère hémorrhoïdale inférieure; branches ano-cutanées du nerf honteux interne (p. 302).
6 Bulbe du vagin (p. 372) et corps caverneux du clitoris (p. 372); glandes vulvo-vaginales (p 372).
7 Aponévrose moyenne (p. 365).
8 Artère honteuse interne (p. 221); nerf honteux interne (p. 202); artère du bulbe.

9 Feuillet profond de l'aponévrose moyenne (p. 365).
10 Muscles ischio-coccygien (p. 364), releveur de l'anus (p. 364).
11 Aponévrose profonde du périnée (p. 365).

QUESTIONNAIRE D'OSTÉOLOGIE.

1 Décrire l'étage inférieur de la base du crâne (p. 34).
2 Décrire le corps du maxillaire supérieur (p. 24).
3 Qu'est-ce que le promontoire (p. 10)?
4 Décrire le péroné (p. 61).
5 Avec quels os s'articule le vomer (p. 31)?
6 Décrire les côtes (p. 43).
7 Caractères communs des vertèbres; leur nombre (p. 7).
8 Décrire le frontal (p 17).
9 Qu'est-ce que les apophyses géni (p. 31)?
10 Décrire l'écaille de l'occipital (p. 13).
11 Caractères généraux des métatarsiens (p. 67).
12 Décrire le corps du sphénoïde (p. 14).
13 Avec quels os s'articulent les os du nez (p. 29)?
14 Décrire l'atlas (p. 9).
15 Qu'est-ce que l'apophyse coronoïde (p. 32 et 49)?
16 Décrire la lame horizontale du palatin (p. 26).
17 Qu'est-ce que l'apophyse odontoïde (p. 9)?
18 Structure des os (p. 5).
19 Quels sont les os de la 2e rangée du carpe (p. 50)?
20 Décrire la face inférieure du rocher (p. 21).
21 Qu'est-ce que le cornet de Bertin (p. 15)?
22 Avec quels os s'articule le 1er cunéiforme (p. 64)?
23 Où sont lés apophyses clinoïdes (p. 14 et 15)?

24 Décrire l'os malaire (p. 30).
25 Décrire l'extrémité supérieure de l'humérus (p. 47).
26 Décrire la cavité orbitaire (p. 37).
27 Qu'appelle-t-on trou ovale (p. 15 et 57)?
28 Décrire le trapèze (p. 52).
29 Décrire le calcanéum (p. 63).
30 Décrire l'apophyse montante du maxillaire supérieur (p. 25).
31 Qu'est-ce que la selle turcique (p. 14)?
32 Énumérer les trous et canaux de la base du crâne (p. 40).
33 Décrire le plancher des fosses nasales (p. 39).
34 Décrire l'os hyoïde (p. 68).
35 Qu'est-ce que l'apophyse crista-galli (p. 16)?
36 Qu'est-ce que les trous de conjugaison (p. 7)?
37 Qu'a-t-on appelé apophyse styloïde (p. 21, 49, 50, 55, 61, 68)?
38 Avec quels os s'articule le trapèze (p. 52)?
39 Décrire l'écaille du temporal (p. 19).
40 Caractères des vertèbres dorsales (p. 8).
41 Décrire la lame verticale du palatin (p. 27).
42 Décrire la face externe de l'os iliaque (p. 57).
43 Où sont les trous condyliens antérieurs et postérieurs (p. 13)?
44 Décrire l'extrémité supérieure du cubitus (p. 49).
45 Décrire le corps de l'occipital (p. 13).
46 Décrire le 2e cunéiforme (p. 65).
47 Qu'est-ce que le canal vidien (p. 16)?
48 Qu'est-ce que l'acromion (p. 46)?
49 Décrire l'extrémité inférieure du fémur (p. 60).
50 Avec quels os s'articule le maxillaire supérieur (p. 26)?
51 Décrire le scaphoïde du pied (p. 64).

52 Décrire les canaux creusés dans le rocher (p. 22).
53 Décrire l'extrémité inférieure du radius (p. 50).
54 Avec quels os s'articule le frontal (p. 19)?
55 Comment divise-t-on les os (p. 5)?
56 Avec quels os s'articule le 3e métacarpien (p. 55)?
57 Décrire l'ouverture antérieure des fosses nasales (p. 39).
58 Décrire les apophyses ptérygoïdes (p. 16).
59 Où sont les épines nasales (p. 18, 25, 26)?
60 Décrire l'extrémité inférieure de l'humérus (p. 48).
61 Qu'est-ce que le trou borgne (p. 16)?
62 Décrire le cuboïde (p. 66).
63 Avec quels os s'articule l'os malaire (p. 30)?
64 Avec quels os s'articule le 3e métatarsien (p. 65 et 67)?
65 Qu'est-ce que les trous grand et petit ronds (p. 15)?
66 Décrire la face supérieure du rocher (p. 20).
67 Décrire le corps du tibia (p. 60).
68 Qu'est-ce que la ligne myloïdienne (p. 31)?
69 Qu'est-ce que la fosse pituitaire (p. 14)?
70 Décrire l'astragale (p. 62).
71 Décrire le grand os (p. 53).
72 Décrire le sacrum (p. 10).
73 Caractères des vertèbres cervicales (p. 7).
74 Quels sont les os de la 1re rangée du carpe (p. 50)?
75 Décrire l'extrémité inférieure du tibia (p. 60).
76 Avec quels os s'articule l'occipital (p. 14)?
77 Décrire le 3e cunéiforme (p. 65).
78 Décrire les grandes ailes du sphénoïde (p. 15).
79 Décrire l'extrémité inférieure du cubitus (p. 49).
80 Décrire la partie mastoïdienne du temporal (p. 19).
81 Qu'est-ce que l'antre d'Hygmore (p. 24)?
82 Caractères des métacarpiens (p. 54).

83 Décrire l'apophyse sphénoïdale du palatin (p. 27).
84 Décrire l'axis (p. 9).
85 Décrire la face externe de l'occipital (p. 13).
86 Décrire l'extrémité inférieure du fémur (p. 59).
87 Décrire l'ouverture postérieure des fosses nasales (p. 39).
88 Avec quels os s'articule le palatin (p. 28)?
89 Décrire la clavicule (p. 45).
90 Avec quels os s'articule l'os unguis (p. 28)?
91 Décrire le semi-lunaire (p. 5).
92 Décrire l'apophyse palatine du maxillaire supérieur (p. 25).
93 Décrire la face interne de l'os iliaque (p. 57).
94 Décrire la voûte des fosses nasales (p. 39).
95 Décrire le scaphoïde de la main (p. 51).
96 Décrire le sternum (p. 43).
97 Décrire les petites ailes du sphénoïde (p. 15).
98 Décrire le corps du fémur (p. 58).
99 Décrire les trous déchirés antérieur et postérieur (p. 33 et 34).
100 Avec quels os s'articule le 2e métacarpien (p. 55)?
101 Qu'est-ce que l'os planum (p. 17)?
102 Avec quels os s'articule le 2e cunéiforme (p. 65).
103 Décrire la fosse zygomatique (p. 35).
104 Décrire l'extrémité supérieure du radius (p. 49).
105 Décrire le canal de Fallope (p. 22).
106 Décrire la rotule (p. 61).
107 Décrire la lame criblée de l'ethmoïde (p. 16).
108 Avec quels os s'articule le semi-lunaire (p. 57)?
109 Qu'est-ce que le canal musculo-tubaire (p. 21)?
110 Avec quels os s'articule le trapézoïde (p. 53)?
111 Décrire la paroi externe des fosses nasales (p. 38).
112 Qu'est-ce que l'apophyse coronoïde (p. 46)?

113 Avec quels os s'articule le temporal (p. 23)?
114 Qu'est-ce que l'appendice xiphoïde (p. 43)?
115 Qu'est-ce que la scissure de Glaser (p. 20)?
116 Avec quels os s'articule le 2e métatarsien (p. 67)?
117 Décrire l'étage supérieur de la base du crâne (p. 33).
118 Décrire l'apophyse orbitaire du palatin (p. 27).
119 Quelles sont les courbures des côtes (p. 43)?
120 Décrire la partie zygomatique du temporal (p 20).
121 Avec quels os s'articule le sphénoïde (p. 16)?
122 Avec quels os s'articule le 4e métatarsien (p. 66 et 67)?
123 Décrire le pariétal (p. 23).
124 Décrire l'os crochu (p. 35).
125 Décrire l'extrémité supérieure du tibia (p. 60).
126 Décrire les bords de l'os iliaque (p. 58).
127 Qu'est-ce que l'hiatus de Fallope (p. 20)?
128 Décrire l'omoplate (p. 46).
129 Décrire la partie condylienne de l'occipital (p. 13).
130 Avec quels os s'articule l'ethmoïde (p. 17)?
131 Décrire le 1er cunéiforme (p. 64).
132 Décrire l'apophyse mastoïde (p. 19).
133 Décrire le corps de l'humérus (p. 47).
134 Avec quels os s'articule le scaphoïde du carpe (p. 51)?
135 Décrire les apophyses articulaires des vertèbres (p. 7).
136 Décrire la face postérieure du rocher (p. 20).
137 Décrire la 1re côte (p. 44).
138 Décrire le corps du maxillaire inférieur (p. 31).
139 Décrire le pyramidal (p. 52).
140 Décrire l'apophyse pyramidale du palatin (p. 28).
141 Avec quels os s'articule le 4e métacarpien (p. 55)?
142 Décrire la face externe de la base du crâne (p. 36).
143 Avec quels os s'articule le grand os (p. 53)?

144 Où se trouve la lame criblée (p. 16)?
145 Décrire le corps du radius (p. 49).
146 Décrire la fosse temporale (p. 35).
147 Avec quels os s'articule le 3e cunéiforme (p. 66)?
148 Décrire le bord alvéolaire du maxillaire supérieur (p. 26).
149 Qu'appelle-t-on acétabulum (p. 57)?
150 Décrire le trapézoïde (p. 53).
151 Décrire la paroi interne des fosses nasales (p. 39).
152 Décrire la face antérieure du rocher (p. 21).
153 Décrire la face interne de l'occipital (p. 13).
154 Décrire la fosse ptérygo-maxillaire (p. 36).
155 Décrire les masses latérales de l'ethmoïde (p. 17).
156 Décrire l'étage moyen de la base du crâne (p. 33).
157 Décrire les branches du maxillaire inférieur (p. 32).

QUESTIONNAIRE D'ARTHROLOGIE.

1 Décrire les ligaments sacro-sciatiques (p. 92).
2 Décrire les articulations de la tête des côtes et des vertèbres (p. 80).
3 Décrire l'articulation péronéo-tibiale supérieure (p. 98).
4 Qu'est-ce qu'une synarthrose (p. 70)?
5 Décrire l'articulation du pyramidal et du pisiforme (p. 89).
6 Décrire le thorax en général (p. 82).
7 Décrire les surfaces articulaires de l'articulation du genou (p. 96).
8 Décrire l'articulation de l'atlas et de l'occipital (p. 74).
9 Qu'est-ce que le grand ligament plantaire (p. 101)?
10 Quels sont les caractères des diarthroses (p. 69)?

11. Décrire les ligaments des articulations de la racine de la main (p. 90).
12 Qu'est-ce que le ligament conoïde (p. 84)?
13 Décrire l'articulation sous-astragalienne postérieure (p. 100).
14 Décrire la capsule fibreuse scapulo-humérale (p. 85).
15 Qu'est-ce qu'une charnière (p. 71)?
16 Mécanisme des articulations de la main (p. 91).
17 Décrire les courbures du rachis (p. 76).
18 Décrire les surfaces articulaires tarso-métatarsiennes (p. 101).
19 Décrire les articulations des apophyses épineuses (p. 73).
20 Qu'est-ce que le ligament triangulaire (p. 86)?
21 Décrire l'articulation temporo-maxillaire (p. 77).
22 Décrire la synoviale du coude (p. 87).
23 Qu'est-ce que le ligament adipeux (p. 97)?
24 Qu'est-ce qu'une articulation par emboîtement réciproque (p. 71)?
25 Décrire les surfaces articulaires de l'articulation coxo-fémorale (p. 95).
26 Décrire l'articulation acromio-claviculaire (p. 84).
27 Décrire le ligament calcanéo-astragalien interosseux (p. 100).
28 Décrire l'articulation radio-cubitale supérieure (p. 86).
29 Décrire la symphyse du pubis (p. 92).
30 Qu'est-ce qu'une synoviale (p. 69)?
31 Décrire les ligaments périphériques de l'articulation du genou (p. 97).
32 Qu'est-ce que le ligament en V ou en Y (p. 101)?
33 Décrire les ligaments cervico-transversaires (p. 80).
34 Qu'est-ce qu'une trochlée (p. 71)?
35 Décrire l'articulation radio-carpienne (p. 88).

36 Décrire l'articulation des corps vertébraux (p. 72).
37 Décrire les articulations métacarpo-phalangiennes (p. 90).
38 Décrire le ligament rotulien (p. 97).
39 Mécanisme des articulations du coude et de l'avant-bras (p. 87).
40 Décrire la capsule fibreuse coxo-fémorale (p. 95).
41 Mécanisme du pied (p. 102).
42 Décrire les cartilages costaux (p. 79).
43 Décrire les surfaces articulaires de l'articulation tibio-tarsienne (p. 98).
44 Qu'est-ce que le ligament trapézoïde (p. 84)?
45 Qu'est-ce que le ligament de Bertin (p. 95)?
46 Qu'est-ce qu'une condylarthrose (p. 71)?
47 Décrire les ligaments odontoïdiens (p. 75).
48 Décrire l'articulation calcanéo-cuboïdienne (p. 100).
49 Qu'est-ce qu'une trochoïde (p. 71)?
50 Décrire l'articulation radio-cubitale inférieure (p. 86).
51 Décrire le bassin en général (p. 93).
52 Mécanisme de l'articulation temporo-maxillaire (p. 78).
53 Décrire les ligaments croisés (p. 96).
54 Décrire l'articulation scapulo-humérale (p. 84).
55 Décrire l'articulation carpo-métacarpienne (p. 89).
56 Décrire la synoviale de l'articulation coxo-fémorale (p. 95).
57 Qu'est-ce qu'une énarthrose (p. 71)?
58 Décrire les articulations des phalanges (p. 91).
59 Décrire les articulations chondro-sternales (p. 81).
60 Décrire l'articulation sous-astragalienne antérieure (p. 100).
61 Décrire les synoviales de l'articulation tarso-métatarsienne (p. 101).
62 Décrire l'articulation sterno-claviculaire (p. 83).

63 Décrire l'articulation trapézo-métacarpienne (p. 89).
64 Qu'est-ce qu'un ginglyme (p. 71)?
65 Décrire l'articulation métacarpo-phalangienne (p. 102).
66 Qu'est-ce que les ligaments jaunes (p. 73)?
67 Décrire l'articulation sacro-iliaque (p. 92).
68 Décrire l'articulation de l'atlas et de l'axis (p. 74).
69 Décrire la synoviale du genou (p. 96).
70 Décrire l'articulation carpo-carpienne (p. 88).
71 Décrire l'articulation de la tubérosité des côtes et des apophyses transverses (p. 80).
72 Mécanisme de l'articulation coxo-fémorale (p. 95).
73 Qu'est-ce que le ligament iléo-lombaire (p. 92)?
74 Décrire les ligaments coraco-claviculaires (p. 84).
75 Qu'est-ce qu'une amphiarthrose (p. 70)?
76 Décrire les ligaments de l'articulation tibio-tarsienne (p. 99).
77 Décrire les surfaces articulaires de l'articulation du coude (p. 87).
78 Décrire l'articulation sacro-coccygienne (p. 74).
79 Décrire l'articulation scaphoïdo-cuboïdo-cunéenne (p. 101).
80 Qu'est-ce qu'une articulation en selle (p. 71)?
81 Qu'appelle-t-on ligament rond (p. 95)?
82 Qu'est-ce que les ligaments semi-lunaires (p. 96)?
83 Mécanisme de l'articulation scapulo-humérale (p. 85).
84 Décrire les ligaments des articulations tarso-métatarsiennes (p. 102).
85 Décrire les ligaments de l'articulation du coude (p. 87).
86 Décrire la synoviale de l'articulation scapulo-humérale (p. 85).
87 Mouvements de l'articulation du genou (p. 97).

QUESTIONNAIRE DE MYOLOGIE.

1 Insertions du sterno-mastoïdien (p. 129).
2 Décrire le releveur profond de l'aile du nez et de la lèvre supérieure (p. 140).
3 Décrire l'anneau inguinal interne (p. 122).
4 Action du splénius (p. 111).
5 Quels sont les muscles qui fléchissent la tête (p. 443)?
6 Quels sont les muscles qui s'insèrent à l'os crochu (p. 436) ?
7 Rapports du deltoïde (p. 145).
8 Énumérer les muscles de la région externe de l'avant-bras (p. 152).
9 Insertions du pyramidal (p. 164).
10 Action du court abducteur du pouce (p. 156).
11 Rapports du pectiné (p. 168).
12 Insertions des jumeaux ou gastro-cnémiens (p. 173).
13 Nerfs du court adducteur du gros orteil (p. 179).
14 Quels muscles s'insèrent au sacrum (p. 432) ?
15 Quels muscles produisent l'adduction de la 1re phalange du pouce (p. 445) ?
16 Décrire le ligament cintré du diaphragme (p. 127).
17 Décrire le grand oblique de la tête (p. 112).
18 Quels muscles s'insèrent à la 10e côte (p. 433) ?
19 Insertions du ptérygoïdien externe (p. 144).
20 Quels sont les muscles qui fléchissent la jambe (p. 446) ?
21 Quel nerf fournit les muscles peauciers de la face (p. 138)?
22 Action des muscles du rachis (p. 116).
23 Décrire le 1er radial externe (p. 152).
24 Nerf de l'opposant du pouce (p. 157).

25 Rapports de l'obturateur interne et des jumeaux (p. 165).
26 Décrire le demi-membraneux (p. 169).
27 Insertions du soléaire (p. 174).
28 Nerf du pédieux (p. 177).
29 Muscles qui s'insèrent à l'os nasal (p. 431).
30 Quels muscles fléchissent l'avant-bras (p. 444)?
31 Rapports du digastrique (p. 130).
32 Action de l'omo-hyoïdien (p. 132).
33 Insertions du trapèze (p. 108).
34 Énumérer les muscles de l'abdomen (p. 117).
35 Muscles qui s'insèrent au 4e métacarpien (p. 436).
36 Quels muscles portent en avant la clavicule (p. 444)?
37 Rapports du temporal (p. 143).
38 Décrire le rond pronateur (p. 149).
39 Nerf du court adducteur du pouce (p. 157).
40 Décrire le carré crural (p. 165).
41 Qu'est-ce que l'anneau des adducteurs (p. 169)?
42 Rapports du long péronier latéral (p. 172).
43 Muscles qui s'insèrent à la 2e vertèbre dorsale (p. 428).
44 Nerfs des interosseux du pied (p. 185).
45 Muscles qui fléchissent les 3es phalanges des doigts (p. 446).
46 Insertions du stylo-hyoïdien (p. 131).
47 Action des interosseux de la main (p. 158 et 159).
48 Énumérer les muscles antérieurs de la cuisse (p. 166).
49 Muscles qui s'insèrent aux 8e, 9e et 10e vertèbres dorsales (p. 430).
50 Décrire les lombricaux du pied (p. 178).
51 Décrire les vastes interne et externe de la cuisse (p. 167).

52 Nerf du plantaire grêle (p. 174).
53 Muscles qui fléchissent le pied (p. 447).
54 Action du grand dentelé (p. 125).
55 Décrire le carré du menton (p. 141).
56 Nerfs des petits dentelés (p. 110).
57 Insertions du grand pectoral (p. 123).
58 Muscles qui s'insèrent au 3e métatarsien (p. 440).
59 Décrire les lombricaux de la main (p. 151).
60 Muscles qui élèvent la mâchoire inférieure (p. 443).
61 Rapports du masséter (p. 143).
62 Nerf du fléchisseur propre du pouce (p. 151).
63 Insertions du court fléchisseur du petit doigt (p. 157).
64 Muscles adducteurs des 1res phalanges des doigts (p. 446).
65 Insertions du petit fessier (p. 164).
66 Décrire le canal crural (p. 181).
67 Muscles qui étendent les 1res phalanges des orteils (p. 447).
68 Muscles qui s'insèrent à la 2e côte (p. 432).
69 Nerf du court fléchisseur commun des orteils (p. 177).
70 Décrire le moyen adducteur (p. 168).
71 Nerf de l'extenseur propre du gros orteil (p. 171).
72 Muscles qui portent le bras dans l'abduction (p. 444).
73 Insertions du génio-hyoïdien (p. 132).
74 Action des muscles épicrâniens (p. 137).
75 Nerf du grand dorsal (p. 109).
76 Qu'est-ce que l'arcade crurale (p. 118)?
77 Muscles qui s'insèrent à la 2e phalange du pouce (p. 437).
78 Décrire le grand rond (p. 146).
79 Muscles qui portent le moignon de l'épaule en arrière (p. 444).
80 Nerfs des muscles postérieurs de l'avant-bras (p. 153).

81 Action du court fléchisseur du petit doigt (p. 158).
82 Décrire les gaines synoviales postérieures du poignet (p. 160).
83 Muscles qui s'insèrent à la 3e vertèbre cervicale (p. 426).
84 Nerf du scalène postérieur (p. 133).
85 Action du rhomboïde (p. 109).
86 Qu'est-ce que le ligament de Colles (p. 118)?
87 Muscles qui s'insèrent au tibia (p. 439).
88 Muscles qui font tourner la face antérieure du tronc du même côté (p. 442).
89 Décrire le sus-épineux (p. 145).
90 Nerf du palmaire grêle (p. 150).
91 Action du court fléchisseur du pouce (p. 156).
92 Rapports du psoas et iliaque (p. 162).
93 Qu'est-ce que le ligament iléo-fémoral (p. 167)?
94 Insertions du court péronier latéral (p. 173).
95 Muscles qui s'insèrent à la 2e vertèbre lombaire (p. 431).
96 Nerfs des muscles de la région plantaire externe (p. 180).
97 Mucles qui fléchissent les 1res phalanges des orteils (p. 447).
98 Insertions de l'omo-hyoïdien (p. 132).
99 Décrire le muscle occipital (p. 137).
100 Action du petit complexus (p. 111).
101 Nerf du petit pectoral (p. 124).
102 Muscles qui s'attachent à la 3e côte (p. 432).
103 Muscles qui élèvent les côtes (p. 443).
104 Décrire le transverse du nez (p. 142).
105 Décrire les vaste interne et externe du bras (p. 148).
106 Nerf du palmaire cutané (p. 156).
107 Rapports du moyen fessier (p. 163).

108 Insertions du jambier antérieur (p. 171).
109 Action du poplité (p. 174).
110 Muscles qui s'insèrent au temporal (p. 430).
111 Décrire l'anneau crural (p. 182).
112 Muscles qui produisent l'inclinaison radiale de la main (p. 445).
113 Action du diaphragme (p. 128).
114 Rapports du scalène antérieur (p. 133).
115 Décrire le sacro-lombaire (p. 114).
116 Qu'est-ce que la ligne blanche (p. 120 et 122)?
117 Muscles qui s'insèrent à l'humérus (p 434).
118 Muscles qui abaissent le moignon de l'épaule (p. 444).
119 Rapports du biceps brachial (p. 147).
120 Décrire le cubital postérieur (p. 154).
121 Insertions du diaphragme (p. 127).
122 Décrire le grand zygomatique (p. 139).
123 Action du grand complexus (p. 111).
124 Qu'est-ce que le fascia de Cowper (p. 119)?
125 Muscles qui s'insèrent au calcanéum (p. 440).
126 Muscles qui portent en arrière le moignon de l'épaule (p. 444).
127 Qu'est-ce que le masséter interne (p. 144)?
128 Quel est le nerf des muscles externes de l'avant-bras (p. 152)?
129 Action du couturier (p. 166).
130 Décrire le long extenseur du pouce (p. 155).
131 Muscles qui s'attachent aux 4e et 5e vertèbres dorsales (p. 429).
132 Décrire l'aponévrose jambière (p. 182).
133 Nerf du long fléchisseur commun des orteils (p. 175).
134 Quels sont les muscles supinateurs (p. 444)?
135 Action du jambier antérieur (p. 171).
136 Décrire le petit droit antérieur de la tête (p. 134).

137 Nerfs du sterno-mastoïdien (p. 130).

138 Quels sont les divers modes d'agencement des fibres musculaires (p. 105)?

139 Décrire le pyramidal de l'abdomen (p. 121).

140 Muscles qui s'insèrent à la 12e côte (p. 433).

141 Décrire le fléchisseur superficiel des doigts (p. 151).

142 Muscles qui font tourner la tête du même côté (p. 442).

143 Énumérer les muscles de l'épaule (p. 144).

144 Décrire le long du cou (p. 135).

145 Nerf de l'abducteur du petit doigt (p. 157).

146 Insertions du grand fessier (p. 163).

147 Muscles qui s'insèrent à la 4e vertèbre lombaire (p. 431).

148 Qu'est-ce que le repli falciforme (p. 182)?

149 Rapports du jambier postérieur (p. 175).

150 Muscles qui étendent la 2e phalange du pouce (p. 445).

151 Décrire le pédieux (p. 176).

152 Nerf de l'angulaire de l'omoplate (p. 110).

153 Action du grand pectoral (p. 123).

154 Qu'est-ce que le tendon rotulien (p. 167)?

155 Action du court péronier latéral (p. 173).

156 Muscles qui s'insèrent au scaphoïde du carpe (p. 436).

157 Décrire le court supinateur (p. 153).

158 Muscles qui meuvent en arrière la mâchoire inférieure (p. 443).

159 Action du deltoïde (p. 145).

160 Décrire le court abducteur du pouce (p. 156).

161 Insertions du psoas et iliaque (p. 161).

162 Muscles qui s'attachent au sphénoïde (p. 432).

163 Nerf du court fléchisseur du gros orteil (p. 179).

164 Action du mylo-hyoïdien (p. 131).

165 Décrire les muscles auriculaires (p. 137).
166 Muscles qui produisent l'adduction du pouce (p. 445).
167 Décrire le petit complexus (p. 110).
168 Action du grand droit de l'abdomen (p. 121).
169 Énumérer les muscles internes de la cuisse (p. 167).
170 Muscles qui s'insèrent au 2e métacarpien (p. 436).
171 Insertions du long fléchisseur propre du gros orteil (p. 176).
172 Muscles qui produisent l'extension du rachis (p. 442).
173 Décrire le sous-scapulaire (p. 146).
174 Nerfs du triceps brachial (p. 148).
175 Rapports du couturier (p. 166).
176 Muscles qui s'insèrent au sternum (p. 431).
177 Décrire l'accessoire du long fléchisseur commun des orteils (p. 178).
178 Insertions du mylo-hyoïdien (p. 131).
179 Nerf du scalène antérieur (p. 133).
180 Muscles adducteurs des 1res phalanges des orteils (p. 447).
181 Décrire l'aponévrose brachiale (p. 159).
182 Décrire le grand droit postérieur de la tête (p. 112).
183 Action du petit pectoral (p. 124).
184 Décrire le biceps crural (p. 170).
185 Muscles qui abaissent la mâchoire inférieure (p. 443).
186 Nerfs du triceps sural (p. 174).
187 Muscles qui s'insèrent à l'os iliaque (p. 437).
188 Décrire le grand palmaire (p. 149).
189 Énumérer les muscles du bras (p. 147).
190 Décrire l'extenseur propre de l'index (p. 155).
191 Nerf du petit fessier (p. 164).
192 Muscles qui s'insèrent au maxillaire supérieur (p. 430).
193 Nerf du court abducteur du gros orteil (court adducteur des auteurs) (p. 178).

194 Action du digastrique (p. 131).

195 Qu'est-ce que le risorius de Santorini (p. 140)?

196 Muscles qui fléchissent les 3es phalanges des orteils (p. 448).

197 Nerfs des muscles droits et obliques postérieurs de la tête (p. 112 et 113).

198 Action des muscles larges de l'abdomen (p. 119 et 120).

199 Qu'est-ce que la patte-d'oie (p. 169)?

200 Décrire le péronier antérieur (p. 172).

201 Muscles qui s'attachent aux 1res phalanges des 2e, 3e et 4e doigts (p. 437).

202 Décrire le cubital antérieur (p. 150).

203 Muscles qui élèvent la clavicule (p. 443).

204 Décrire le buccinateur (p. 141).

205 Nerf du carré pronateur (p. 152).

206 Action du pyramidal du bassin (p. 165).

207 Nerf du court fléchisseur du pouce (p. 156).

208 Muscles qui s'insèrent à la 7e vertèbre cervicale (p. 428).

209 Énumérer les muscles de la région plantaire (p. 177).

210 Nerf du diaphragme (p. 128).

211 Décrire le muscle sourcilier (p. 139).

212 Muscles qui produisent l'adduction du pied (p. 447).

213 Insertions du rhomboïde (p. 109).

214 Nerfs du petit oblique de l'abdomen (p. 119).

215 Action du long extenseur commun des orteils (p. 172).

216 Rapports du pectiné (p. 168).

217 Muscles qui s'insèrent au trapèze (p. 436).

218 Décrire le petit rond (p. 146).

219 Muscles qui élèvent le moignon de l'épaule (p. 444).

220 Nerf du fléchisseur superficiel des doigts (p. 151).

221 Insertion de l'opposant du petit doigt (p. 158).

222 Nerf de l'obturateur externe (p. 166).
223 Muscles qui s'insèrent à la 12e vertèbre dorsale (p. 427).
224 Qu'est-ce que le fascia cribriformis (p. 182)?
225 Nerfs du digastrique (p. 131).
226 Action du scalène antérieur (p. 133).
227 Muscles qui fléchissent le pied (p. 447).
228 Insertions du splénius (p. 111).
229 Nerfs du transverse de l'abdomen (p. 120).
230 Décrire le grand adducteur (p. 169).
231 Rapports du long fléchisseur commun des orteils (p. 175).
232 Muscles qui s'insèrent au 1er cunéiforme (p. 440).
233 Décrire l'anconé (p. 154).
234 Muscles qui étendent la tête (p. 443).
235 Nerf du deltoïde (p. 145).
236 Action du grand fessier (p. 163).
237 Nerfs des interosseux de la main (p. 259).
238 Muscles qui s'insèrent à la 6e vertèbre dorsale (p. 429).
239 Qu'est-ce que la chair carrée (p. 178)?
240 Énumérer les muscles du cou (p. 129).
241 Muscles qui étendent le fémur (p. 446).
242 Nerf du grand complexus (p. 111).
243 Décrire le transversaire épineux (p. 114).
244 Action du jambier postérieur (p. 176).
245 Décrire le petit adducteur (p. 168).
246 Muscles qui s'insèrent à la clavicule (p. 433).
247 Décrire le coraco-brachial (p. 147).
248 Muscles qui abaissent les côtes (p. 443).
249 Décrire l'extenseur propre du petit doigt (p. 154).
250 Nerf du pyramidal du bassin (p. 165).
251 Muscles qui s'insèrent au maxillaire inférieur (p 431).
252 Action du court adducteur du pouce (p. 157).

253 Décrire le court abducteur du petit orteil (p. 180).
254 Nerf du peaucier du cou (p. 129).
255 Décrire le grand droit antérieur de la tête (p. 134).
256 Muscles rotateurs en dehors de l'humérus (p. 444).
257 Énumérer les muscles des gouttières vertébrales (p. 113).
258 Qu'est-ce que le triangle de Petit (p. 119)?
259 Nerf du jambier antérieur (p. 171).
260 Décrire le poplité (p. 174).
261 Muscles qui s'insèrent à la 2e phalange du gros orteil (p. 441).
262 Décrire le palmaire grêle (p. 150).
263 Muscles qui inclinent la tête latéralement (p. 443).
264 Action du ptérygoïdien externe (p. 144).
265 Énumérer les muscles de la main (p. 155).
266 Nerfs du psoas et iliaque (p. 162).
267 Muscles qui s'attachent à l'os palatin (p. 430).
268 Décrire l'adducteur oblique du gros orteil (p. 179).
269 Décrire le releveur superficiel de l'aile du nez et de la lèvre supérieure (p. 146).
270 Nerf du sterno-hyoïdien (p. 132).
271 Muscles qui produisent l'opposition du pouce (p. 445).
272 Insertions du petit dentelé postérieur et inférieur (p. 109).
273 Décrire l'anneau inguinal externe (p. 118).
274 Nerf du demi-tendineux (p. 169).
275 Muscles qui portent en avant le moignon de l'épaule (p. 444).
276 Rapports du long fléchisseur propre du gros orteil (p. 176).
277 Muscles qui s'insèrent à la rotule (p. 439).
278 Action du biceps brachial (p. 147).
279 Décrire le carré pronateur (p. 152).

280 Décrire le court extenseur du pouce (p. 154).
281 Énumérer les muscles postérieurs du bassin (p. 163).
282 Muscles qui s'insèrent aux 5e et 6e vertèbres cervicales (p. 427).
283 Nerf de l'accessoire du long fléchisseur commun des orteils (p. 178).
284 Décrire les muscles sur-costaux et sous-costaux (p. 125 et 126).
285 Nerf de l'omo-hyoïdien (p. 132).
286 Muscles qui fléchissent la 1re phalange du pouce (p. 445).
287 Action du trapèze (p. 108).
288 Nerfs du grand pectoral (p. 124).
289 Décrire le plantaire grêle (p. 174).
290 Muscles qui abaissent la clavicule (p. 444).
291 Énumérer les muscles antérieurs de la jambe (p. 171).
292 Muscles qui s'insèrent à la 3e phalange des 4 derniers doigts (p. 437).
293 Insertions du temporal (p. 143).
294 Nerf du grand palmaire (p. 149).
295 Qu'est-ce que le ligament annulaire dorsal du carpe (p. 159)?
296 Action du petit fessier (p. 164).
297 Qu'est-ce que la fosse ovale (p. 182)?
298 Muscles qui s'attachent à la 1re côte (p. 431).
299 Nerf du mylo-hyoïdien (p. 131).
300 Énumérer les muscles des lèvres et des joues (p. 139).
301 Muscles qui étendent les 1res phalanges des doigts (p. 446).
302 Nerf du splénius (p. 111).
303 Décrire le canal inguinal (p. 122).
304 Action du triceps sural (p. 174).

305 Nerf du demi-membraneux (p. 170).
306 Muscles qui s'insèrent aux 3es phalanges des 4 derniers doigts (p. 437).
307 Décrire l'huméro-radial (p. 152).
308 Muscles qui portent en avant la mâchoire inférieure (p. 443).
309 Nerf du ptérygoïdien interne (p. 144).
310 Rapports du pyramidal du bassin (p. 164).
311 Nerf de l'opposant du petit doigt (p. 158).
312 Muscles qui s'attachent à l'occipital (p. 432).
313 Décrire le court fléchisseur du gros orteil (p. 179).
314 Nerf du génio-hyoïdien (p. 132).
315 Muscles qui fléchissent la 2e phalange du pouce (p. 445).
316 Décrire l'orbiculaire des lèvres (p. 141).
317 Action du grand dorsal (p. 109).
318 Décrire l'aponévrose du grand oblique de l'abdomen (p. 118).
319 Nerf du biceps crural (p. 170).
320 Muscles qui portent la clavicule en arrière (p. 444).
321 Décrire le jambier postérieur (p. 175).
322 Muscles qui s'attachent au cubitus (p. 435).
323 Nerfs du temporal (p. 143).
324 Décrire l'extenseur commun des doigts (p. 158).
325 Action du moyen fessier (p. 164).
326 Muscles qui s'attachent aux 3e et 4e côtes (p. 432).
327 Nerf du court abducteur du pouce (p. 156).
328 Décrire le fascia lata (p. 181).
329 Nerf du stylo-hyoïdien (p. 131).
330 Décrire le canin (p. 140).
331 Muscles qui étendent les 2es phalanges des orteils (p. 447).
332 Insertions du grand complexus (p. 111).

333 Nerfs du grand oblique de l'abdomen (p. 119).

334 Énumérer les muscles postérieurs de la jambe (p. 173).

335 Muscles qui font tourner le tronc du côté opposé (p. 442).

336 Nerf du poplité (p. 174).

337 Muscles qui s'attachent au 5e métacarpien (p. 437).

338 Insertions du deltoïde (p. 145).

339 Nerf du cubital antérieur (p 150).

340 Action de l'opposant du pouce (p. 157).

341 Décrire l'obturateur interne et les jumeaux (p. 165).

342 Décrire les aponévroses du pied (p. 183).

343 Muscles qui s'attachent à la 3e vertèbre lombaire (p. 431).

344 Action du sterno-mastoïdien (p. 130).

345 Décrire le triangulaire des lèvres (p. 140).

346 Muscles abducteurs du pouce (p. 445).

347 Nerfs du trapèze (p. 108).

348 Énumérer les muscles du thorax (p. 123).

349 Nerfs du grand abducteur (p. 169).

250 Rapports du pédieux (p. 176).

351 Muscles qui produisent les mouvements de latéralité de la mâchoire inférieure (p. 443).

352 Décrire le 2e radial externe (p. 152).

353 Muscles qui s'insèrent à la 1re phalange du pouce (p. 437).

354 Nerf du biceps brachial (p. 147).

355 Énumérer les muscles postérieurs de l'avant-bras (p. 153).

356 Nerf du court fléchisseur du petit doigt (p. 158).

357 Muscles qui s'attachent à l'os malaire (p. 431).

358 Décrire le carré crural (p. 165).

359 Nerfs des lombricaux du pied (p. 178).

360 Décrire les aponévroses du cou (p. 135).
361 Muscles rotateurs du fémur en dedans (p. 446).
362 Décrire l'orbiculaire des paupières (p. 158).
363 Action des muscles droits et obliques postérieurs de la tête (p. 112 et 113).
364 Insertions du petit pectoral (p. 124).
365 Nerf du jambier postérieur (p. 175).
366 Muscles qui produisent l'inclinaison latérale du rachis (p. 442).
367 Décrire le droit interne (p. 168).
368 Muscles qui s'insèrent à la 6e côte (p. 432).
369 Nerf du masséter (p. 143).
370 Décrire le long supinateur (p. 152).
371 Nerfs du grand fessier (p 163).
372 Muscles interosseux de la main (p. 158).
373 Muscles qui s'attachent à la 4e vertèbre cervicale (p. 427).
374 Décrire l'anneau fémoro-vasculaire (p. 181).
375 Nerf du sterno-hyoïdien (p. 132).
376 Décrire le petit zygomatique (p. 139).
377 Muscles adducteurs des 1res phalanges des orteils (p. 447).
378 Nerfs du rhomboïde (p. 109).
379 Qu'est-ce que le ligament de Gimbernat (p. 118) ?
380 Insertions du triceps fémoral (p. 167).
381 Nerf du long fléchisseur propre du gros orteil (p. 176).
382 Muscles qui s'insèrent au 3e cunéiforme (p. 440).
383 Énumérer les muscles antérieurs de l'avant-bras (p. 149).
384 Muscles rotateurs de la tête du côté opposé (p. 443).
385 Décrire le myrtiforme (p. 142).
386 Qu'est-ce que la tabatière anatomique (p. 155) ?
387 Nerfs du moyen fessier (163).

388 Muscles qui s'attachent à la 1re vertèbre dorsale (p. 428).
389 Décrire l'adducteur transverse du gros orteil (p. 179).
390 Décrire les piliers du diaphragme (p. 127).
391 Décrire le thyro-hyoïdien (p. 133).
392 Muscles qui fléchissent les 2es phalanges des orteils (p. 447).
393 Insertions du grand dorsal (p. 108).
394 Qu'est-ce que le ligament de Fallope ou de Poupart (p. 118)?
395 Décrire le tenseur du fascia lata (p. 167).
396 Nerf du long extenseur commun des orteils (p. 172).
397 Muscles qui s'insèrent à la 1re phalange du gros orteil (p. 441).
398 Décrire le brachial antérieur (p. 148).
399 Muscles qui fléchissent le rachis (p. 442).
400 Énumérer les muscles du nez (p. 142).
401 Décrire le palmaire cutané (p. 156).
402 Décrire le petit psoas (p. 162).
403 Muscles qui s'insèrent au coccyx (p. 429).
404 Qu'est-ce que le septum crural ou de Cloquet (p. 182)?
405 Nerf du grand dentelé (p. 125).
406 Décrire le sterno-thyroïdien (p. 133).
407 Muscles fléchisseurs de la main (p. 445).
408 Insertions du grand dorsal (p. 108).
409 Insertions du grand droit antérieur de l'abdomen (p. 120).
410 Nerf du droit interne (p. 168).
411 Qu'est-ce que le tendon d'Achille (p. 174)?
412 Muscles qui s'insèrent à la 9e côte (p. 433).
413 Insertions du masséter (p. 143).
414 Nerfs du fléchisseur profond des doigts et des lombricaux (p. 151).

415 Muscles qui portent l'humérus en arrière (p. 444).
416 Muscles qui s'insèrent au pisiforme (p. 436).
417 Décrire le long abducteur du pouce (p. 154).
418 Décrire les gaines tendineuses du doigt (p. 160).
419 Décrire les interosseux du pied (p. 180).
420 Muscles fléchisseurs des 1res phalanges des doigts (p. 446).
421 Muscles qui s'insèrent à la 5e vertèbre lombaire (p. 428).
422 Décrire le sous-clavier (p. 124).
423 Insertions du scalène postérieur (p. 133).
424 Insertions du petit dentelé postérieur et supérieur (p. 109.)
425 Insertions du petit oblique de l'abdomen (p. 119).
426 Nerf du pectiné (p. 168).
427 Rapports du court péronier latéral (p. 173).
428 Muscles qui s'attachent au péroné (p. 439).
429 Nerf du ptérygoïdien externe (p. 144).
430 Insertions du triceps brachial (p. 148).
431 Insertions du grand dentelé (p. 124).
432 Muscles rotateurs en dedans de la jambe (p. 447).
433 Muscles qui s'insèrent au 2e métatarsien (p. 440).
434 Insertions du court fléchisseur du pouce (p. 156).
435 Rapports du petit fessier (p. 164).
436 Muscles extenseurs des 3es phalanges des orteils (p. 448).
437 Décrire l'aponévrose palmaire (p. 160).
438 Muscles qui s'attachent à la 3e vertèbre dorsale (p. 426).
439 Décrire le court fléchisseur commun des orteils (p. 177).
440 Décrire l'aponévrose coraco-claviculaire (p. 128).
441 Rapports de l'omo-hyoïdien (p. 132).

442 Décrire l'aponévrose des petits dentelés (p. 110).
443 Muscles abducteurs des 1res phalanges des doigts (p. 446).
444 Nerfs des muscles des gouttières vertébrales (p. 116).
445 Décrire l'extenseur propre du gros orteil (p. 171).
446 Muscles qui s'insèrent à l'omoplate (p. 434).
447 Insertions du ptérygoïdien interne (p. 144).
448 Nerfs du triceps crural (p. 167).
449 Rapports du triceps brachial (p. 148).
450 Muscles qui s'insèrent à la 11e côte (p. 433).
451 Muscles qui portent l'humérus en avant (p. 444).
452 Insertions de l'abducteur du petit doigt (p. 157).
453 Muscles extenseurs des 2es phalanges des doigts (p. 446).
454 Décrire l'obturateur externe (p. 165).
455 Muscles qui s'insèrent au pariétal (p. 430).
456 Décrire le court fléchisseur du petit orteil (p. 180).
457 Muscles qui s'insèrent à la 1re phalange de l'auriculaire (p. 437).
458 Décrire les muscles intercostaux (p. 125).
459 Insertions du scalène antérieur (p. 133).
460 Décrire le petit oblique de la tête (p. 113).
461 Muscles extenseurs de la jambe (p. 447).
462 Muscles qui s'insèrent au 1er métacarpien (p. 436).
463 Insertions du transverse de l'abdomen (p. 120).
464 Nerf du tenseur du fascia lata (p. 167).
465 Décrire le long extenseur commun des orteils (p. 172).
466 Muscles adducteurs du fémur (p. 446).
467 Muscles qui s'insèrent aux 7e et 8e côtes (p. 433).
468 Rapports du ptérygoïdien interne (p. 144).
469 Nerf du rond pronateur (p. 149).
470 Muscles extenseurs de l'avant-bras (p. 444).
471 Insertions de l'opposant du pouce (p. 157).

472 Qu'est-ce que le ligament transverse du métacarpe (p. 160)?

473 Muscles abducteurs du pied (p. 447).

474 Muscles qui s'insèrent à la 1re vertèbre lombaire (p. 427).

475 Décrire le triangulaire du sternum (p. 126).

476 Décrire le petit droit latéral (p. 135).

477 Énumérer les muscles de la nuque (p. 110).

478 Muscles qui s'insèrent à la 2e phalange des 4 derniers orteils (p. 441).

479 Décrire le long dorsal (p. 114).

480 Nerf du moyen adducteur (p. 168).

481 Insertions du long péronier latéral (p. 172).

482 Muscles qui s'insèrent au grand os (p. 436).

483 Décrire le sous-épineux (p. 147).

484 Décrire le fléchisseur profond des doigts (p. 151).

485 Muscles abducteurs du fémur (p. 446)

486 Insertions du court adducteur du pouce (p. 157).

487 Muscles qui s'insèrent à la 7e vertèbre dorsale (p. 430).

488 Décrire les gaînes synoviales du poignet et de la main (p. 161).

489 Nerfs de l'obturateur interne et des jumeaux (p. 165).

490 Muscles qui produisent l'inclinaison cubitale de la main (p. 445).

491 Décrire le peaucier du cou (p. 129).

492 Décrire l'aponévrose antibrachiale (p. 159).

493 Décrire le transversaire du cou (p. 112).

494 Muscles fléchisseurs des 2es phalanges des orteils (p. 447).

495 Muscles qui s'insèrent au scaphoïde du tarse (p. 440).

496 Décrire le carré des lombes (p. 121).

497 Décrire le petit droit postérieur de la tête (p. 112).

498 Nerf du petit adducteur (p. 168).

499 Muscles pronateurs de l'avant-bras (p. 444).
500 Insertions du moyen fessier (p. 163).
501 Muscles qui s'attachent au frontal (p. 430).
502 Muscles extenseurs de la 1re phalange du pouce (p. 445).
503 Insertions du digastrique (p. 130).
504 Insertions de l'angulaire de l'omoplate (p. 110).
505 Muscles qui s'insèrent à l'os hyoïde (p. 441).
506 Muscles adducteurs de l'humérus (p. 444).
507 Muscles qui s'insèrent à la 1re phalange des 2e, 3e et 4e orteils (p. 441).
508 Muscles qui s'insèrent au 1er métatarsien (p. 440).
509 Action du long péronier latéral (p. 173).
510 Insertions du biceps brachial (p. 147).
511 Muscles extenseurs du pouce (p. 445).
512 Action du psoas et iliaque (p. 162).
513 Muscles qui s'insèrent à la 11e vertèbre dorsale (p. 427).
514 Muscles rotateurs en dehors de la jambe (p. 447).
515 Qu'est-ce que le centre phrénique (p. 127)?
516 Décrire le muscle frontal (p. 137).
517 Muscles fléchisseurs des 2es phalanges des doigts (p. 446).
518 Insertions du fléchisseur propre du pouce (p. 151).
519 Muscles qui s'insèrent au 3e métacarpien (p. 436).
520 Action des adducteurs (p. 168 et 169).
521 Qu'est-ce que la masse commune (p. 113)?
522 Muscles fléchisseurs du fémur (p. 446).
523 Nerfs du grand droit de l'abdomen (p. 121).
524 Qu'est-ce que le ligament poplité (p. 170)?
525 Muscles qui s'insèrent au fémur (p. 438).
526 Qu'est-ce que le muscle perforé de Cassérius (p. 148)?

527 Muscles extenseurs de la main (p. 445).
528 Nerf du carré crural (p. 165).
529 Rapports du sterno-mastoïdien (p. 130).
530 Qu'est-ce que le tendon direct de l'orbiculaire (p. 138)?
531 Muscles qui s'insèrent à la 2e phalange des 4 derniers doigts (p. 437).
532 Insertions du grand oblique de l'abdomen (p. 117).
533 Décrire le demi-tendineux (p. 169).
534 Muscles rotateurs en dehors du fémur (p. 446).
535 Insertions du couturier (p. 166).
536 Muscles qui s'insèrent au 5e métatarsien (p. 440).
537 Décrire le long fléchisseur commun des orteils (p. 175).
538 Action du fléchisseur profond des doigts et des lombricaux (p. 151).
539 Nerfs des péroniers latéraux (p. 173).
540 Muscles rotateurs en dedans de l'humérus (p. 444).
541 Décrire les arcades du diaphragme (p. 127).
542 Muscles extenseurs du pied (p. 447).
543 Muscles qui s'insèrent au radius (p. 435).
544 Rapports du jambier antérieur (p. 171).
545 Muscles extenseurs des 3es phalanges des doigts (p. 446).
546 Rapports du diaphragme (p. 128).
547 Énumérer les muscles de la région postérieure de la cuisse (p. 169).
548 Muscles qui s'insèrent au cuboïde (p. 440).
549 Muscles abducteurs de la 1re phalange du pouce (p. 445).

QUESTIONNAIRE D'ANGÉIOLOGIE.

1 Rapports de l'aorte thoracique (p. 185).
2 Qu'est-ce que l'artère sphéno-palatine (p. 208)?
3 Décrire les artères interosseuses (p. 218).
4 Décrire l'artère épigastrique et ses anastomoses (p. 222).
5 Décrire les lymphatiques du membre supérieur et les ganglions axillaires (p. 243).
6 Conformation intérieure des oreillettes (p. 186).
7 Décrire les artères de la base du cerveau (p. 208 et 212).
8 Décrire l'artère cervicale transverse (p. 213).
9 Quelle est la structure des veines (p. 229)?
10 Décrire l'artère splénique et ses branches (p. 198).
11 Quels sont l'origine et les rapports du tronc brachio-céphalique (p. 202)?
12 Quelle est l'origine des artères cérébelleuses (p. 212)?
13 Qu'est-ce que les lymphatiques (p. 240)?
14 Décrire l'artère mésentérique supérieure (p. 199).
15 Décrire l'artère linguale (p. 204).
16 Quelles sont les origines des artères hémorrhoïdales (p. 201, 220 et 222)?
17 Quelles sont les divisions de la poplitée (p. 225)?
18 Qu'est-ce que les auricules du cœur (p. 185)?
19 Décrire l'artère basilaire et ses branches (p. 212).
20 Artère axillaire ; ses rapports; énumérer ses branches (p. 214).
21 Quelle est la disposition des veines au pli du coude (p. 232)?
22 Quelle est la structure des artères (p. 192)?

23 Décrire la carotide primitive jusqu'à sa division (p. 203).
24 Énumérer les artères sacrées; leur origine et leur trajet (p. 219 et 220).
25 Décrire le canal thoracique et la grande veine lymphatique droite (p. 245).
26 Décrire la crosse de l'aorte (p. 185).
27 Décrire l'artère temporale superficielle (p. 206).
28 Décrire l'artère pédieuse (p. 225).
29 Décrire l'artère humérale et ses rapports (p. 215).
30 Quels sont les rapports généraux des artères (p. 191)?
31 Décrire les artères intercostales (p. 201 et 213).
32 Décrire la veine jugulaire interne (p. 236).
33 Décrire les artères diaphragmatiques (p. 197 et 213).
34 Décrire les artères coronaires (p. 196).
35 Trajet et rapports de l'artère sous-clavière (p. 210).
36 Décrire l'artère radiale (p. 216).
37 Décrire la veine cave supérieure (p. 231).
38 Décrire les artères scapulaires (p. 213 et 214).
39 Qu'est-ce que les veines (p. 227)?
40 Qu'est-ce que la fosse ovale et la valvule de Vieussens (p. 187)?
41 Énumérer les branches fournies par la carotide externe (p. 203 et suivantes).
42 Décrire la honteuse interne (p. 221).
43 Structure des vaisseaux et des ganglions lymphatiques (p. 241).
44 Décrire l'artère ophthalmique et ses branches (p. 209).
45 Qu'est-ce que le péricarde (p. 188)?
46 Décrire l'artère mammaire interne (p. 213).
47 Décrire l'artère tibiale postérieure (p. 227).
48 Décrire la vertébrale et ses branches (p. 211).

49 Qu'est-ce que l'arcade de Riolan (p. 200)?
50 Décrire les sinus de la dure-mère (p. 233).
51 Décrire l'arcade palmaire profonde (p. 216).
52 Quelle est la structure du cœur (p. 187)?
53 Quelle est la différence de rapports entre les carotides primitives gauche et droite (p. 203).
54 Décrire la veine cave inférieure (p. 238).
55 Décrire l'artère obturatrice et ses anomalies (p. 220).
56 Décrire l'artère rénale (p. 220).
57 Qu'est-ce que le trou de Botal (p. 187)?
58 Décrire les troncs veineux brachio-céphaliques (p. 231).
59 Décrire l'artère poplitée et ses branches (p. 224).
60 Décrire les ganglions de la tête et du cou avec leurs lymphatiques afférents et efférents (p. 242).
61 Décrire l'artère hépatique et ses branches (p. 198).
62 Décrire l'artère occipitale (p. 205).
63 Décrire la veine porte (p. 238).
64 Décrire les artères qui entourent le coude (p. 216, 217 et 218).
65 Décrire les lymphatiques du membre inférieur et les ganglions inguinaux (244 et 245).
66 Quelles sont les artères des capsules surrénales (p. 198 et 200)?
67 Décrire la face postérieure du cœur (p. 185).
68 Décrire l'artère maxillaire interne et ses branches (p. 206).
69 Décrire l'artère sus-scapulaire (p. 213).
70 Décrire les principales veines cardiaques (p. 231).
71 Origine, trajet et rapports de la fémorale (p. 223).
72 Décrire l'artère hypogastrique et énumérer ses branches (p. 219).
73 Conformation intérieure des ventricules (p. 185).

74 Décrire le trajet et les branches de l'artère faciale (p. 204).

75 Décrire les veines du membre inférieur (p. 239).

76 A quels espaces intercostaux l'aorte ne fournit-elle pas directement des branches (p. 201 et 213)?

77 Qu'est-ce que l'endocarde (p. 189)?

78 Décrire la carotide externe et ses rapports (p. 203).

79 Décrire l'artère iliaque externe et énumérer ses branches jusqu'à la fémorale (p. 222).

80 Décrire les veines pulmonaires (p. 230).

81 Énumérer les branches fournies par la sous-clavière (p. 210).

82 Qu'est-ce que la valvule d'Eustache (p. 187)?

83 Qu'est-ce que l'heptagone de Willis (p. 212)?

84 Décrire l'artère cervicale profonde (p. 213).

85 Décrire la veine hypogastrique et ses branches d'origine (p. 239).

86 Décrire les artères plantaires (p. 227).

87 Décrire la face antérieure du cœur (p. 184).

88 Quelle est la différence de rapports entre les intercostales droites et gauches (p. 201)?

89 Quelle est l'origine des artères cérébrales (p. 208 et 212)?

90 Décrire les rapports de la veine iliaque primitive (p. 239).

91 Quelles sont les différentes variétés d'anastomoses artérielles (p. 193)?

92 Décrire le trajet et les rapports de l'artère carotide interne (p. 208).

93 Décrire l'artère péronière (p. 226).

94 Décrire les artères fessière et ischiatique (p. 221).

95 Rapports de la saphène interne (p. 239).

96 Décrire l'artère pulmonaire (p. 194).

97 Décrire les artères thyroïdiennes (p. 203 et 212).
98 Décrire l'artère sous-scapulaire (p. 214).
99 Décrire les veines du membre supérieur (p. 232).
100 Donner l'origine des artères du cœur et leurs rapports (p. 196).
101 Donner le trajet des artères circonflexes humérales (p. 215).
102 Qu'est-ce que les artères perforantes de la cuisse (p. 223)?
103 Décrire les veines azygos (p. 236 et 237).
104 Énumérer les branches successives de l'aorte (p. 196).
105 Donner le trajet de l'humérale profonde ou collatérale externe (p. 215).
106 Décrire les artères articulaires du genou (p. 225).
107 Décrire les veines jugulaires antérieure et externe (p. 235).
108 Décrire le tronc cœliaque (p. 198).
109 Décrire le tronc tibio-péronier (p. 226).
110 Décrire l'artère mésentérique inférieure (p. 201).
111 Décrire l'artère cubitale (p. 217).
112 Où aboutissent tous les lymphatiques (p. 242)?
113 Décrire l'artère spermatique (p. 200).
114 Décrire l'arcade plantaire (p. 227).
115 Décrire les chylifères (p. 244).
116 Décrire l'artère iliaque primitive, ses rapports et sa division (p. 219).
117 Décrire les artères de l'estomac (p. 198 et 199).
118 Décrire l'arcade palmaire superficielle (p. 217).
119 Décrire l'artère tibiale antérieure (p. 225).

QUESTIONNAIRE DE NÉVROLOGIE.

1 Décrire la pie-mère (p. 250).
2 Qu'est-ce que la valvule de Vieussens (p. 267)?
3 Décrire le nerf lingual (p. 278).
4 Quelle est la distribution générale des branches postérieures des nerfs rachidiens (p. 290)?
5 Décrire le ganglion cervical inférieur et ses branches (p. 309).
6 Décrire le trigone cérébral (p. 261).
7 Quelle est l'origine du trijumeau? Ses deux racines (p. 274).
8 Décrire la division du nerf sciatique et les rapports de ses branches dans le creux poplité (p. 304 et 305).
9 Décrire la surface extérieure du cervelet (p. 265).
10 Rapports du pneumo-gastrique (p. 285 et 286).
11 Décrire le plexus sacré (p. 302).
12 Qu'est-ce que le tuber cinereum (p. 259)?
13 Par où le facial sort-il du crâne et quelles sont ses divisions extracrâniennes (p. 281)?
14 Décrire la section pelvienne du grand sympathique et la terminaison de ce nerf (p. 312).
15 Qu'est-ce que les méninges (p. 247)?
16 Décrire le nerf maxillaire supérieur et ses branches (p. 276).
17 Caractères généraux des nerfs intercostaux (p. 298).
18 Décrire la couche optique (p. 262).
19 Décrire le nerf axillaire ou circonflexe (p. 295).
20 Décrire les nerfs plantaires (p. 305).
21 Décrire les pédoncules cérébelleux supérieurs (p. 267).
22 Décrire le nerf de la 11° paire (p. 287).

23 Donner l'innervation des muscles du membre inférieur (p. 449).
24 Décrire la surface de section transversale de la moelle (p. 252).
25 Quel est le nerf de la 7e paire? Donner son trajet jusqu'au fond du conduit auditif interne (p. 280).
26 Décrire la branche postérieure du nerf radial (p. 298).
27 Qu'appelle-t-on *vermis superior* et *vermis inferior* (p. 265)?
28 Décrire les branches profondes du plexus cervical (p. 292).
29 Quels sont les nerfs qui se rendent au plexus solaire ou lui envoient des rameaux (p. 311)?
30 Qu'est-ce que le trou de Monro (p. 264)?
31 Qu'est-ce que le ganglion d'Andersh et le rameau de Jacobson (p. 283)?
32 Décrire le nerf tibial antérieur et le nerf profond du dos du pied (p. 304).
33 Qu'est-ce que l'épendyme (p. 251)?
34 Décrire le nerf laryngé supérieur (p. 285).
35 Décrire la portion thoracique du grand sympathique (p. 310).
36 Décrire la grande fente de Bichat (p. 260).
37 Décrire le nerf grand hypoglosse (p. 287).
38 Décrire le nerf obturateur et préciser les muscles auxquels il se rend (p. 301 et 450).
39 Qu'est-ce que les tubercules mamillaires (p. 259)?
40 Décrire le nerf ophthalmique de Willis (p. 275).
41 Décrire le nerf honteux interne (p. 302).
42 Décrire la dure-mère rachidienne (p. 249).
43 Décrire le nerf cubital (p. 297).
44 Quelles sont les racines du sympathique (p. 307)?
45 Décrire les pédoncules cérébraux (p. 267).

46 Décrire le nerf glosso-pharyngien (p. 283).
47 Donner l'innervation des muscles du membre supérieur (p. 448).
48 Qu'est-ce que les corps restiformes (p. 254)?
49 Décrire l'origine apparente des 12 nerfs crâniens (p. 271).
50 Décrire le plexus hypogastrique (p. 312).
51 Quels sont les pédoncules du cervelet (p. 266)?
52 Décrire les branches collatérales du plexus brachial (p. 294).
53 Décrire le plexus lombaire (p. 300).
54 Quelle est la structure des nerfs (p. 268)?
55 Quelle est la terminaison des nerfs pneumo-gastriques (p. 286)?
56 Décrire la portion lombaire du grand sympathique et les plexus qui en partent (p. 311).
57 Décrire le ventricule moyen (p. 263).
58 Qu'est-ce que le nerf masticateur (p. 275)?
59 Énumérer les branches collatérales du plexus sacré (p. 302).
60 Décrire les tubercules quadrijumeaux (p. 268).
61 Qu'innerve le nerf facial (p. 282)?
62 Décrire le ganglion cervical supérieur et ses branches (p. 308).
63 Décrire la surface antérieure du bulbe (p. 253).
64 Décrire le nerf optique (p. 272).
65 Décrire le nerf musculo-cutané du membre inférieur (p. 304).
66 Qu'est-ce que le ruban de Reil (p. 267)?
67 Décrire le ganglion otique (p. 279).
68 Décrire les nerfs splanchniques (p. 310).
69 Décrire le ventricule latéral et ses prolongements (p. 264).

70 Comment est formé le plexus cervical (p. 291)?
71 Décrire le grand nerf sciatique jusqu'à sa division (p. 303).
72 Qu'appelle-t-on arbre de vie (p. 266)?
73 Décrire le nerf maxillaire inférieur (p. 277).
74 Décrire le nerf brachial cutané interne (p. 295).
75 Qu'est-ce que la luette et les valvules de Tarin (p. 265)?
76 Décrire la corde du tympan (p. 281).
77 Combien y a-t-il de paires rachidiennes (p. 289)?
78 Décrire la base du cerveau (p. 258).
79 Quels sont les rapports du nerf médian avec l'artère (p. 296)?
80 Qu'est-ce que le nerf intermédiaire de Wrisberg (p. 280)?
81 Qu'est-ce que la tige pituitaire (p. 259)?
82 Décrire le plexus brachial et ses rapports (p. 293).
83 Qu'est-ce que le ganglion de Wrisberg (p. 310)?
84 Décrire le corps calleux (p. 260).
85 Décrire le nerf radial (p. 298).
86 Qu'est-ce que le nerf grand sympathique (p. 307)?
87 Décrire la cloison transparente (p. 261).
88 Décrire la branche descendante du grand hypoglosse (p. 288).
89 Décrire le nerf crural (p. 301).
90 Décrire la toile choroïdienne et les plexus choroïdes (p. 262 et 265).
91 Qu'est-ce que le ganglion sous-maxillaire (p. 279)?
92 Donner l'innervation de la peau du pied (p. 450 et 451).
93 Qu'est-ce que la lame cornée (p. 263)?
94 Décrire les nerfs moteurs de l'œil (p. 275 et 279).
95 Décrire les ganglions semi-lunaires et le plexus solaire (p. 311).
96 Qu'est-ce que les corps genouillés (p. 262)?

97 Où va la branche interne du spinal (p. 287)?
98 Décrire le nerf musculo-cutané du plexus brachial (p. 295).
99 Décrire le corps strié (p. 263).
100 Décrire le nerf auditif (p. 282).
101 Décrire le grand nerf occipital (p. 290).
102 Qu'est-ce que la corne d'Ammon (p. 264)?
103 Qu'est-ce que le ganglion jugulaire et le plexus gangliforme (p. 286).
104 Décrire le nerf sciatique poplité externe et ses branches (p. 304).
105 Décrire l'arachnoïde (p. 249).
106 Décrire le ganglion de Meckel (p. 277).
107 Décrire les branches collatérales du plexus lombaire (p. 300).
108 Décrire la glande pinéale (p. 262).
109 Décrire le nerf de la 1re paire (p. 272).
110 Quels sont les ganglions nerveux du sympathique (p. 307)?
111 De quoi se compose l'isthme de l'encéphale (p. 266)?
112 Décrire le nerf phrénique (p. 293).
113 Donner l'innervation de la peau de la main (p. 449).
114 Décrire la conformation intérieure du cervelet (p. 266).
115 Décrire le ganglion de Gasser (p. 274).
116 Décrire les branches superficielles du plexus cervical (p. 292).
117 Décrire la surface extérieure de la moelle épinière (p. 251).
118 Décrire le nerf laryngé inférieur ou récurrent (p. 285).
119 Décrire le nerf sciatique poplité interne et le nerf tibial postérieur (p. 205).
120 Qu'est-ce que les olives (p. 253)?
121 Décrire le nerf médian (p. 296).

122 Indiquer les différents plexus secondaires émanés du plexus solaire (p. 311).
123 Qu'est-ce que le lobule de l'*insula* (p. 258)?
124 Décrire le coude du facial et les branches qu'il fournit à ce niveau (p. 280).
125 Décrire les nerfs cardiaques (p. 310).
126 Décrire le 4e ventricule (p. 268).
127 Décrire le ganglion ophthalmique (p. 276).
128 Décrire la dure-mère céphalique (p. 247).
129 Décrire la protubérance annulaire et les pédoncules cérébelleux moyens (p. 266).
130 Quelle est la terminaison des nerfs (p. 270)?
131 Quels sont les ligaments dentelés de la moelle (p. 250)?
132 Décrire la surface antérieure du cerveau (p. 257).
133 Quels sont les principales anastomoses du pneumogastrique (p. 285)?
134 Qu'est-ce que le *calamus scriptorius* (p. 268)?
135 Qu'est-ce que le ganglion géniculé (p. 280)?
136 Qu'est-ce que l'anse mémorable de Wrisberg (p. 311)?
137 Décrire la scissure de Sylvius (p. 258).
138 Décrire les nerfs pétreux (p. 280 et 283).
139 Qu'est-ce que l'anastomose de Galien (p. 285)?
140 Qu'est-ce que l'ergot de Morand (p. 264)?
141 Décrire le nerf saphène interne (p. 302).
142 Décrire le ganglion cervical moyen (p. 309).
143 Qu'est-ce que la bandelette semi-circulaire (p. 263)?
144 Qu'est-ce que le chiasma des nerfs optiques (p. 272)?
145 Décrire le nerf vidien (p. 277).
146 Qu'appelle-t-on *nates* et *testes* (p. 268)?
147 Combien y a-t-il de nerfs temporaux? Les décrire (p. 276, 277, 278 et 282).

148 Qu'est-ce que le ganglion intervertébral (p. 289)?

149 Qu'est-ce que l'amygdale du cervelet (p. 265)?

150 Décrire la branche postérieure de la 1re paire cervicale (p. 290).

151 Qu'est-ce que le nerf perforant de Cassérius (p. 295)?

152 Qu'est-ce que le corps godronné (p. 264)?

153 Qu'est-ce que les *rami communicantes* (p. 297 et 307)?

154 D'où vient le nerf naso-lobaire (p. 276)?

155 Quelles sont les commissures du ventricule moyen (p. 263 et 264)?

QUESTIONNAIRE DE SPLANCHNOLOGIE.

1 Décrire l'hyo-glosse (p. 318).

2 Caractères des canines (p. 331).

3 Décrire le cartilage thyroïde (p. 327).

4 Quels sont les moyens de fixité de la vessie (p. 351)?

5 Décrire la rate (p. 373).

6 Décrire le constricteur moyen du pharynx (p. 322).

7 Que trouve-t-on dans le sillon transverse du foie (p. 333)?

8 Qu'est-ce que les corpuscules de Malpighi du rein (p. 348)?

9 Rapports de la bronche droite (p. 344).

10 Décrire le petit épiploon (p. 378).

11 Quels sont les muscles du voile du palais (p. 315)?

12 Qu'est-ce que les glandes de Brunner (p. 327)?

13 Structure du testicule (p. 354).

14 Quels sont les muscles du larynx (p. 340)?

15 Qu'appelle-t-on museau de tanche (p. 368)?
16 Qu'est-ce que les papilles caliciformes (p. 320)?
17 Décrire la valvule iléo-cœcale (p. 329).
18 En combien de régions divise-t-on l'urèthre de l'homme (p. 358)?
19 Structure des poumons (p. 345).
20 Énumérer les muscles du périnée (p. 361).
21 Décrire la structure des lèvres (p. 313).
22 Qu'est-ce que le cardia et le pylore (p. 324)?
23 Qu'est-ce que les calices (p 350)?
24 Quels sont les cartilages du larynx (p. 337)?
25 Décrire le releveur de l'anus (p. 364).
26 Décrire le pharyngo-staphylin (p. 316).
27 Qu'est-ce que le canal de Wharton (p. 331)?
28 Qu'est-ce que les médiastins (p. 346)?
29 Décrire le canal déférent (p. 335).
30 Décrire les replis péritonéaux du foie (p. 377).
31 Énumérer les muscles de la langue (p. 318).
32 Qu'est-ce que les villosités de l'intestin (p. 327)?
33 Décrire le crico-aryténoïdien latéral (p. 340).
34 Qu'est-ce que le crémaster (p. 353)?
35 Qu'est-ce que l'aponévrose prostato-péritonéale (p. 365)?
36 Qu'est-ce que l'isthme du gosier (p. 321)?
37 Structure d'un lobule hépatique (p. 334).
38 Qu'est-ce que la glotte (p. 342)?
39 Décrire les corps caverneux de la verge (p. 357).
40 Décrire le grand épiploon (p. 378).
41 Décrire le péristaphylin interne (p. 316).
42 Décrire le côlon (p. 328).
43 Qu'est-ce que les glandes de Cowper (p. 359)?
44 Qu'est-ce que le canal cystique (p. 335)?
45 Décrire le bulbo-caverneux (p. 362).

46 Qu'est-ce que le V lingual (p. 318)?
47 Décrire les organes génitaux externes de la femme (p. 370).
48 Qu'appelle-t-on couronne, collet et racine des dents (p. 330)?
49 Décrire la région membraneuse de l'urèthre (p. 359).
50 Combien le poumon droit a-t-il de lobes (p. 344)?
51 Qu'est-ce que les corps jaunes (p. 366)?
52 Décrire les joues (p. 314).
53 Qu'est-ce que le canal de Bartholin (p. 335)?
54 Qu'est-ce que les pyramides de Malpighi (p. 348)?
55 Quels sont les muscles constricteurs de la glotte (p. 341)?
56 Décrire le muscle de Wilson (p. 363).
57 Qu'est-ce que les papilles filiformes (p. 320)?
58 Décrire la parotide (p. 331).
59 Qu'appelle-t-on luette vésicale (p. 358)?
60 Décrire l'épiglotte (p. 338).
61 Décrire l'hymen (p. 370).
62 Décrire la disposition générale des constricteurs du pharynx (p. 322).
63 Structure du gros intestin (p. 328).
64 Rapports de la vessie (p. 350).
65 Conformation intérieure et structure du rein (p. 348).
66 Donner une idée générale du péritoine (p. 375).
67 Décrire le palato-staphylin (p. 315).
68 Qu'est-ce que les plaques de Peyer (p. 327)?
69 Qu'est-ce que le canal de Wirsung (p. 336)?
70 Décrire l'urèthre de la femme (p. 352).
71 Décrire le transverse superficiel du périnée (p. 362).
72 Qu'est-ce que l'aponévrose céphalo-pharyngienne (p. 322)?
73 Rapports du foie (p. 334).

74 Qu'est-ce que le *veru montanum* (p. 359)?
75 Décrire le mésocœcum (p. 378).
76 Décrire la conformation extérieure du pharynx (p. 321).
77 Décrire la glande sous-maxillaire (p. 332).
78 Décrire l'épididyme (p. 354).
79 Décrire l'aryténoïdien postérieur (p. 340).
80 Décrire la trompe utérine (p. 367).
81 Décrire le péristaphylin interne (p. 316).
82 Décrire l'intestin grêle (p. 326).
83 Décrire les vaisseaux du rein (p. 349).
84 Quels sont les muscles dilatateurs de la glotte (p. 341)?
85 Décrire les aponévroses du périnée (p. 364).
86 Rapports de l'œsophage (p. 324).
87 Qu'est-ce que le lobe de Spigel (p. 334)?
88 Décrire le médiastin postérieur (p. 347).
89 Décrire les vésicules séminales (p. 356).
90 Décrire les trois fossettes inguinales du péritoine (p. 376).
91 Qu'appelle-t-on *foramen cæcum* (p. 318)?
92 Décrire les dents (p. 330).
93 Énumérer les enveloppes du testicule (p. 353).
94 Décrire la trachée (p. 343).
95 Qu'est-ce que les vésicules de de Graaf (p. 366)?
96 Vaisseaux et nerfs du voile du palais (p. 317).
97 Conformation extérieure et rapports de l'estomac (p. 324).
98 Décrire le crico-thyroïdien (p. 340).
99 Qu'est-ce que le bassinet (p. 350)?
100 Décrire l'ischio-caverneux (p. 361).
101 Décrire le constricteur supérieur du pharynx (p. 322).
102 Qu'est-ce que les conduits de Rivinus (p. 333)?

103 Vaisseaux des poumons (p. 346).
104 De quoi se compose l'appareil érectile de l'homme (p. 357)?
105 Trajet du péritoine sur une coupe verticale (p. 379).
106 Décrire le glosso-staphylin (p. 316).
107 Décrire le duodénum (p. 326).
108 Qu'est-ce que l'ouraque (p. 351)?
109 Décrire le canal cholédoque (p. 335).
110 Structure du tissu érectile (p. 360).
111 Décrire le stylo-pharyngien (p. 323).
112 Qu'est-ce que la capsule de Glisson (p. 334)?
113 Décrire la région prostatique de l'urèthre (p. 358).
114 Décrire les capsules surrénales (p. 374).
115 Qu'est-ce que les glandes de Blandin ou de Nuhn (p. 320)?
116 Décrire les incisives (p. 330).
117 Qu'est-ce que le réseau de Haller (p. 354)?
118 Rapports de la bronche gauche (p. 344).
119 Décrire l'utérus (p. 368).
120 Vaisseaux et nerfs des lèvres (p. 314).
121 Décrire le gros intestin (p. 327).
122 Qu'est-ce que l'ampoule de Vater (p. 336)?
123 Qu'est-ce que les colonnes de Bertin (p. 348)?
124 Décrire le sphincter externe de l'anus (p. 363).
125 Énumérer les muscles du pharynx (p. 322).
126 Que trouve-t-on dans les sillons longitudinaux de la face inférieure du foie (p. 333)?
127 Rapports des reins (p. 348).
128 Qu'est-ce que l'utricule prostatique (p. 359)?
129 Décrire le mésocôlon (p. 378).
130 Décrire le génio-glosse (p. 319).
131 Qu'est-ce que le canal de Sténon (p. 332)?
132 Qu'est-ce que l'orifice supérieur du larynx (p. 342)?

133 Décrire le testicule (p. 353).
134 Qu'est-ce que l'organe de Rosenmüller (p. 367)?
135 Qu'est-ce que les piliers du voile du palais (p. 315)?
136 Structure de l'estomac (p. 325).
137 Décrire la vessie (p. 350).
138 Décrire le cartilage cricoïde (p. 337).
139 Qu'est-ce que le ligament de Carcassonne (p. 365)?
140 Structure et vaisseaux et nerfs de l'œsophage (p. 324).
141 Conformation extérieure du foie (p. 333).
142 Décrire la région spongieuse de l'urèthre (p. 359).
143 Décrire le médiastin antérieur (p. 347).
144 Qu'est-ce que l'arrière-cavité des épiploons (p. 379)?
145 Décrire la muqueuse linguale (p. 320).
146 Décrire l'anus (p. 329).
147 Décrire la glande mammaire (p. 409).
148 Conformation intérieure du larynx (p. 342).
149 Décrire le vagin (p. 369).
150 Vaisseaux et nerfs des joues (p. 314).
151 Qu'est-ce que les glandes de Lieberkuhn (p. 327)?
152 Décrire le pancréas (p. 336).
153 Décrire les uretères (p. 350).
154 Décrire le transverse profond du périnée (p. 363).
155 Décrire le constricteur inférieur du pharynx (p. 322).
156 Décrire les voies biliaires (p. 335).
157 Décrire la plèvre (p. 346).
158 Décrire la prostate (p. 358).
159 Décrire les ligaments larges (p. 377).
160 Qu'est-ce que les papilles fungiformes (p. 320)?
161 Décrire les dents molaires (p. 331).
162 Qu'est-ce que le corps d'Hygmore (p. 354)?
163 Conformation extérieure des poumons (p. 344).
164 Décrire les muscles du périnée chez la femme (p. 372).

165 Qu'est-ce que l'*azygos uvulæ* (p. 315)?
166 Qu'est-ce que l'appendice vermiculaire (p. 328)?
167 Décrire les cartilages aryténoïdes (p. 338).
168 Qu'est-ce que les pyramides de Ferrein (p. 348)?
169 Structure du tissu érectile (p. 360).
170 Décrire la conformation intérieure du pharynx (p. 321).
171 Décrire les voies biliaires (p. 335).
172 Combien le poumon gauche a-t-il de lobes (p. 344)?
173 Décrire la disposition générale de l'urèthre de l'homme (p. 357).
174 Décrire la glande thyroïde (p. 373).
175 Décrire le stylo-glosse (p. 318).
176 Décrire la glande sublinguale (p. 333).
177 De quoi se compose le cordon spermatique (p. 356)?
178 Décrire les bronches (p. 344).
179 Qu'est-ce que les caroncules myrtiformes (p. 370)?
180 Conformation extérieure de la langue (p. 318).
181 Décrire le cœcum (p. 328).
182 Qu'est-ce que le trigone vésical (p 351)?
183 Décrire les articulations du larynx (p. 338).
184 Décrire l'ovaire (p. 366).
185 Qu'est-ce que l'S iliaque (p. 328)?
186 Décrire le crico-aryténoïdien postérieur (p. 340).
187 Qu'est-ce que le dartos (353)?
188 Décrire l'ischio-coccygien (p. 364).
189 Décrire le mésentère (p. 377).
190 Décrire les conduits éjaculateurs (p. 356).
191 Qu'est-ce que les corpuscules de Malpighi de la rate (p. 374)?
192 Qu'est-ce que les glandes vulvo-vaginales (p. 372)?
193 Structure de la vessie (p. 351).
194 Décrire le thyro-aryténoïdien (p. 340).

QUESTIONNAIRE DES ORGANES DES SENS.

1 Qu'est-ce que le ligament pectiné (p. 383)?
2 Décrire l'hyaloïde (p. 388).
3 Décrire le pavillon de l'oreille (p. 394).
4 Décrire la membrane du tympan (p. 400).
5 Structure des poils (p. 408).
6 Qu'est-ce que le canal de Schlemm ou de Fontana (p. 383)?
7 Qu'est-ce que la tache jaune (p. 386)?
8 Qu'est-ce que l'apophyse grêle de Raw (p. 398)?
9 Décrire les cartilages du nez (p. 404).
10 Décrire le releveur de la paupière supérieure (p. 390).
11 Décrire le muscle ciliaire (p. 384).
12 Qu'est-ce que les glandes de Meibomius (p. 392)?
13 Décrire la caisse du tympan (p. 397).
14 Décrire le limaçon (p. 402).
15 Qu'est-ce que les corpuscules du tact (p. 406)?
16 Décrire l'iris (p. 385).
17 Décrire le sac lacrymal (p. 393).
18 Décrire l'étrier (p. 398).
19 Qu'est-ce que la membrane de Schneider (p. 405)?
20 Décrire l'aponévrose de Ténon (p. 389).
21 Décrire les vaisseaux de la choroïde et de l'iris (p. 385).
22 Décrire les paupières (p. 391).
23 Décrire les canaux demi-circulaires (p. 402).
24 Qu'est-ce que la fenêtre ovale (p. 397)?
25 Qu'appelle-t-on couche ou réseau de Malpighi (p. 407)?
26 Qu'est-ce que l'*ora serrata* (p. 383)?
27 Qu'est-ce que la membrane de Jacob (p. 386)?
28 Décrire les muscles obliques de l'œil (p. 390).

29 Muscles du pavillon de l'oreille (p. 395).
30 Quelles sont les rampes du limaçon (p. 402)?
31 Décrire le corps vitré (p. 388).
32 Décrire les glandes sudoripares (p. 409).
33 Décrire le canal nasal (p. 393).
34 Décrire le muscle de l'étrier (p. 399).
35 Qu'est-ce que le canal de Petit (p. 388)?
36 Qu'est-ce que la pyramide (p. 297)?
37 Qu'est-ce que la membrane de Ruysch (p. 384)?
38 Structure de l'ongle (p. 407).
39 Décrire le cristallin (p. 388).
40 Décrire le conduit auditif interne osseux (p. 401).
41 Qu'est-ce que le corps ciliaire (p. 384)?
42 Décrire le marteau (p. 398).
43 Qu'est-ce que l'anneau et le tendon de Zinn (p. 389)?
44 Décrire la trompe d'Eustache (p. 400).
45 Qu'est-ce que la membrane de Descemet (p. 383)?
46 Structure de la peau (p. 406).
47 Décrire les conduits lacrymaux (p. 393).
48 Décrire la membrane pituitaire (p. 405).
49 Qu'est-ce que la papille du nerf optique (p. 386)?
50 Qu'est-ce que la lame des contours (p. 402)?
51 Décrire la choroïde (p. 383).
52 Décrire l'enclume (p. 398).
53 Décrire la sclérotique (p. 382).
54 Décrire les glandes sébacées (p. 409).
55 Qu'appelle-t-on cercle ciliaire (p. 384)?
56 Décrire la glande lacrymale (p. 392).
57 Décrire le muscle du marteau (p. 399).
58 Décrire la rétine (p. 386).
59 Décrire le labyrinthe membraneux (p. 403).
60 Décrire les muscles droits de l'œil (p. 390).
61 Qu'est-ce que les glandes cérumineuses (p. 396)?

62 Décrire les procès ciliaires (p. 384).
63 Structure de l'épiderme (p. 407).
64 Qu'appelle-t-on chambre antérieure de l'œil (p. 387)?
65 Décrire le vestibule osseux (p. 402).
66 Qu'est-ce que la fosse centrale de la rétine (p. 386)?
67 Décrire le muscle de Horner (p. 393).
68 Qu'est-ce que la fenêtre ronde (p. 397)?
69 Qu'est-ce que la couronne ciliaire (p. 384)?
70 Décrire les osselets de l'ouïe (p. 398).
71 Qu'est-ce que la membrane de Demours (p. 383)?
72 Décrire le conduit auditif externe (p. 395).
73 Qu'est-ce que la zone de Zinn (p. 388)?
74 Structure des paupières (p. 391).
75 Qu'est-ce que le promontoire (p. 397)?
76 Décrire les cartilages du pavillon (p. 395).
77 Décrire les voies lacrymales (p. 393).
78 Qu'est-ce que les cartilages tarses (p. 392)?

QUESTIONNAIRE D'EMBRYOLOGIE.

1 Qu'est-ce que le blastoderme (p. 411)?
2 Comment se forme le placenta (p. 415)?
3 Qu'est-ce que le conduit vitellin ou omphalo-mésentérique (p. 413)?
4 Qu'appelle-t-on aire transparente (p. 412)?
5 Décrire l'ovule (p. 411).
6 Qu'est-ce que le chorion secondaire (p. 415)?
7 Qu'est-ce que le vitellus (p. 411)?
8 Qu'est-ce que la corde dorsale (p. 413)?
9 Quelles parties forme le feuillet moyen du blastoderme (p. 413)?
10 Qu'est-ce que le chorion primitif (p. 414)?

11 Qu'est-ce que la caduque réfléchie (p. 415)?
12 Qu'est-ce que la tache germinative (p. 411)?
13 Qu'est-ce que la gouttière primitive (p. 412)?
14 Qu'est-ce que la gélatine de Wharton (p. 416)?
15 Comment se forme l'ombilic (p. 412)?
16 En combien de feuillets se divise le blastoderme (p. 411)?
17 Qu'est-ce que la caduque (p. 415)?
18 Comment se forme la cavité intestinale (p. 413)?
19 Qu'est-ce que la zone pellucide (p. 411)?
20 Qu'est-ce que le canal médullaire (p. 412)?
21 Comment se forme l'amnios (p. 412)?
22 Époque d'éruption des dents de lait (p. 421).
23 Décrire le cordon ombilical (p. 416).
24 Quelles parties forme le feuillet externe du blastoderme (p. 412)?
25 Qu'est-ce que la tache ou aire embryonnaire (p. 412)?
26 Qu'est-ce que la membrane vitelline (p. 411)?
27 Qu'est-ce que le canal allantoïdien (p. 413)?
28 Qu'est-ce que la sérotine (p. 415)?
29 Comment se forme la vésicule ombilicale (p. 413)?
30 Qu'est-ce que l'aire opaque (p. 412)?
31 Décrire la segmentation du vitellus (p. 411).
32 Comment se forme le placenta fœtal (p. 415)?
33 Qu'appelle-t-on capuchon céphalique et capuchon caudal (p. 412)?
34 Qu'est-ce que la vésicule germinative (p. 411)?
35 Qu'est-ce que l'aire embryonnaire (p. 412)?
36 Quelles parties forme le feuillet interne du blastoderme (p. 412)?
37 Qu'est-ce que la caduque vraie? (p. 415).
38 Époque d'éruption des dents permanentes (p. 421).

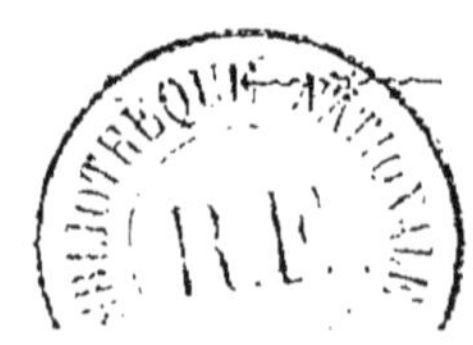

TABLE ALPHABÉTIQUE

A

B

C

D

F

G

H

I

J

L

M

N

O

P

Q

R

S

T

U

V

X

Z

TABLE DES MATIÈRES

MYOLOGIE.

ANGÉIOLOGIE.

NÉVROLOGIE.

SPLANCHNOLOGIE.

ORGANES DES SENS.

www.ingramcontent.com/pod-product-compliance
Ingram Content Group UK Ltd.
Pitfield, Milton Keynes, MK11 3LW, UK
UKHW012001240726
13965UKWH00001B/73

9 782013 492409